工藤 進英 編著

Color *Atlas*
大腸拡大内視鏡

日本メディカルセンター

編著
　工藤　進英　昭和大学横浜市北部病院消化器センター教授

編集委員
　大塚　和朗
　池原　伸直（編集幹事）
　若村　邦彦
　和田　祥城

執筆協力：昭和大学横浜市北部病院消化器センター

樫田　博史	竹村　織江	工藤　豊樹
大塚　和朗	久行　友和	工藤　孝毅
山村　冬彦	塩飽　洋生	矢川　裕介
池原　伸直	森川　吉英	松平　真悟
工藤　由比	横山　顕礼	中村　大樹
請川　淳一	小形　典之	石垣　智之
蟹江　浩	森　悠一	
宮地　英行	三澤　将史	
細谷　寿久	久津川　誠	
若村　邦彦	須藤　晃佑	
和田　祥城	及川　裕将	
林　武雅	林　靖子	
池田　晴夫	豊嶋　直也	
児玉　健太	木畑　譲	

Kudo's Atlas of Magnifying Colonoscopy

Author and editor
Shin-ei Kudo, MD, PhD
Professor of Digestive Disease Center, Showa University Northern Yokohama Hospital

Ⓒ First edition, 2009 published by Nihon Medical Center, Inc., Tokyo

推薦の言葉

　拡大観察用の大腸ファイバースコープ（CF-HM）が市販されたのは1979年のことである．まもなく国立がんセンターに導入され，筆者らも挑戦してみたが，当時は，スコープを盲腸まで挿入することに手一杯で，とても拡大観察どころではなく，結局は直腸のvillous adenomaの鑑別診断あたりでお茶を濁していたことを覚えている．また，挿入技術の問題もさることながら，拡大することの意味合いについてもまったく理解不足であり，日常診療における積極的な意義は見いだせなかった．メーカー側もその後の開発を止めてしまい，拡大内視鏡は一時期完全に忘れ去られた存在となっていた．

　この拡大内視鏡を見事に蘇らせたのが工藤進英先生である．秋田赤十字病院に在職中であった1986年，当時「幻の癌」と言われていたⅡc型早期大腸癌を報告され，*de novo*癌の存在とその腫瘍発生的な意義を世に問う一方，このⅡcを発見するためには拡大観察が不可欠と考え，詳細かつ精力的に実体顕微鏡観察を行ったのである．その結果，pit patternの違いが大腸病変の組織所見と密接に関連することを明らかにされたのだが，この診断学を臨床に持ち込むにはどうしても拡大内視鏡が不可欠である．そこで，描出能に優れた電子拡大内視鏡の開発に心血を注ぐことになったのだが，聞くところによると，当時，メーカー側は市場性が薄いとしてあまり乗り気ではなかったそうである．しかし，氏の情熱に押されるかのように開発は順調に進み，1990年の試作機を経て，1993年には市販機が上市された．この市販機は全国で活躍中の工藤ファミリー（お弟子さん達）を中心に加速度的に普及し，遂には今日の隆盛を迎えることとなったのである．

　普及の原動力となったのは，pit patternの診断学がこれまでの診断学を圧倒的に凌駕したことに因っている．昔日の小生のように，ただ漠然と拡大してみるのではまったく意味がないが，組織学的に裏付けられたpit pattern分類をベースに据えたことで，所見の明解な解説が可能となり，病理診断に匹敵する内視鏡診断を可能にしたのである．このpit pattern分類は，その後，初期段階での多少の混乱を乗り越え，2004年の箱根合意により標準化が果たされた．この時点で拡大観察も一つの区切りを迎えるかと思われたが，NBIの導入により，また新たな地平が拓かれつつある．さらに，超拡大が可能なエンドサイトの登場により，観察対象が細胞核や腺管構造のレベルにまで達するなど，拡大観察はいよいよ病理診断の本丸に到達したのである．

　「内視鏡診断が超拡大の領域まで踏み込むことにどれだけの意味があるのか」，「病理は病理診断に任せれば良いではないか」とする懸念や疑問は勿論理解できないわけではない．しかし，内視鏡診断が生体下の観察結果に基づいている以上，その所見の正確な対応や説明は，ホルマリン固定下（極度の脱水状態）ではなく，生体観

察下の病理所見によって与えられるべきである．例えば，「陥凹型腺腫なのかそれとも癌なのか」の議論は，これまでの診断学に従うかぎり，ホルマリン固定下で異型が低ければ，どこまでいっても腺腫としか診断しえない．しかし，生体下の超拡大観察では，細胞核や腺管構造の異型ばかりでなく，細胞の運動性を含めた評価が可能であり，正に病理診断学上のパラダイムシフトがすぐ間近に用意されているのである．

　本書は拡大内視鏡診断の基本からこのような将来展望までを実例を挙げながら見事にわかりやすく記している．「なぜ，何のために拡大観察を行わなければならないのか」，この疑問に対して本書は雄弁にその答えを与えてくれる．より正確で科学的な内視鏡診断というもののあり方を知る上でも必携の書と言える．それにしても，Ⅱc型早期大腸癌を不動の基軸として，実体顕微鏡から拡大内視鏡へ，拡大内視鏡から超拡大内視鏡へと展開していく，工藤診断学の高い戦略性には感嘆せざるを得ない．今後の更なる展開が本当に楽しみである．

2009年9月

青森県病院事業管理者
国立がんセンター東病院名誉院長
吉田　茂昭

序　文

内視鏡が見た夢，次に見る夢

　夢と希望—それは想像力の源泉であり，未来を展望するための行動を促す．そして，夢と希望を持つことはその個人にとってだけでなく，広く人間に幸福をもたらす可能性を拓くものである．この夢の追求，希望の実現への希求こそ人類の歴史において絶えざる innovation をもたらした動力である．そして夢，希望を求める行為は「物語」そのものであることを，この人類の歴史から人は読み取ることができる．本書の完成をごく間近にして，私もまた大腸内視鏡診断学の一つの「物語」を想っている．

　承知のように内視鏡は消化器癌の診断を大きく進歩させた．この内視鏡診断の進展の中で早期癌分類が成立し，また色素内視鏡は癌の質的診断の向上につながった．内視鏡医は共通の言語・共通の目線で癌を見ることができるようになった．このことで自ずと日本の診断学が世界をリードするようになった．X線診断と内視鏡診断による早期癌診断のスパイラルアップの中で，"幻の癌"と見なされていた大腸Ⅱc病変が発見された．1977年のことである．その後，我々は多くの大腸Ⅱc病変を発見し，これに *de novo* 癌としての位置づけを与えた．それを検討する研究会—「大腸Ⅱc研究会」が19年前に秋田で発足した．この「大腸Ⅱc研究会」や日本消化器内視鏡学会の附置研究会での議論を通じて，今では真の大腸早期癌としての"幻の癌"が世界中で認識されるようになった．それらの全過程から診断学のあくなき挑戦が始まり，そしてそれは今日まで続いている．この「大腸Ⅱc研究会」はX線診断学と内視鏡診断学の間の論争に決着をもたらし，同時に内視鏡診断学のはらむ課題を明らかにさせ，絶えざる innovation の中で内視鏡診断学を次の時代に転回させた．

　我々は一つひとつの症例について内視鏡像，実体顕微鏡像，マクロ病理組織像の対比を重ねてきた．私の秋田時代である．この気の遠くなる地道な検討は "*in vivo* 下の拡大内視鏡" 開発を必然とさせる大きな要素となった．新しく診断の武器となった拡大内視鏡を用いて，我々は毎日，拡大内視鏡像と実体顕微鏡像に基づいて議論を行った．その中で，pit pattern 分類という共通言語を得たことが新しい診断概念を形成し，また病態を深く検討するうえで大いに役立った．当時参画した若い仲間に対して，"ピットロジー"（pit の学問を我々は当時そのように表現したが）を常に前向きにかつ深く前進させるように，私は叱咤激励したものである．"今は秋田で discussion しているが，必ずや全日本で，そして，世界で discussion される時代が，来る"と…．"我々がやらなくて世界中で誰がこの学問を進めるのだ"と…．そして，6年前に拡大内視鏡研究会が立ち上げられ，この拡大内視鏡診断に加速がついた．そのことが，NBI 拡大，超拡大，エンドサイトスコープへと密接につながっていった．これら一連の過程を踏まえ，最新の診断機器を用いた診断学を全面的に表現したものが本書である．"幻の癌"を現実のものにするための診断学手法—拡大内視鏡診断，NBI 診断，超拡大診

断の成果を，個々の症例を通して展開しえたと我々は確信している．拡大内視鏡像とマクロおよびミクロの対比から得た実践知—それらを普遍的な共通知・形式知として本書で提示したつもりである．

"木を見て森を見て葉を見て花を見る．そしてまた木を見る"．この多重視，複眼視が拡大内視鏡診断の根本である．正しい focus の合った診断が正しい治療に結びつくことは言うまでもない．「神は細部に宿る」のである．その意味で，森だけを見て診断する旧来の診断学は，どんな理由があるにしろ終焉したと言って良い．診断学なくして良い治療学は存在しないのである．この点で，Total biopsy という治療先行の診断治療学は，ある時代は許されたとしても，これからは変わらなくてはならない．

よく言われるように同じ早期癌は一つもない．しかし，早期癌診断の背後には法則性がないわけではない．臨床家は常に，個々の異なった症例を探索し，その本質を読み取る能力を養わなければならない．理想を求め変化していかなければならない．アリストテレスの実践哲学そのものである．個々の症例を大切にし，「動きながら考え抜く」ことで診断のレベルを向上させることが極めて重要なことである．停滞は破滅につながるのである．

日本から発信した早期癌の診断と治療学は今や世界をリードし，現在最先端を走っている．そしてヨーロッパもアメリカも，この分野は大きくドラスティックに変化している．世界各国で 200 回以上の講演やライブを通じて，私が感ずることである．歴史が示すように，学問の世界は常に変化していく．次世代のエンドサイトスコピーの項目も入れさせてもらったが，これも大きな革新と展開を経ることだろう．言うまでもなく真実追求の「物語」はすべて「旅の途中」である．しかしこの「途中の産物」である本書を契機にして，若い読者たちには新たな innovation に次々と挑戦してもらいたいと願う．またそのことを通じて内視鏡診断学のレベルが少しでも高まれば編集者・執筆者として望外の幸せである．

最後に，この「物語」を指導して頂いた曽我淳先生，渡辺英伸先生，吉田茂昭先生，そして故 白壁彦夫先生に深甚な謝意を表します．また，本書作成に協力して頂いた池原伸直先生をはじめとする教室の先生方に深く感謝の意を表します．

「眼は自然との接触によって教え育てられる．太陽は輝き，心で希望が笑う」
　　—ポール・セザンヌ

「長いこと物を観察することによって，理解し，より深いものを会得するのだ」
　　—ヴィンセント・ヴァン・ゴッホ

2009 年 9 月

工藤　進英

目　　次

第1章　大腸の拡大内視鏡観察法　―色素撒布，NBI 拡大観察　　1

　Ⅰ．通常像観察　　1
　Ⅱ．画像強調観察―NBI を中心に　　2
　Ⅲ．画像強調観察　―色素内視鏡　　3
　Ⅳ．拡大倍率や画像強調の設定について　　4
　大腸内視鏡観察の手順　　6
　　　　Case 1　74 歳，女性（上行結腸，20 mm，Ⅰs 病変）／6
　　　　Case 2　74 歳，男性（直腸，10 mm，Ⅰs 病変）／10
　　　　Case 3　52 歳，女性（上行結腸，9 mm，Ⅱa 病変）／13

第2章　大腸癌の発育形態分類　　15

　Ⅰ．Mountain route と Direct route　　17
　Ⅱ．pit pattern を加味した発育進展　　17
　　　　1．陥凹型発育進展／18
　　　　2．平坦型発育進展／18
　　　　3．隆起型発育進展／18
　Ⅲ．症例提示―大腸腫瘍実際の検討　　19
　　　　Case 1　陥凹型の肉眼形態の変化／19
　　　　Case 2　長期経過観察し，腫瘍増大を認めなかった大腸微小病変／19
　Ⅳ．分子生物学的側面からみた大腸癌の発育進展　　21
　Ⅴ．大腸腫瘍の内視鏡治療の基本　　21

第3章　大腸の pit pattern 分類　　　23

1 箱根合意 ―――――――――――――――――――――――― 23
　Ⅰ．Ⅴ型 pit pattern の診断基準・定義の統一化 ………………………… 23
　　　―箱根合意以降の pit pattern 診断
　Ⅱ．Ⅴ型 pit pattern の深達度診断 ………………………………………… 25
　　　―発育形態分類別のⅤ$_I$高度不整の診断特性

2 pit pattern 分類：解説 ―――――――――――――――――――― 28
　Ⅰ型 pit pattern ……………………………………………………………… 28
　Ⅱ型 pit pattern ……………………………………………………………… 29
　Ⅲ$_S$型 pit pattern …………………………………………………………… 30
　Ⅲ$_L$型 pit pattern …………………………………………………………… 31
　　　管状腺腫（tubular adenoma）/32
　　　Ⅱ型とⅢ$_L$型の鑑別/34
　　　Ⅲ$_L$型とⅣ型の鑑別/35
　　　Ⅲ$_L$型，Ⅳ型とⅤ$_I$型の鑑別/36
　Ⅳ型 pit pattern ……………………………………………………………… 38
　Ⅴ$_I$型 pit pattern …………………………………………………………… 42
　　　SA pattern について/44
　　　scratch sign，逆噴射所見について/45
　　　invasive pattern について/47
　Ⅴ$_N$型 pit pattern ………………………………………………………… 48

第4章　NBI による大腸の表面微細構造観察　　　51

1 NBI 拡大観察による大腸病変の vascular pattern ――――― 51
　Ⅰ．組織型別にみた NBI 所見 ……………………………………………… 51
　　　1．正常粘膜/51
　　　2．過形成性ポリープ/52
　　　3．管状腺腫/53
　　　4．管状絨毛腺腫，絨毛腺腫/53
　　　5．高異型度腺腫，M癌・SM癌/53

2 大腸病変の vascular pattern による診断能 —— 57
- Ⅰ．NBI 拡大所見と病理組織像の比較 …… 57
  - 1．vascular pattern と病理診断の対比／57
  - 2．vascular pattern と癌の深達度診断／57
- Ⅱ．NBI 拡大観察の実際 …… 59
- Ⅲ．NBI 拡大内視鏡所見の問題点と今後の展望 …… 60

3 NBI 観察による大腸腫瘍の検出 —— 61
- Ⅰ．NBI 観察での大腸病変の視認性 …… 61
- Ⅱ．大腸病変の検出能の現況 …… 61
- Ⅲ．NBI による大腸腫瘍の検出に関する課題 …… 62

4 NBI による炎症性腸疾患の表面構造観察 —— 65
- Ⅰ．炎症の評価 …… 65
- Ⅱ．小腸の観察 …… 66
- Ⅲ．UC 関連腫瘍のサーベイランス …… 67

第5章　拡大内視鏡による腫瘍と非腫瘍の鑑別　69

- Ⅰ．pit pattern 診断に基づく腫瘍・非腫瘍の鑑別 …… 69
- Ⅱ．過形成性ポリープと serrated adenoma …… 71
  - 1．Ⅱ型 pit pattern の鑑別／71
  - 2．serrated adenoma について／72
  - 3．大腸鋸歯状病変における拡大内視鏡所見／72
- Ⅲ．カルチノイド腫瘍，GIST，その他の非上皮性腫瘍 …… 73

第6章　拡大内視鏡による壁深達度診断　75

- Ⅰ．V_I 型 pit pattern と V_N 型 pit pattern …… 75
- Ⅱ．大腸 SM 癌の取り扱い（SM 浸潤度分類） …… 76
- Ⅲ．V_I 型 pit pattern 軽度不整／高度不整 …… 77
- Ⅳ．正確な深達度診断のために …… 77

第7章　拡大内視鏡診断に基づく治療方針　79

- Ⅰ．EMR，ESD の適応 …………………………………………………………………… 79
- Ⅱ．NBI 拡大観察による腫瘍・非腫瘍の鑑別 …………………………………………… 80
- Ⅲ．pit pattern 診断からみた治療方針 …………………………………………………… 81
  1. Ⅰ型 pit pattern／81
  2. Ⅱ型 pit pattern／82
  3. ⅢL型 pit pattern／82
  4. ⅢS型 pit pattern／82
  5. Ⅳ型 pit pattern／82
  6. VI型（軽度不整）pit pattern／82
  7. VI型（高度不整）pit pattern／83
  8. VN型 pit pattern／83
- Ⅳ．肉眼形態（発育形態分類に準ず）からみた治療方針 ……………………………… 83
  1. 隆起型（Ⅰs，Ⅰsp，Ⅰp）／83
  2. 平坦型（Ⅱa，LST）／84
     1）LST-G（homogeneous type）／84
     2）LST-G（nodular mixed type）／84
     3）LST-NG（flat elevated type）／84
     4）LST-NG（pseudo-depressed type）／84
  3. 陥凹型（Ⅱc，Ⅱa＋Ⅱc，Ⅰs＋Ⅱc）／85

第8章　炎症性腸疾患における拡大内視鏡の役割　87

1　炎症性腸疾患の表面構造　87
- Ⅰ．拡大観察による UC 再発の予測 ……………………………………………………… 87
  1. network pattern と cryptal opening／87
  2. 拡大内視鏡所見分類と Matts grade／88
  3. pit pattern 分類と MCS grade／88
- Ⅱ．組織学的活動性の評価 ………………………………………………………………… 89

2　炎症性腸疾患関連癌の表面構造　90
- Ⅰ．肉眼所見と拡大所見 …………………………………………………………………… 91
- Ⅱ．UC の腫瘍性 pit pattern：NPUC ……………………………………………………… 91
- Ⅲ．今後の課題 ……………………………………………………………………………… 94

第9章　症　例　　　　95

第10章　大腸拡大内視鏡の未来　　　　181
　　　　　—超拡大内視鏡 endocytoscopy

　　Ⅰ．endocytoscopy の歴史 …………………………………………… 181
　　Ⅱ．一体型超拡大内視鏡の仕様 ……………………………………… 182
　　Ⅲ．観察方法 …………………………………………………………… 183
　　Ⅳ．超拡大内視鏡分類（EC 分類）…………………………………… 183
　　Ⅴ．EC 分類における有用性の検討 ………………………………… 184
　　　　1．対象と方法／184
　　　　2．結果／185
　　Ⅵ．症例 ………………………………………………………………… 186

● 文　　献 …………191

表紙・カバー写真

①134 頁
②クリスタルバイオレット染色拡大像
　　4 mm　Ⅱc 型病変
　　pit pattern 分類：VI 型軽度不整，ⅢS 型
　　SM 微小浸潤癌
③Endocytoscopy
　　EC 分類：EC3a
　　SM 微小浸潤癌（②の病変の陥凹部）
④168 頁
⑤156 頁
⑥148 頁

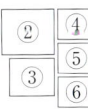

第1章
大腸の拡大内視鏡観察法
―色素撒布，NBI 拡大観察

　組織切片を無染色のまま顕微鏡で観察してもあまり有用でないのと同様で，拡大内視鏡による大腸粘膜の観察も，通常，色素を併用して行う．色素内視鏡によって pit pattern が強調され，拡大観察することで診断に有用となる．内視鏡検査の術者が正確な診断を下せることの重要性はいうまでもないが，あとから内視鏡写真を見た人にも病変の特徴が十分伝わるような写真を撮影しておくことも必要である．

I. 通常像観察

　病変を検出するのはあくまでも通常像である．残渣や液体を吸引しながら，ひだの口側の病変も見逃さないように注意する．病変を発見したら，まず残渣・粘液・気泡を除去するためジメチコンを加えた水（ガスコン®水）で洗浄し，再度十分に吸引する．なお，われわれの施設では，腸管前処置の際，腸管洗浄液内服直前にジメチコンを内服させており，腸管洗浄液のみによる前処置に比較して気泡が少なく，検査時の手間やストレスが軽減されている．
　病変を洗浄する際，送水や吸引の勢いが強すぎると出血をきたし，観察困難となる．冷水は腸蠕動を亢進させるので，微温湯を使用するのが理想的である．粘液除去が困難な場合は，さらにプロナーゼを加えた水で洗浄する．洗浄の後，遠景の全体像を，十分送気し腸管を伸展させた状態と，やや脱気し腸管を弛緩させた状態の両方で観察・写真撮影する．大きい病変や有茎性病変などでは，必要に応じて体位変換し，病変の全体像を把握しやすい状態で撮影する．全体像を撮影した後，徐々に接近しながら近接像を撮影する．いきなり近接像を撮影すると，後に写真を見る際に病変のどの部分であるか分かりづらいからである．近接像を撮影する際は，ほんのわずかに拡大をかけるほうが，focus の合った鮮明な写真が得られる．また，微妙に内視鏡と病変の距離や角度を調節して，ハレーションを避ける．

II. 画像強調観察—NBI を中心に

　従来の色素内視鏡（色素法）に加えて，最近では Autofluorescence Imaging（AFI）や Narrow Band Imaging（NBI）など，各種の光学的および機械的方法によって，色素なしに画像強調観察することが可能となった．とくに NBI は，その簡便さのため急速に普及している．ボタンひとつで通常画像から切り替えられ，色素を用いずに病変表面の血管像 vascular pattern が拡大観察可能で，粘液付着の影響が少ないというメリットがある．

　NBI 観察は，通常，色素観察の前に行う．拡大を用いず NBI のみで病変の検出率を向上させようとの試みもあるが，白色光による観察と検出率に差がない，という報告もある．当院では，原則的に NBI を大腸病変の検出の目的には使用していない．腺腫や癌などの腫瘍性病変は NBI で brownish area として見え，過形成性ポリープは正常粘膜とほぼ同等の色調を呈するため，NBI は非拡大観察でも病変の質的診断にある程度有用である．当院では全検査を拡大内視鏡で行っているため，NBI においても必ず拡大観察を併用している．表面の血管構造が強調して観察される．NBI 拡大観察による大腸の血管構造 vascular pattern の分類は施設によって異なる（当院での分類に関しては，別稿を参照のこと）．

　NBI 拡大観察では，全体像を撮影した後，徐々に接近しながら拡大をかけていく．通常像観察の際に十分洗浄しておかないと，腸内残液が NBI では赤く見え，観察の妨げになる．NBI は色素法に比較すると粘液付着の影響が少ないとされるが，可及的に除去しておくほうがよい．ただし，病変を洗浄する際，送水や吸引の勢いが強すぎて出血をきたしてしまうと，むしろ色素内視鏡以上に観察困難となる．

　NBI では強調された血管を観察しているのであるが，狭帯域のため血管以外の構造もある程度強調される．また，血管の網目は腺口をとり囲んでいるので，間接的に pit 様構造を見ていることにもなる．しかし NBI で見た pit 様構造には，pit そのものに加えて，周囲の上皮（いわゆる white zone）も含まれていることを理解する必要がある．また，V 型 pit pattern を呈するような病変では血管構造も崩れており，NBI のみでは V_I 軽度・V_I 高度・V_N pit pattern の類推や鑑別は困難と思われる．

　明らかな非腫瘍や良性腺腫は NBI のみでも診断可能であるが，vascular pattern が irregular や sparse と思われる場合は，色素拡大観察で pit pattern も評価する必要がある．

III. 画像強調観察—色素内視鏡

　色素内視鏡は，陥凹部や腺窩に貯留して構造を際立たせるコントラスト法と，表面を染めて描出する染色法とに分類される．病変の形態や陥凹の有無を診断するには前者が適しており，pit pattern 診断も十分可能なことが多い．0.2％インジゴカルミンが使用される．後者としては，通常0.05％クリスタルバイオレットがもっとも多く用いられる．pit pattern を微細に観察するのに適しており，とくにⅢsやⅤ型 pit pattern の診断には，インジゴカルミン撒布では不十分で，クリスタルバイオレット染色を用いることが必要である．最近開発された，超拡大内視鏡 endocytoscope にて観察する際は，1％メチレンブルーで細胞核を染色し，単独で，あるいはクリスタルバイオレットとの二重染色で観察することが多い．

　色素拡大観察時には，インジゴカルミンを鉗子孔から注入・撒布し，通常倍率にて病変の形態や範囲を把握する．色素が過量であると，病変が水没して見えなくなったり，実際以上に陥凹が強調されて見えたりするので，余分な色素は吸引する．水没を避けるために，体位変換することもある．写真撮影は，まず遠景で送気伸展時と脱気時の状態を観察・撮影し，とくに陥凹の形態の変化（空気変形所見という）を確認する．全体像を撮影した後，徐々に倍率を上げながら近接していき，pit pattern を観察する．ひだにまたがる病変や大きい病変では口側部分の観察がおろそかになりがちである．口側にも十分接近し，必要に応じて鉗子やチューブなどを用いてひだを押さえたり，病変の向きを変えたりする．

　いったんインジゴカルミンを水で洗い流した後，クリスタルバイオレットを，病変全体に，かつ病変のみを覆う程度に，専用チューブ（ピオクタニンチューブ）を用いて少量ずつ滴下していく．色素の流れる方向を考慮し，病変にうまく当たるように，チューブの位置を上流側にもっていく．チューブの先端で病変を傷つけると出血して染色困難になるので注意する．病変が染まるまで1〜2分待つ．クリスタルバイオレットはいったん染まったらしばらくとれないので，最初から濃く染めすぎてはならない．まず少し撒布して，染まりが薄いようなら追加する．粘液などのために染色不良であるとⅤN型を過大評価しかねないので，丁寧に洗い，十分染まるまで染色を繰り返す．余分な色素は吸引する．粘液と混じった色素は糸状に固まって病変に付着し観察の妨げになるので，水で洗い流す．徐々に倍率を上げて pit pattern を観察・撮影する．手前のひだをチューブで押さえて観察する場合，チューブを押し出せば出すほど，病変はレンズから遠ざかる．拡大観察の際は焦点距離が短くなるので，チューブを若干引き戻して病変に接近しないと焦点が合わない．すなわち，チューブの出し入れで内視鏡と病変の距離を微調節する．

IV. 拡大倍率や画像強調の設定について

　内視鏡でいう倍率とは観察倍率をさし，実際の大きさに対してモニター上で何倍に表示されるかを示す．そのためモニターサイズの違い，表示信号の違い，被写体との距離の違いで倍率表記は変わる．現在は主として19インチハイビジョンモニターが販売されており，拡大倍率も，19インチハイビジョンモニターでのフルハイト表示，観察深度の最近点での観察倍率で表現されるようになっている（以前は14インチのブラウン管モニターが中心の時代があった）．

　19インチモニター上で，CF-Q240ZIでは115倍，PCF-Q240ZIでは90倍，CF-H260AZIでは75倍まで連続的に拡大観察できるとされている．さらに，内視鏡の光源ユニットのパネル（オリンパス EVIS-Lucera Spectrum CV-260SL，CLV-260SL）には，デジタルズームボタンがあり，1倍，1.6倍，1.8倍の3段階に切り替えられる．

　CV-260SLには，構造強調と色彩強調の調節ボタンもついている．それぞれ「1」「2」「3」の三つのボタンから成っているが，実は，構造強調にはA0～8，B0～8の18種類，色彩強調にも0～8の9段階があり，「1」「2」「3」の各ボタンに，どの強調度合いを振り分けるかは，施設ごと，あるいは術者ごとにプリセットできるようになっている．当センターでは，通常光観察の際，

ボタン	「1」	「2」	「3」
構造強調	A6	A8	B8
色彩強調	0	3	5

となるようにプリセットしており，病変観察時には，構造強調ボタン「3」（すなわちB8），色彩強調ボタン「1」（すなわち0）を選択していることが多い．

　構造強調AはCV-240から搭載されている強調モードで，平坦病変の観察やpit pattern観察に向いている．構造強調BはCV-260から新たに搭載された強調モードで，Aよりも周波数成分が高い被写体（粘膜模様や毛細血管）に有効なモードとされている．Qイメージのスコープかハイビジョン（H）対応スコープのみ設定可で，それ以外のスコープが接続されていると自動的に構造強調Aが設定される．

　一方，NBIに切り替えた際，当院では，

ボタン	「1」	「2」	「3」
構造強調	A1	A3	A5
色彩強調*	1	2	3

*プリセットはユーザー側では変更できない

となるように設定している．NBIモード時の色彩強調は通常の色彩強調とは

まったく異なり，上部と大腸での背景粘膜の違いを補正するように設定されているという．NBI時色調モード1：上部・気管支のモード，NBI時色調モード2：中間，NBI時色調モード3：大腸のモードと想定されており，大腸におけるNBI観察では，構造強調ボタン「3」(すなわちA5)，色彩強調ボタン「3」が推奨されている (ただし通常倍率での検討)．当センターでもほぼそれに準じているが，色彩強調ボタン「2」では表層の血管が茶色に描出されるのに対し，ボタン「3」では若干緑がかって見えるため，「2」を好む術者もいる．

　なお，本章において提示した内視鏡画像はOlympus CF-H260AZIを使用し，強調の設定は，通常光観察（色素内視鏡含む）においては構造強調B8・色彩強調0であり，NBI観察においては，構造強調はA5で，色彩強調は，Case 1, 3では色彩ボタン2, Case 2では色彩ボタン3に設定した．

大腸内視鏡観察の手順
Case 1

74歳，女性（上行結腸，20 mm，Ⅰs病変）

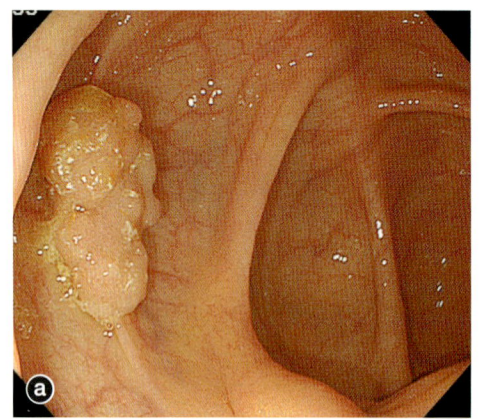

a：病変発見時．回盲弁近傍に隆起病変を認めたが，残渣が付着．

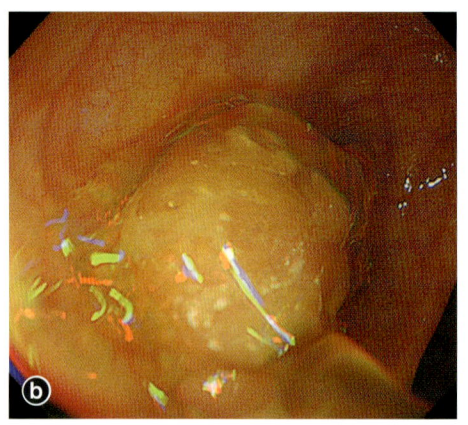

b：水で洗浄．

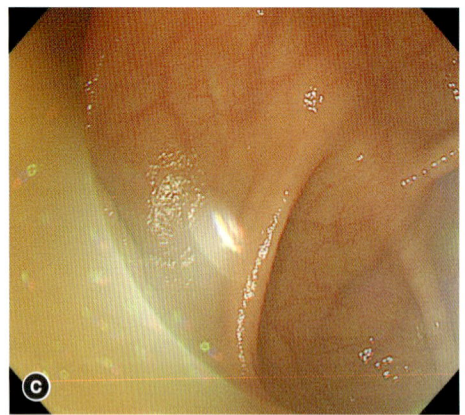

c：病変が水没してしまった．

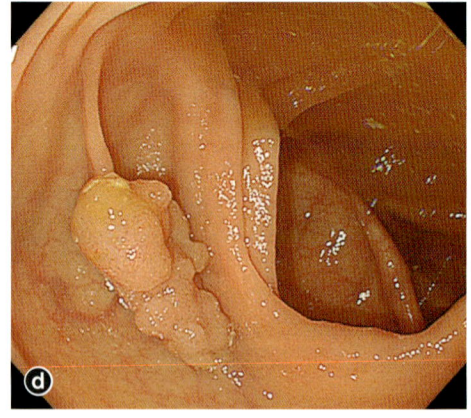

d：体位変換によって水が移動し，病変が現れた．水分は吸引．

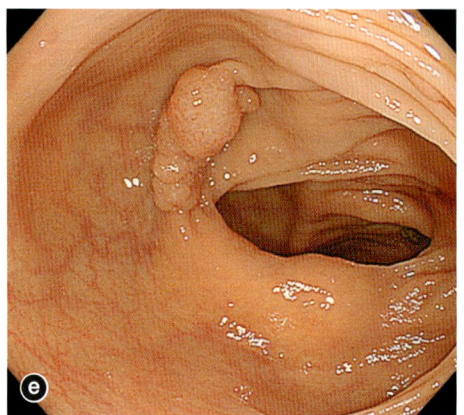

e：病変の遠景像．

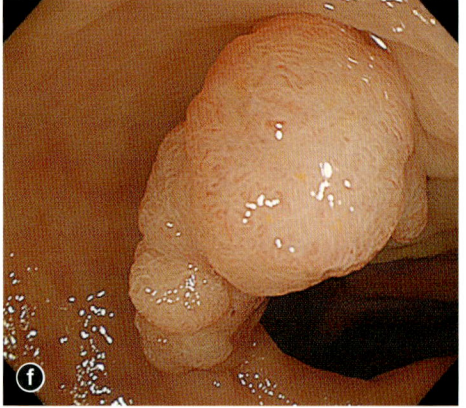

f：病変の近景像．わずかに拡大して焦点を合わせた．

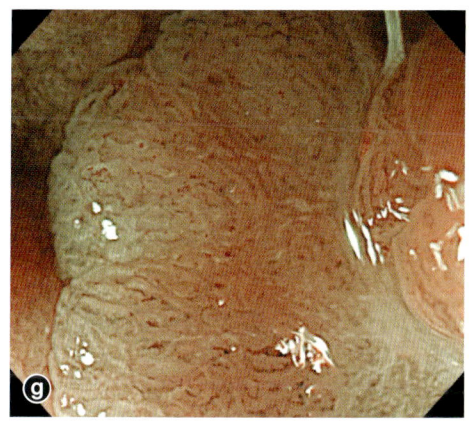
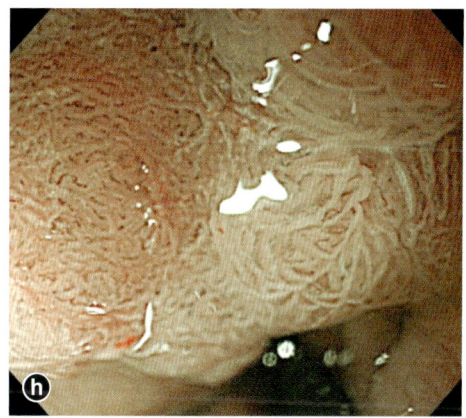

g, h：NBI 拡大像. 若干の不整はあるが, network pattern.

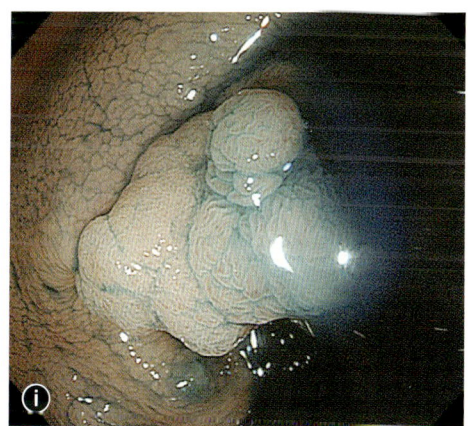
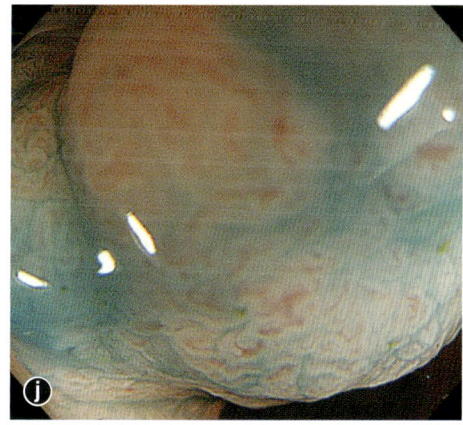

i：インジゴカルミン撒布直後の写真. 余分な色素が貯留し, 病変が半分隠れている.

j：病変の拡大像だが, 焦点が合っていない.

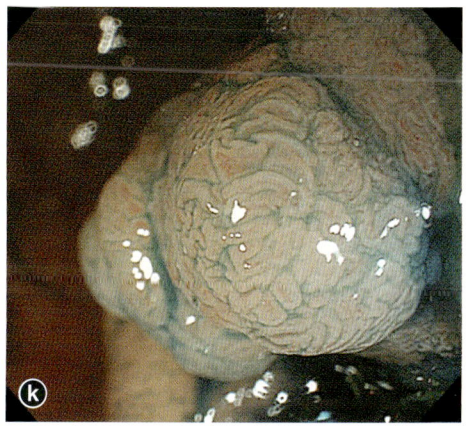
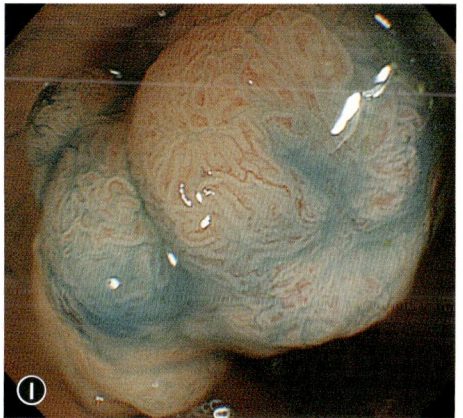

k：拡大像. 病変の 6 時方向部分.

l：同 12 時方向. Ⅳ型 pit pattern と思われた.

Case 1

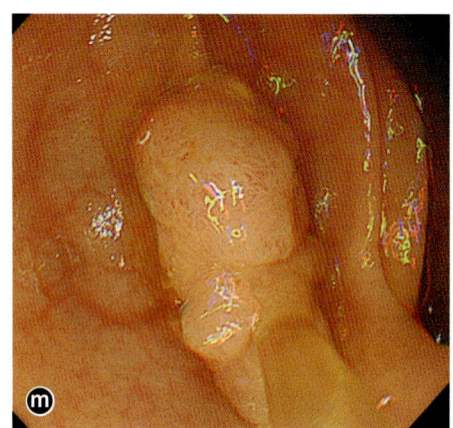

m：再び洗浄して，色素を洗い流した．

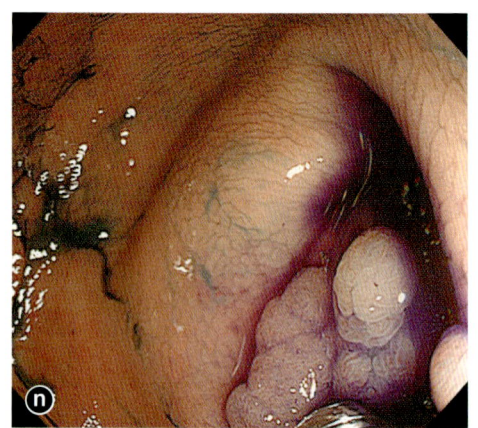

n：クリスタルバイオレットを，ピオクタニンチューブを用いて，徐々に垂らした．

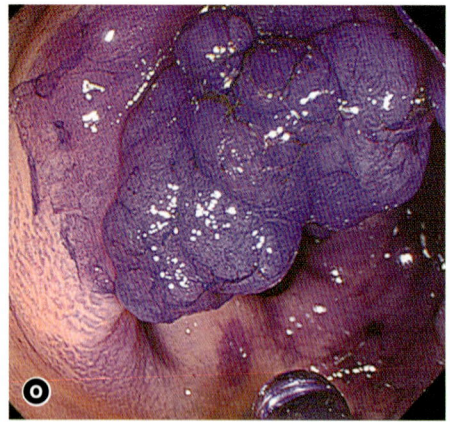

o，p：クリスタルバイオレット染色後の写真．染まった粘液糸がまとわりついている．粘液を洗い流し，十分に染色する．

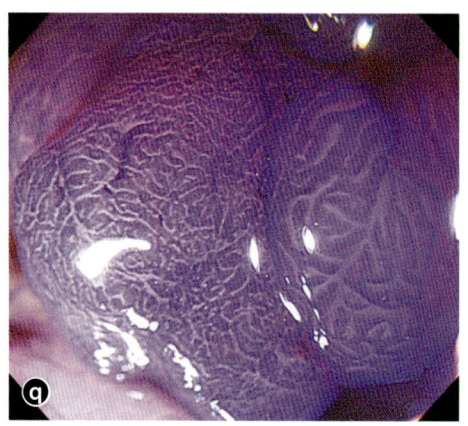

q：口側部分中拡大像．

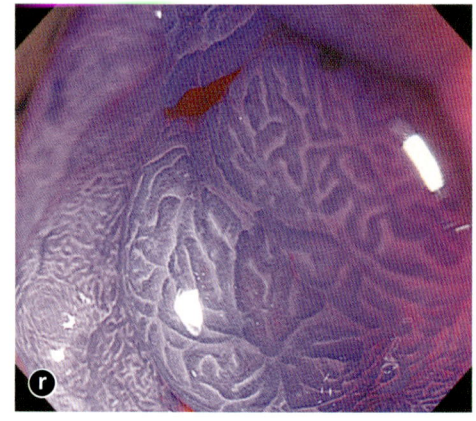

r：同 強拡大像．Ⅳ型 pit pattern．

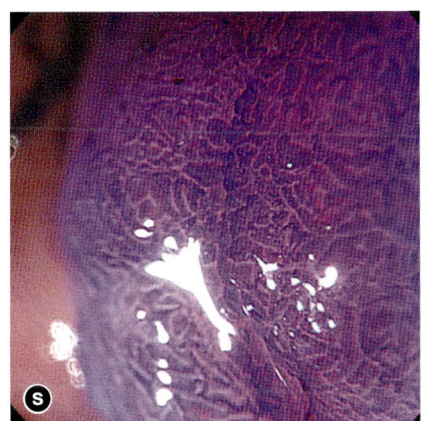 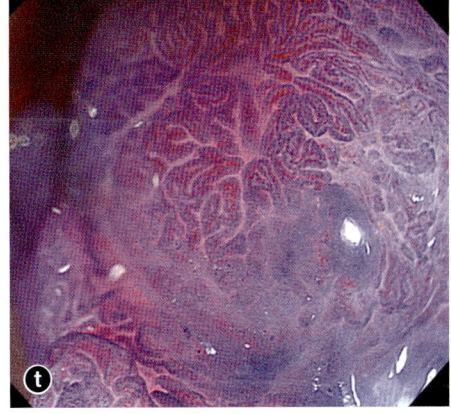

s：肛門側部分強拡大像．　　　　t：強拡大像．V_I型軽度不整 pit pattern

EMRで一括切除し，adenocarcinoma（tub1）with adenoma, pM, ly0, v0であった．

大腸内視鏡観察の手順
Case 2

74歳，男性（直腸，10 mm，Ⅰs病変）

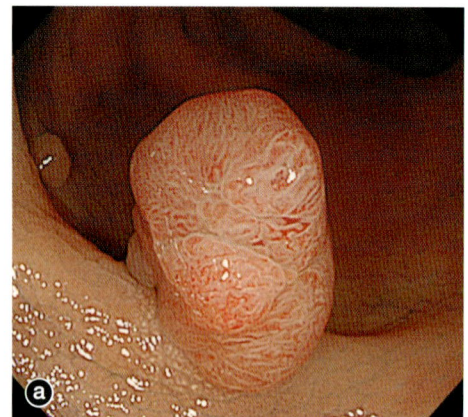

a：通常内視鏡像．

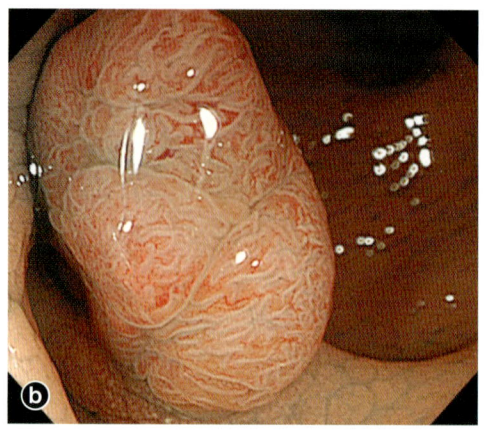

b：病変の近景像．わずかに拡大して焦点を合わせた．一見普通のポリープに見える．

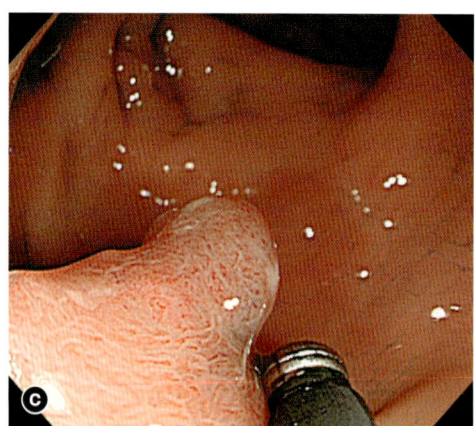

c：ピオクタニンチューブでひだを押さえると口側の部分が見えた．

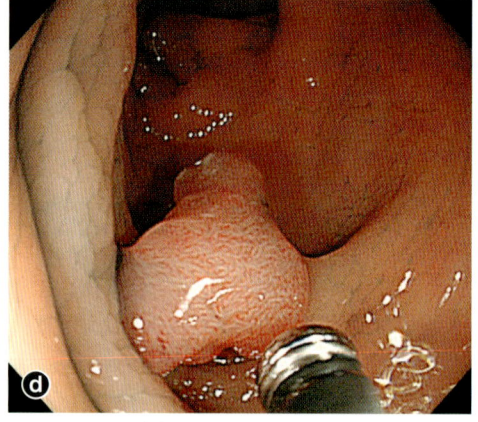

d：スコープをそっと引き戻して遠景像を撮影．頂上はやや平坦化し，全体としていびつな形態．

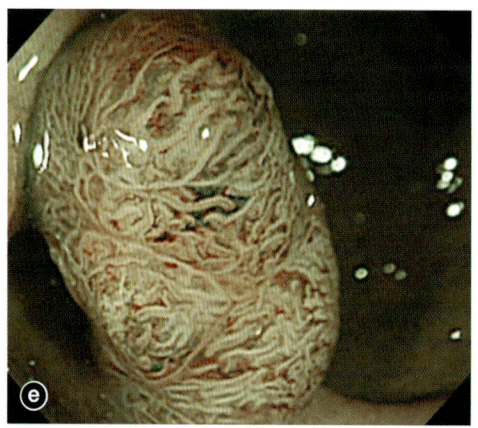

e：肛門側のNBI弱拡大像．

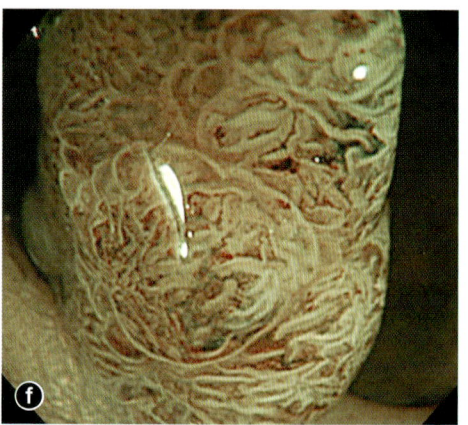

f：同 強拡大像．dense pattern．

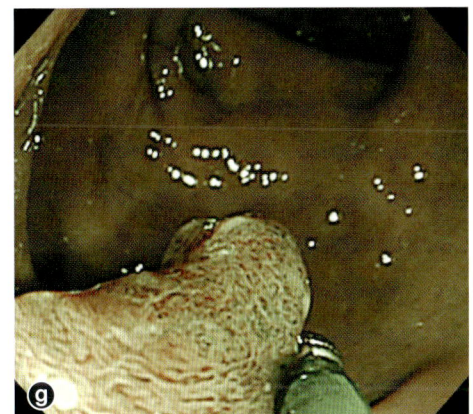

g：口側のNBI弱拡大像．

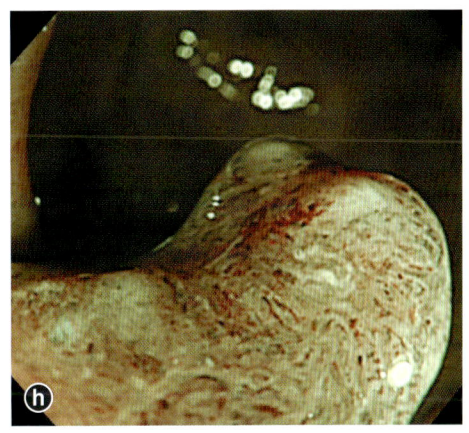

h：同 強拡大像．やや不整だが，典型的な irregular pattern とまではいえない

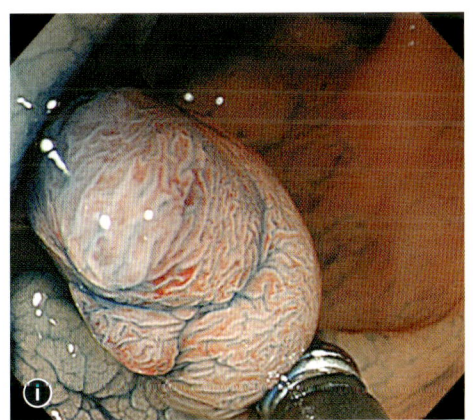

i：肛門側のインジゴカルミン弱拡大像．

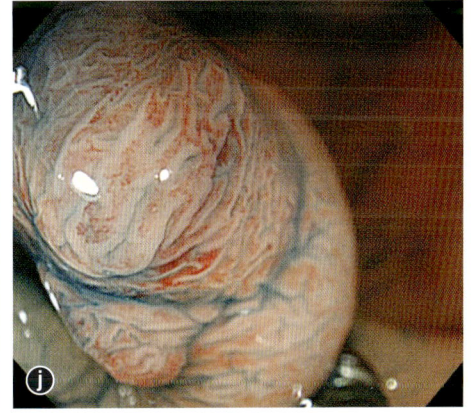

j：同 強拡大像．Ⅳ型 pit pattern．

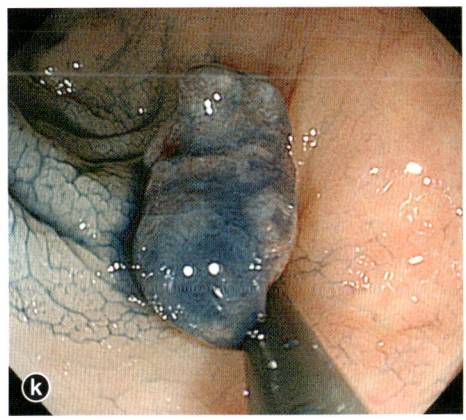

k：口側のインジゴカルミン撒布像．

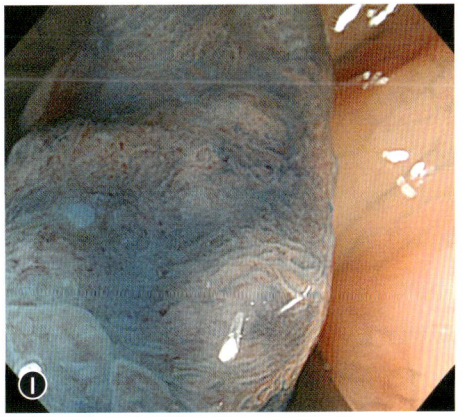

l：同 強拡大像．V$_I$型軽度不整 pit pattern と思われるが，不明瞭．

Case 2

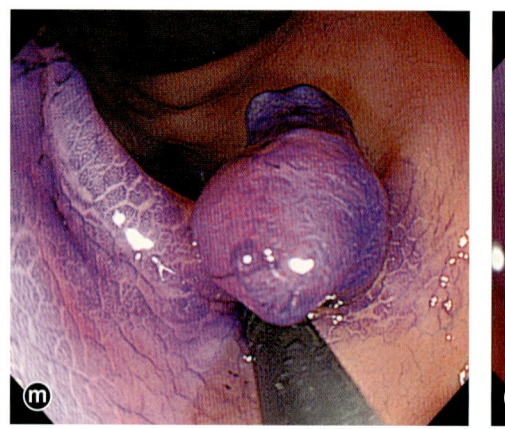
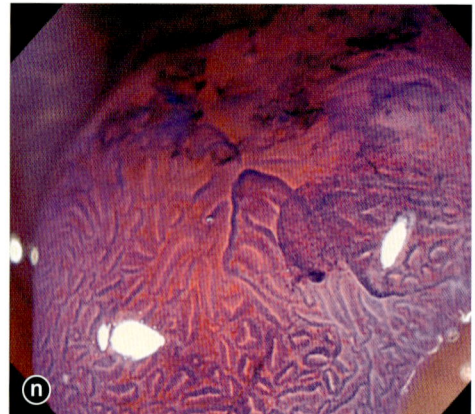

m, n：クリスタルバイオレット染色後の写真．染まった粘液がまとわりついている．粘液を洗い流し，十分に染色する．

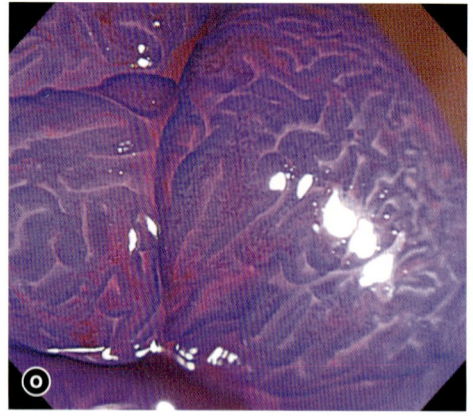
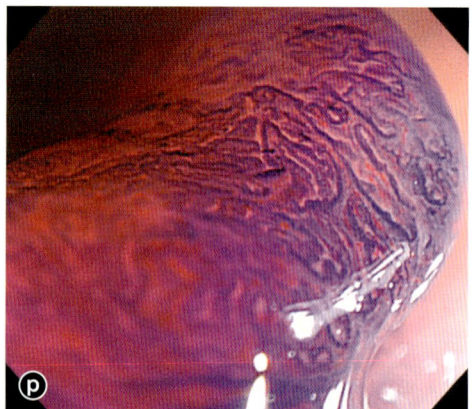

o：肛門側部分 強拡大像．Ⅳ型 pit pattern．

p：口側強拡大像．V$_I$型軽度不整 pit pattern．

EMR で一括切除し，adenocarcinoma（tub1）with adenoma, pM, ly0, v0 であった．

Case 3 大腸内視鏡観察の手順

52歳，女性（上行結腸，9mm，Ⅱa病変）

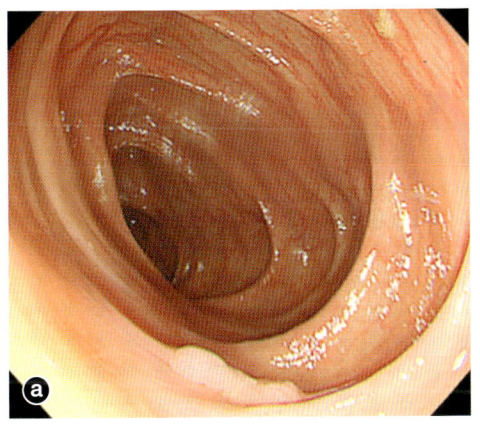

a：通常内視鏡像遠景像．病変は接線方向に見える．

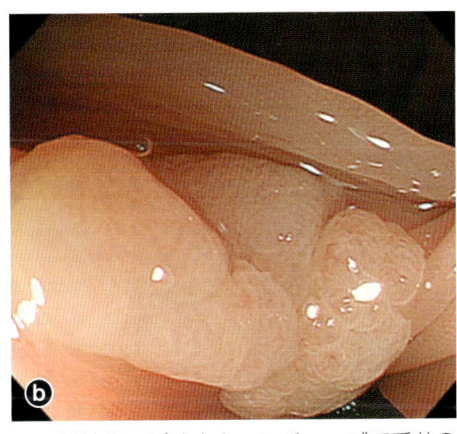

b：近接像．ピオクタニンチューブで手前のひだを押さえ，頂上部分も観察．

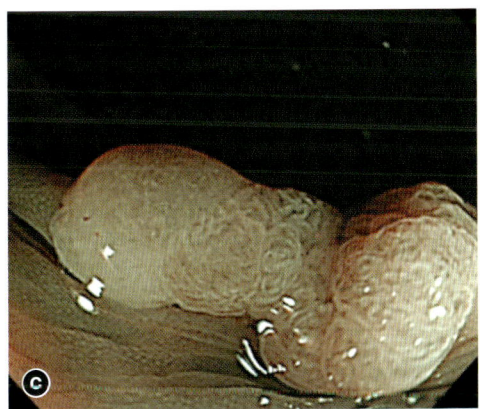

c：NBI 弱拡大像．

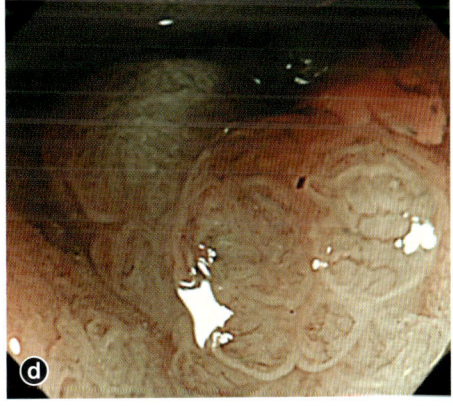

d：同 強拡大像．病変の右半分は，不明瞭ながら network pattern，左半分は faint pattern．

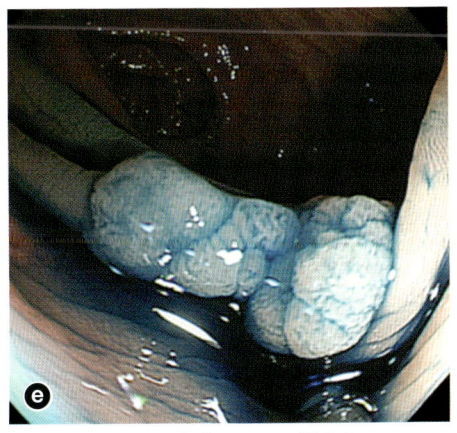

e：インジゴカルミン撒布像．

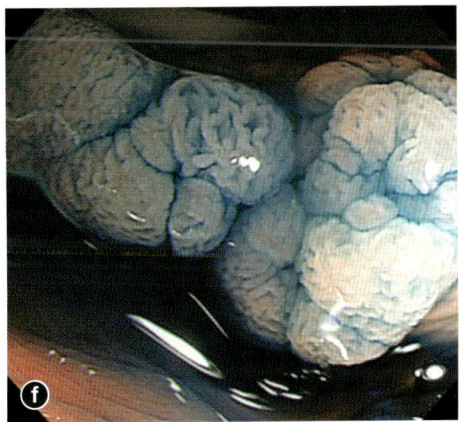

f：同 中拡大像．

Case 3

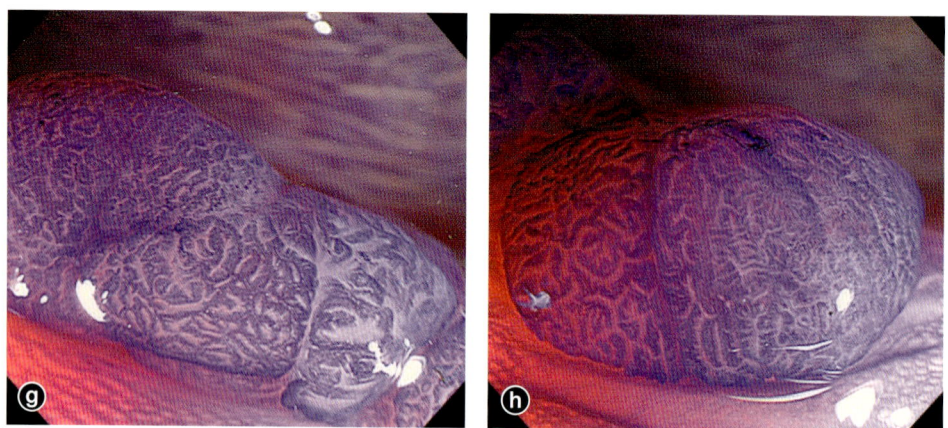

g, h:クリスタルバイオレット染色強拡大像 病変の左2/3は星芒状,右1/3はシダ状.

EMRで切除され,serrated adenoma, low gradeであった.

第2章

大腸癌の発育形態分類

　大腸内視鏡検査において腫瘍を見つけたときに，それがどのように発育，進展していくかを考えながら内視鏡診断することは重要である．以前は adenoma-carcinoma sequence（ポリープ癌仮説）が主流であったため，隆起したポリープをただ摘み取ればよいという時代があったが，大腸で陥凹型癌が発見されることで，隆起型腫瘍よりも陥凹型腫瘍のほうが，発育が速いということが論文などで論じられ，直接癌になるルート = de novo 説は大腸癌の main route であるとして注目されている．また，大腸内視鏡検査で多数の腫瘍が発見された場合，どの腫瘍から治療をしていくかどうかは，発育進展の概念を周知していれば，おのずと適切な治療方針が導かれる．

　「大腸癌取扱い規約」による肉眼形態分類は，腫瘍の発育形態が加味されることなく観察されるままを分類されている．それゆえに，それぞれの肉眼形態から治

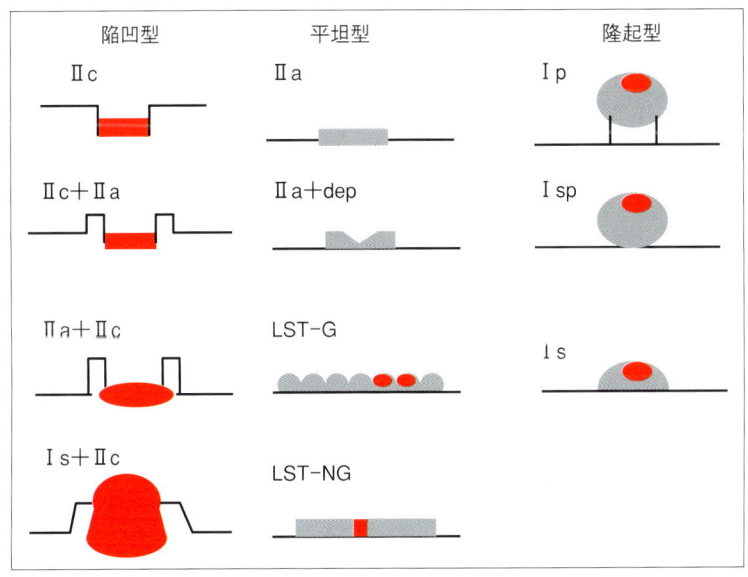

図 2-1　発育形態分類

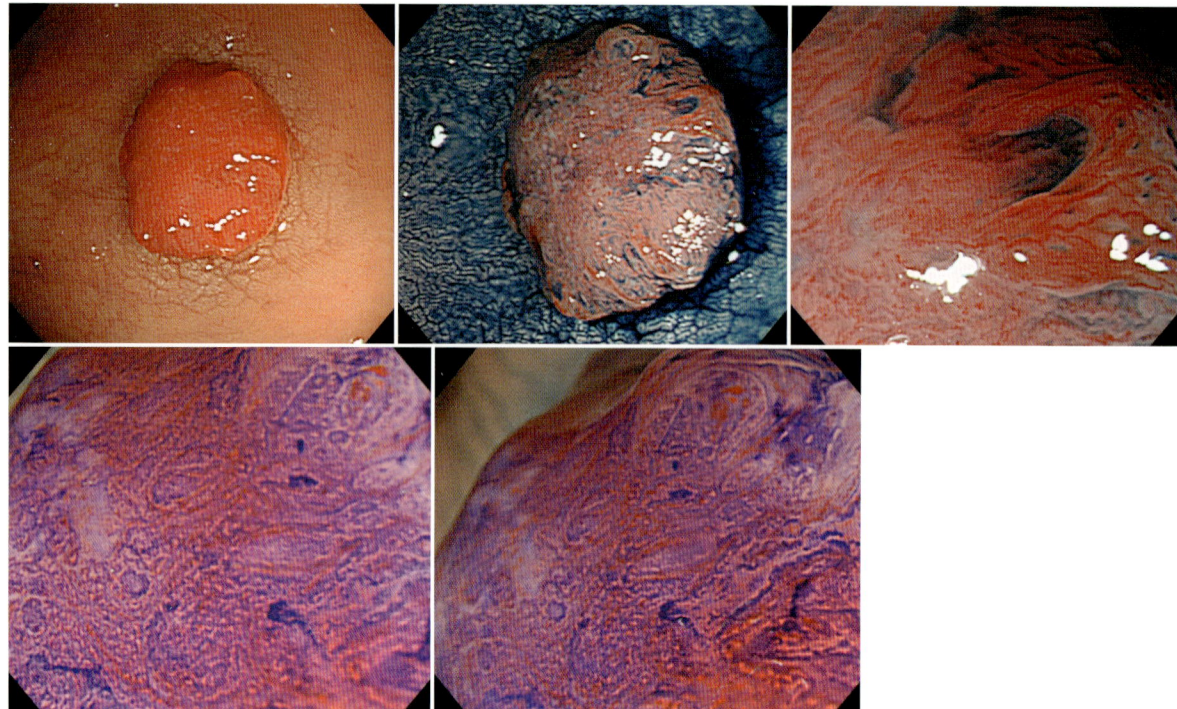

図 2-2　Ⅰs＋Ⅱc
辺縁にⅠ型 pit が認められる.

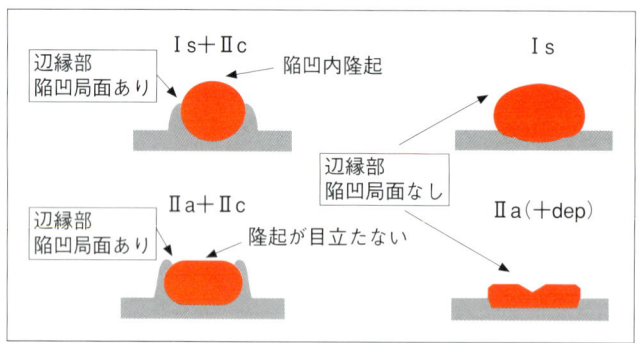

図 2-3　陥凹局面に着目した肉眼形態

療方針への連想がなかなかされにくく，時には混乱を招く場合が存在する．したがって，当施設では以前より発育形態分類（図2-1）を使用し治療方針に役立てている[1]．隆起型はⅠs，Ⅰsp，Ⅰp，平坦型はⅡa，Ⅱa＋dep，LST，陥凹型はⅡc，Ⅱc＋Ⅱa，Ⅱa＋Ⅱc，Ⅰs＋Ⅱc に分けている．Ⅱa＋dep は一見すると陥凹型に見えるが小さい平坦型と同じく進行が遅いものである．また，初学者の方で混乱しやすいのはⅠs＋Ⅱc である（図2-2）．一見すると隆起に見えるが，色素撒布でコントラストをつけると辺縁には段差を伴った陥凹局面が認識され（図2-3），病理組織学的には SM 癌（ほとんどの症例が深部浸潤癌）であるという，きわめて注意を要する腫瘍群である．このようなものは adenoma-carcinoma sequence と

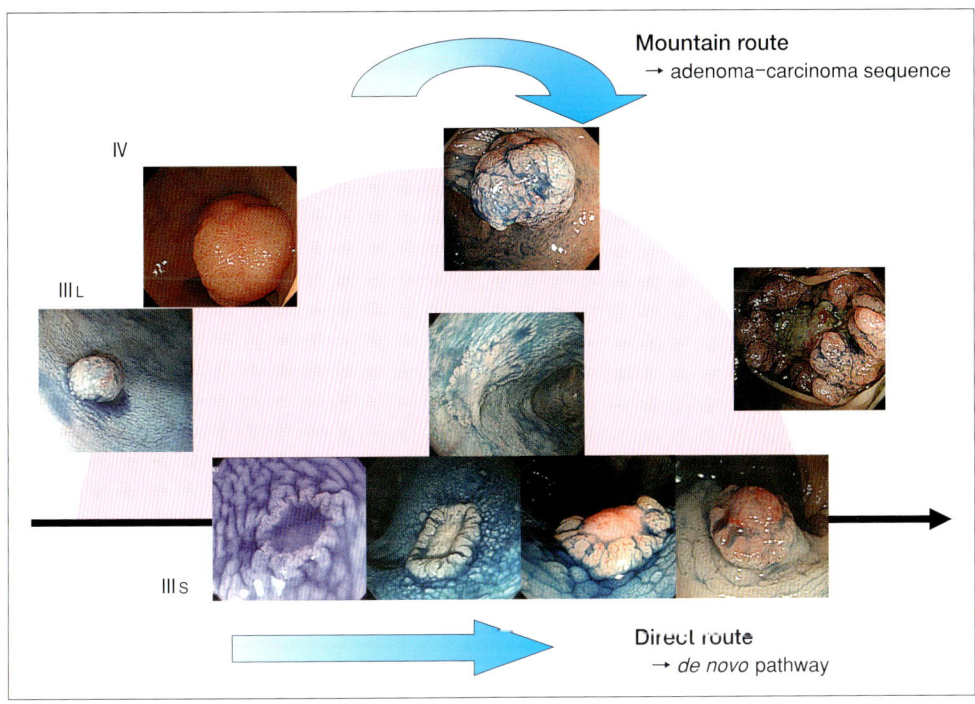

図 2-4　大腸癌の発育進展経路（Direct route と Mountain route）
〔工藤進英，他：大腸の腺腫と早期癌の形態推移．胃と腸　1985；20：903-910 を改変〕

明らかに異なる発育進展を呈していると考え，われわれは陥凹型に分類している．

I. Mountain route と Direct route （図 2-4）

　1970 年代に Morson ら[2]が大腸癌のほとんどが腺腫に由来するという論文を発表してから adenoma-carcinoma sequence 説が広まった．その時代は内視鏡検査で見つかるとすれば，進行癌もしくは隆起型腺腫や早期癌であったためである．1980 年代になると中村ら[3]，Ikegami[4]に代表される *de novo* 説が唱えられ，その頃に著者も陥凹型早期癌（IIc）を発見し報告した[5〜7]．多数認めるポリープがすべて癌になるとすれば，ほとんどの人間が癌になると考えるが，ポリープの段階で見つかる割合に対し，進行癌の割合が少ない．すなわち Mountain route をたどる腺腫は遅い発育であり，その多くは宿主と共存する可能性が高い．*de novo* cancer は発育が速く，腫瘍径の小さい段階から進行癌に移行することが推測される（Direct route）．肉眼形態（発育形態分類に準ずる）を加味し，拡大内視鏡を用いて質的・量的診断をすることで治療方針が決定され，実際の臨床で優先すべき大腸腫瘍治療がマネージメントされる．

II. pit pattern を加味した発育進展

①陥凹型発育進展，②平坦型発育進展，③隆起型発育進展

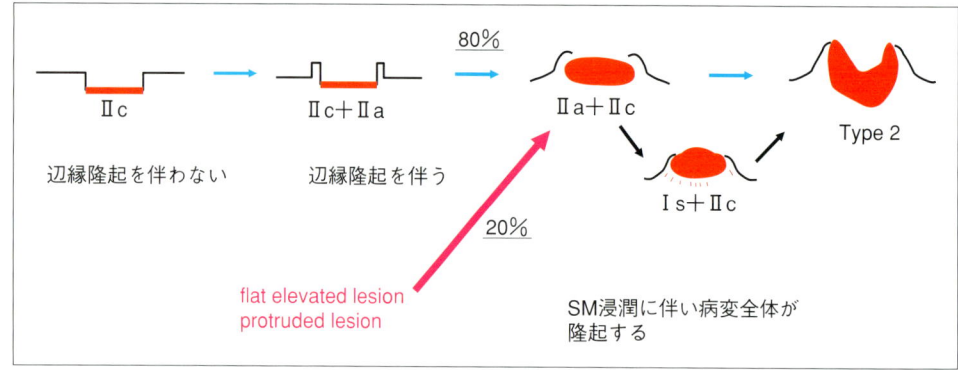

図 2-5　陥凹型病変の発育進展

三つのタイプに分けて pit pattern も含め説明する.

1．陥凹型発育進展（図 2-4　Direct route）

陥凹型腫瘍の発育形式は，大きなⅡcが非常にまれなことから小さいうちに粘膜下層に入り込むという特徴を備えている．pit pattern はⅢs→V_Nという変化をし，それは病理組織では straight 腺管を見ており，それが粘膜下層に進展し，さらにはSM層で癌病巣が間質反応をきたしV_Nへと変化していく．肉眼形態においては，ⅡcはⅡc＋Ⅱa，Ⅱa＋Ⅱcに形態変化をきたし，その後一部間質反応の強いものはⅠs＋Ⅱcへと変化し，そうでないものはⅡa＋Ⅱcから直接2型進行癌になる方向へと進展する（図 2-5）．

2．平坦型発育進展

小さい平坦型腫瘍（一部のⅡaないしⅡa＋dep）が発育過程で側方へ発育をきたし，われわれがLST（laterally spreading tumor）と呼称している腫瘍群になると考えている．LSTは顆粒型（granular type；LST-G）と非顆粒型（non-granular type；LST-NG）に大別され，前者は顆粒均一型（homogeneous type；Homo）と結節混在型（nodular mixed type；Mix）に，後者は平坦隆起型（flat-elevated type；F）と偽陥凹型（pseudo-depressed type；PD）に亜分類される（図 2-6）．LSTは陥凹型，隆起型と比較し腫瘍径が大きくなるまでSM深部浸潤をしない傾向がある．pit pattern は顆粒型，非顆粒型により異なる．顆粒型はⅢL，Ⅳ型がほとんどであるが，偽陥凹型はⅢs型ないしはⅢL型 pit pattern を呈する．腫瘍辺縁は陥凹型と異なり，ⅢL型 pit pattern で構成される．

3．隆起型発育進展（図 2-4　Mountain route）

隆起型腫瘍は pit pattern はⅢL→Ⅳ→V_I→V_N型に進行していく．しかしわれわれはⅢL型 pit pattern を呈する腫瘍群は進行が遅く，多くのものが10年以上経過しても変わらないことを経験している（図 2-8，Case 2 参照）．

■ 顆粒型（granular type）

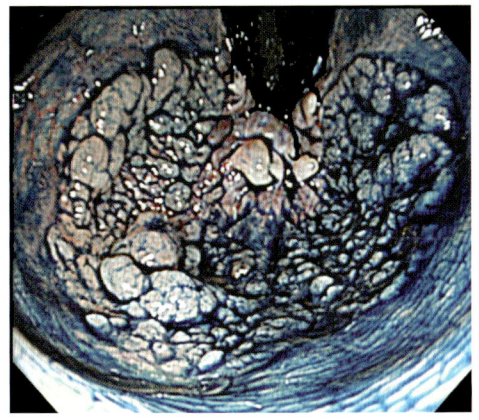

顆粒型一型：homogeneous type（Homo）

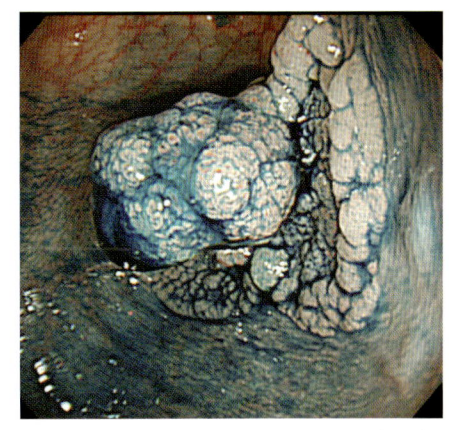

結節混在型：nodular mixed type（Mix）

■ 非顆粒型（non-granular type）

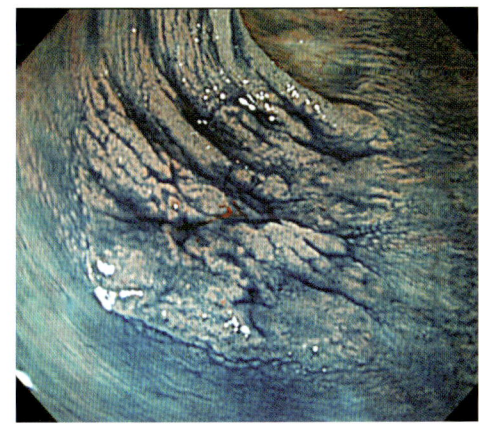

平坦隆起型：flat-elevated type（F）

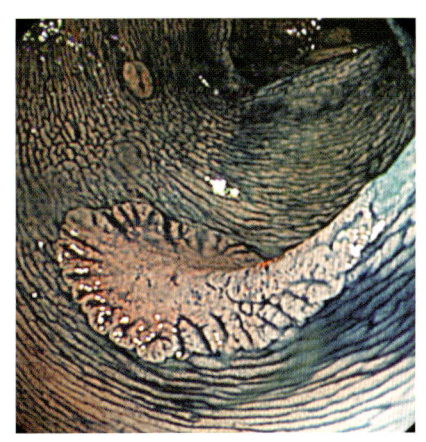

偽陥凹型：pseudo-depressed type（PD）

図 2-6　LST 亜分類

III．症例提示─大腸腫瘍実際の検討

【Case 1】図 2-7

　直腸（Ra）IIa＋IIcの病変である．17日後の再検査の大腸内視鏡検査で，肉眼形態の変化を認めた．形態変化の部位としては，内視鏡観察で辺縁が不明瞭になったことであり，その辺縁の非腫瘍部分においては癌病巣に置換されたと考えられた．形態変化後の病変は一見するとIs型であり，IIa＋IIcはIs＋IIcへと日数を経て変化していくことが示唆される．病理組織検査結果は深達度SM3の早期大腸癌であった．

【Case 2】図 2-8

　1993年，横行結腸，腫瘍径3mm IIaで発見された病変を毎年経過観察していた．8年後の形態はやや丈が高くなった印象のみであった．腫瘍径は5mmとほ

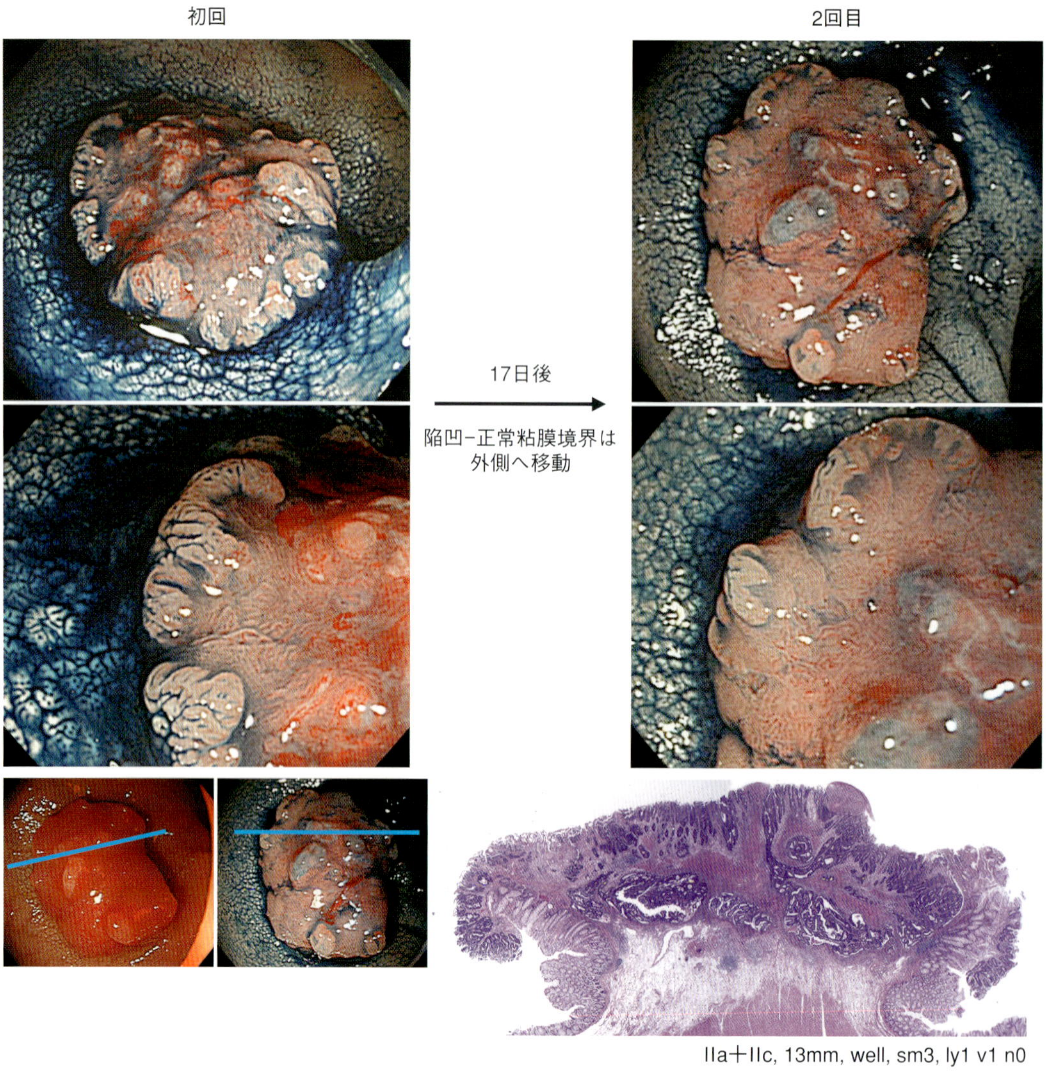

初回　　　　　　　　　　　　　　　　　2回目

17日後
陥凹-正常粘膜境界は
外側へ移動

IIa＋IIc, 13mm, well, sm3, ly1 v1 n0

図 2-7 【Case 1】 陥凹型の肉眼形態の変化

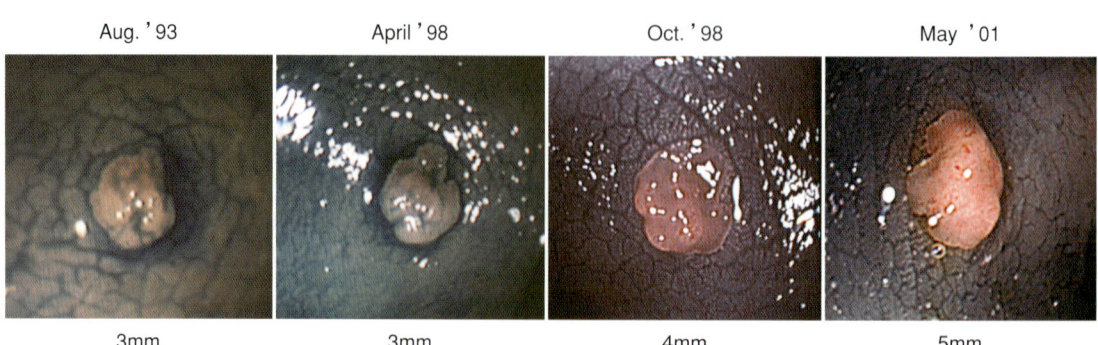

| Aug.'93 | April'98 | Oct.'98 | May'01 |
| 3mm | 3mm | 4mm | 5mm |

図 2-8 【Case 2】 長期経過観察し，腫瘍増大を認めなかった大腸微小病変

とんど増大傾向を示していなかった．このような病変に対して内視鏡的切除をする必要があるか，risk と benefit を考えたうえで治療方針を決定すべきである．

IV．分子生物学的側面からみた大腸癌の発育進展

　Vogelstein らの説[8]に基づくと low grade adenoma が出現する際，APC 遺伝子変異，その後 K-*ras* の変異，p53 変異が加わり粘膜内癌が起きる．その際 LOH (loss of heterozygosity) も関与しているといった多段階発育が起こる仮説であり，これが大腸の分子発生の主とされている（adenoma-carcinoma sequence）．*de novo* 発癌とは正常粘膜から前癌病変を介することなく，直接癌が発生する説であり，陥凹型，表面型の一部が当てはまると考えられる．このルートでは *APC* や K-*ras* の変異が少なく，おもに *p53* が関与しているとされているが，現在まで分子生物学的な証明において一定の見解が得られていない．

　また，1990 年頃より一見過形成性ポリープに類似した鋸歯状構造の病変のなかで，明らかに細胞異型を有し腫瘍と判断されるものが発見されるようになり，鋸歯状腺腫（serrated adenoma）と名づけられた[9),10]．その後，大腸鋸歯状病変の癌化症例が報告されるようになり，分子生物学的観点から，serrated adenoma-carcinoma pathway が提唱されるようになった．これらは狭義の鋸歯状腺腫（serrated adenoma）と無茎性鋸歯状腺腫（sessile serrated adenoma）とに区別され，前者には K-*ras*，*p53* が関与，後者には *BRAF* 遺伝子変異，MSI（microsatellite instability）のメチル化などが関与しているとされている．

V．大腸腫瘍の内視鏡治療の基本

　大腸 pit pattern から見た発育進展と内視鏡治療の基本を図 2-9 に，また著者らの腺腫および早期癌についての検討を表 2-1 に提示する．発育形態分類別に見ると，隆起型（90.5％），平坦型（90.9％）の大部分がⅢL 型ないしはⅣ型 pit pattern を呈しており，陥凹型病変においては，大部分（94.8％）がⅢs，Ⅵ，Ⅴn 型 pit pattern を呈している．Ⅱc，Ⅱc＋Ⅱa はⅢs 型 pit pattern を示す病変が 95％以上を占めるが，Ⅱa＋Ⅱc ではⅤ型 pit pattern の占める割合が増加し，Ⅰs＋Ⅱc ではすべてがⅤN 型 pit pattern を呈する．このように陥凹型病変においては，腫瘍径の増大，腫瘍の浸潤に伴って，pit pattern はⅢs 型からⅤ型に移行すると考えられる．そのことを踏まえ，陥凹型のⅡc やⅡc＋Ⅱa は基本的には EMR を行う．Ⅱa＋Ⅱc はⅤI 型 pit pattern やⅤN 型 pit pattern のことがあるが，陥凹型に多く認められるⅤI 型 pit pattern やⅤN 型 pit pattern はそれぞれ SM 癌率が 35.1％，91.3％であり内視鏡治療か腹腔鏡治療かの選択において慎重な検討が必要となる（表 6-1）．Ⅰs＋Ⅱc は腹腔鏡手術の適応であるということがいえる．

　隆起型や平坦型に多く認められるⅢL 型，Ⅳ型 pit pattern は腺腫の典型であり，SM 癌はほとんど存在しないため，10 mm 以下であるⅢL 型 pit pattern のⅡa や

図2-9 大腸腫瘍の内視鏡治療の基本 〔Kudo S, et al：Eur J Cancer 1995；31A：1118-1120より引用〕

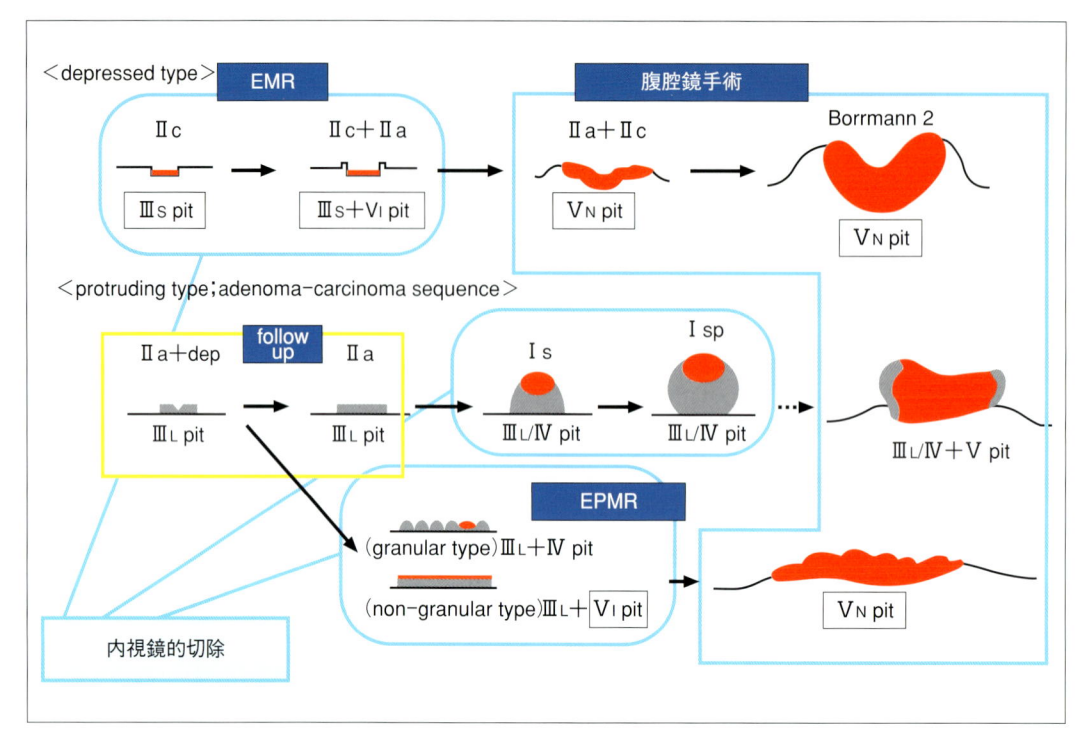

表2-1 発育形態分類別のpit pattern診断

	serrated	ⅢL	Ⅳ	ⅢS	V		Total
					Ⅰ	N	
Depressed type	0	8 (5.2%)	0	22 (14.2%)	53 (34.2%)	72 (46.5%)	155
Flat type	30 (0.9%)	2,727 (81.0%)	335 (9.9%)	30 (0.9%)	225 (6.7%)	23 (0.7%)	3,370
Protruded type	139 (2.4%)	3,701 (65.0%)	1,456 (25.6%)	4 (0.07%)	350 (6.1%)	47 (0.8%)	5,697

（2001年4月～2008年12月）

Ⅱa＋depは経過観察でよい．隆起型のⅠsやⅠsp，ⅠpはⅣ型pit patternを呈した場合は切除の方向となる．10 mm以上のLSTに関しては顆粒均一型（Homo）や結節混在型（Mix）でpit patternがⅢL，Ⅳ，VI型の場合はEPMRやESDを検討し，30 mm以上の偽陥凹型は腹腔鏡手術で行うことが望ましいと考える．このように腫瘍の発育，今後の進展速度なども加味し治療方針を立てるのが望ましい．

第3章

大腸の pit pattern 分類

　従来の大腸内視鏡診断は，肉眼形態，腫瘍径，表面性状，発赤の有無，硬さ，びらん・潰瘍の有無などのいわゆる通常内視鏡所見により診断を行っており，主観的側面が強かった．拡大内視鏡の開発により生体内で腫瘍表面の腺口形態（pit pattern）の観察が可能になり，病変の質的診断が従来と比べより高い精度でなされ，診断により客観的な側面が見出されるようになった．さらに内視鏡機器の進歩に伴い，安定した pit pattern 観察ができ，腫瘍の良悪性診断および深達度診断が一層精緻なものになり，大腸腫瘍の診断・治療は飛躍的な前進を遂げた．無意味な過剰治療は避けられ，オーダーメイド治療といった個人に応じた医療が提供されることが可能となったのである．現在，pit pattern 診断は成熟期の状態であり，日常臨床において必須の診断学としての地位を得ていると考える．

1 箱根合意

I. V型 pit pattern の診断基準・定義の統一化
— 箱根合意以降の pit pattern 診断

　V型 pit pattern は表層腺管の構造異型を反映し，基本的には病理組織学的に腺癌に相当するものとして分類されてきた．V型 pit pattern のなかには，ⅢL，ⅢS，Ⅳ型 pit pattern において腺管開口部の大小不同や，配列の乱れが強くなり腺管開口部の辺縁も不整をきたした状態と，さらに進行し粘膜下層以深に浸潤した癌腺管が表面に露出した状態とがある．色素拡大内視鏡観察においては，表面構造が無構造または腺管構造が荒廃し認識できなくなる V_N（non-structure）型 pit pattern が SM 深部浸潤癌の指標とされた．pit の大小不同，左右非対称，異常分岐，配列の乱れなどの異型は認めるが，明らかな V_N 型 pit pattern を認めないものを V_I（irregular）型 pit pattern とし，M癌および SM 微小浸潤癌の指標とさ

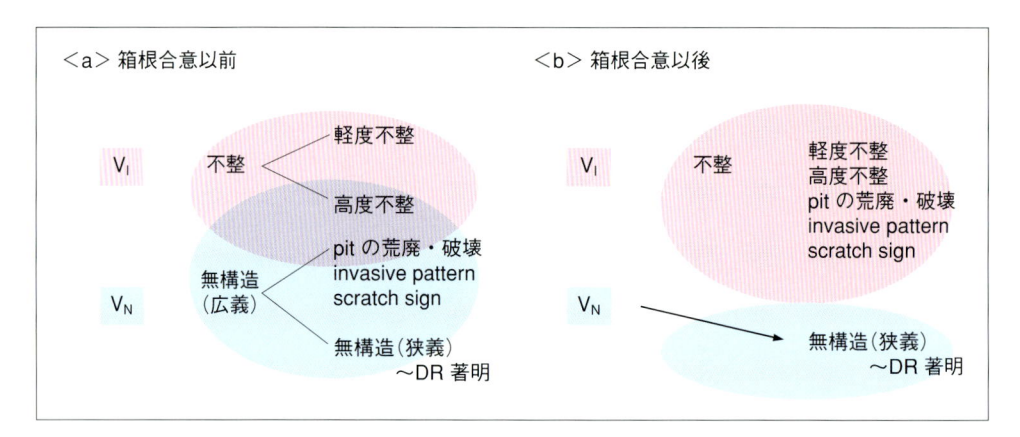

図3-1 V型亜分類の変遷

れてきた．

しかし，V型 pit pattern においては，診断基準に施設間で差異があり，また欧米人も含め初学者に理解されにくいという欠点を抱えていた．その問題を解決するために，2002年より開始された厚生労働省がん研究助成金による「大腸腫瘍性病変における腺口構造の診断学的意義の解明に関する研究」（工藤班）において，V型 pit pattern のコンセンサス会議（「箱根 pit pattern シンポジウム」）が行われた．定義の統一化においては，① 簡便である，② 理解しやすい，③ 分類に意味がある（深達度診断および治療方針の指針となる），④ 長年の研究に基づいた知見を反映させる，などを基本理念とし，下記の定義が定められた（図3-1)[1]．

① 不整腺管構造をV_I型とする．
② 明らかな無構造領域を有するものをV_N型とする．
③ SM癌の指標としての invasive pattern，高度不整腺管群，scratch sign は付記してもよい．

これにより，V_I型とV_N型の境界が明瞭となり，従来の分類の解釈と比較して，初学者にもより理解しやすい分類となった．

箱根合意直後になされた当施設での検討では，V_N型 pit pattern を SM 深部浸潤癌の指標と考えた場合，それまでの診断基準では陽性的中率が86.9%であったのに対し，箱根合意後の診断基準では陽性的中率が94.3%に上昇したと報告している[2),3)]．すなわちV_N型と診断された病変はほとんどがSM癌であり，しかもSM深部浸潤癌の可能性がきわめて高く，V_N型はSM深部浸潤癌の明確な指標となった．しかしながらV_I型 pit pattern における深達度診断は，従来と比較すると粘膜内癌からSM深部浸潤癌までを広く含むこととなった．そのためV_I型 pit pattern のなかでSM深部浸潤癌の指標となる所見に関して知見を蓄積し，共通の認識を行う必要が出てきた．引き続き2005年12月から行われた厚労省班会議「大腸腫瘍性病変における腺口構造の診断学的意義の解明に関する研究」により，V_I型 pit pattern の亜分類について，とくにSM深部浸潤癌の可能性があり慎重に扱うべきV_I型 pit pattern を，「V_I高度不整」と呼称することになり，以下

のごとく定義された[4),5)].

> V_I高度不整の定義：既存のpit patternが破壊, 荒廃したもの

具体的には,
- 内腔狭小
- 辺縁不整
- 輪郭不明瞭
- stromal area（表層被覆上皮）の染色性の低下・消失
- scratch sign

とされた.

これによりV_I高度不整は，SM深部浸潤癌の一定の指標となり，より明確で客観的な深達度診断がなされるようになった．しかし，V_I型高度不整の診断は，構造異型の強いものを抽出しているが，とくに隆起型の腫瘍は高異型度の粘膜内癌の可能性もあることを肝に銘じるべきである．すなわち治療方針に関しては，V_N型pit patternはSM深部浸潤癌の陽性的中率が高いため基本的には手術適応だが，V_I高度不整と診断された場合は，V_N型pit patternほどの特異度ではないため，手術の絶対適応ではなく内視鏡治療を検討する余地があるということである．

II．V型pit patternの深達度診断
―発育形態分類別のV_I高度不整の診断特性

V_N型pit patternである場合は，ほぼ全例がSM癌であり，しかもそのほとんどがSM深部浸潤癌であるが，V_I高度不整においては，肉眼形態の違いでSM深部浸潤癌における診断精度に差がある．したがってV_I高度不整は，絶対的な手術適応とはならずに内視鏡治療が先行される場合がある．

当施設でのSM癌における検討では，V_I高度不整と判断した病変が病理組織学的にSM深部浸潤癌と診断される感度は78.9％，特異度は77.5％，正診率は78.5％であった（表3-1）．さらに発育形態分類別には，特異度および陽性的中率が，陥凹型（IIc，IIc＋IIa，IIa＋IIc，Is＋IIc）で85.7％，97.2％であり，平坦

表3-1 V_I高度不整のSM深部浸潤における診断特性

（SM癌：246病変）

	SM深部浸潤 (sm1c〜3)	SM微小浸潤 (sm1a, b)
V_I高度不整	138	16
V_I軽度不整	37	55

Sensitivity：78.9％, Specificity：77.5％,
Positive predictive value：89.6％, Negative predictive value：59.8％,
Overall accuracy：78.5％, Likelihood ratio, LR（＋）：3.5

表3-2 V₁高度不整のSM深部浸潤における診断特性＜発育形態分類別＞

(SM癌：246病変)

	Sn (%)	Sp (%)	PPV (%)	Overall accuracy (%)	LR (+)
陥凹型 (n=45)	92.1	85.7	97.2	91.1	6.5
平坦型 (n=75)	56.1	79.4	76.7	66.7	2.7
隆起型 (n=126)	83.3	70.0	90.0	80.2	2.8

Sn：Sensitivity, Sp：Specificity, PPV：Positive predictive value, LR（+）：Likelihood ratio（+）

表3-3 V₁高度不整のSM深部浸潤における診断特性＜隆起型亜分類別＞

(隆起型：126病変)

	Sn (%)	Sp (%)	PPV (%)	Overall accuracy (%)	LR (+)
有茎性 (n=37)	78.3	78.6	85.7	78.4	3.7
亜有茎性 (n=33)	69.2	85.7	94.7	72.7	4.8
無茎性 (n=56)	78.7	55.6	90.2	75.0	1.8

Sn：Sensitivity, Sp：Specificity, PPV：Positive predictive value, LR（+）：Likelihood ratio（+）

表3-4 V₁高度不整のSM深部浸潤における診断特性＜LST亜分類別＞

(M～SM癌：333病変)

	Sn (%)	Sp (%)	PPV (%)	Overall accuracy (%)	LR (+)
顆粒型（G）					
顆粒均一型（Homo）(n=76)	50.0	97.3	33.3	96.5	18.5
結節混在型（Mix）(n=85)	68.4	90.9	68.4	85.9	7.5
非顆粒型（NG）					
平坦隆起型（F）(n=105)	73.3	90.9	73.3	92.4	16.5
偽陥凹型（PD）(n=67)	68.2	91.1	78.9	83.6	7.7

Sn：Sensitivity, Sp：Specificity, PPV：Positive predictive value, LR（+）：Likelihood ratio（+）

型で 79.4％，76.7％，隆起型で 70.0％，90.0％であった．正診率においては，陥凹型では 91.1％であったのに対し，平坦型では 66.7％，隆起型では 80.2％であった（表 3-2）．したがって over surgery を防ぐという観点からは，V_I 高度不整をきたす陥凹型腫瘍に限っては，V_N 型 pit pattern と診断された場合と同様の取り扱いをして，外科的切除（腹腔鏡補助下手術）を考慮する必要がある．また隆起型においては，V_I 高度不整の SM 深部浸潤癌の診断精度は，亜分類別（Ⅰs，Ⅰsp，Ⅰp）では，正診率がそれぞれ，75.0％，72.7％，78.4％と有意差はなかった（表 3-3）．さらに，平坦型とくに LST（laterally spreading tumor）における亜分類別の検討では，粘膜内癌を含めた検討であるが，V_I 高度不整の SM 深部浸潤癌の診断精度は，LST-G（顆粒均一型）および LST-NG（平坦隆起型）で正診率が高い傾向にあった（表 3-4）．

　現在までの取り扱いでは，隆起型および平坦型病変に関しては，V_I 高度不整と診断すれば，通常ないし色素内視鏡観察による形態診断をふまえたうえで，必要であればほかの modality の併用も試みながら注意深く深達度診断を行い，内視鏡治療（EMR，EPMR ないしは ESD）か腹腔鏡治療の決定を行っている．

2 pit pattern 分類：解説

I型 pit pattern

　　正常な類円形の pit pattern を呈し，組織学的には正常腺管，炎症性腺管ないしは過形成腺管である．インジゴカルミン撒布，クリスタルバイオレット染色でも類円形の pit pattern を認める（図 3-2a）．通常観察でもある程度は観察可能であるが，ⅢS 型や小型のⅢL 型 pit pattern との区別がつきにくいこともある．腫瘍辺縁と正常粘膜との境界は通常観察でもある程度認識可能であるが，拡大観察をするとさらにはっきりする．このことは生検を行うときや腫瘍の範囲を決定するのに重要である．NBI 拡大観察では腺管を取り囲むように整然とした網目状の血管を認める（normal pattern）．

　　大腸正常粘膜には絨毛構造はなく，深い管状の crypt（陰窩）が無数に粘膜固有層に存在する（図 3-2b）．crypt には absorptive cell（吸収細胞），goblet cell（杯細胞），endocrine cell（内分泌細胞）が見られ，さらに crypt の中央には腺管開口部が見られ，crypt は表面から観察すると表面のくぼみとして認識される．大腸粘膜表面を拡大観察すると，crypt はほぼ同じ大きさの類円形を呈し，中央がくぼみ，等間隔で分布している．crypt の粘膜表面はクレーター様の陥凹を呈し，crypt 開口部は魚の口のような形である[6]．crypt と crypt との間には粘膜分泌細胞が見られる．"pit" とは，この crypt 開口部を見ていると考えられる．

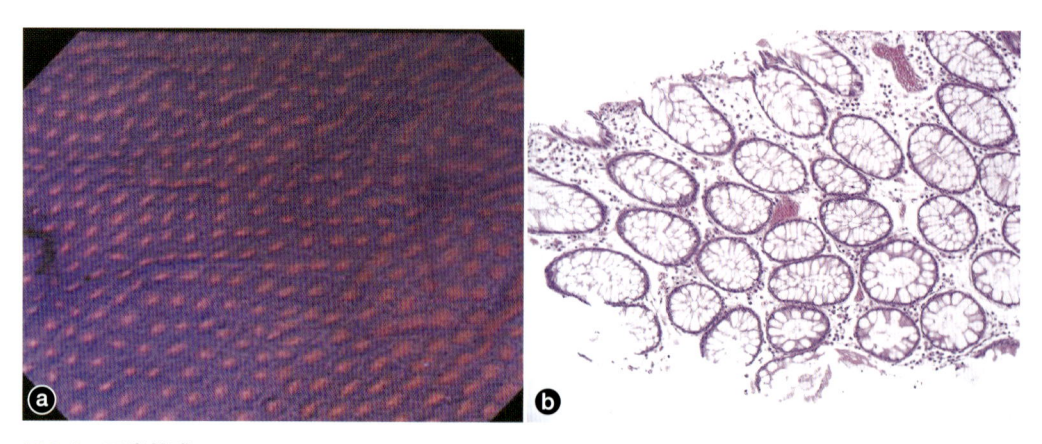

図 3-2　正常粘膜
a：クリスタルバイオレット染色像．Ⅰ型 pit pattern を認める．
b：病理組織像

II 型 pit pattern

　星芒状の比較的大型の pit pattern を呈するもので，組織学的には過形成性病変の pit pattern である（図 3-3）．内側に厚い星芒状形態の pit が特徴的であり，通常観察でもある程度の診断は可能である．しかし III L 型との正確な鑑別は困難なこともあり，拡大観察を行うことでよりはっきりと認識できる．NBI 拡大観察では血管像を明瞭に追うことができず，視認しづらい所見を呈する（faint pattern）．

　粘膜組織が過形成になると，病理学的には鋸歯状構造となるが，その水平断の像は星芒状に見えてくる（図 3-3d）．腺管は，腺頸部では広く腺底部（粘膜筋板に接する位置）で細くなるような逆三角形や，腺底部から裂開するような分枝状の構造を呈する．表面平滑で結節は認めない．

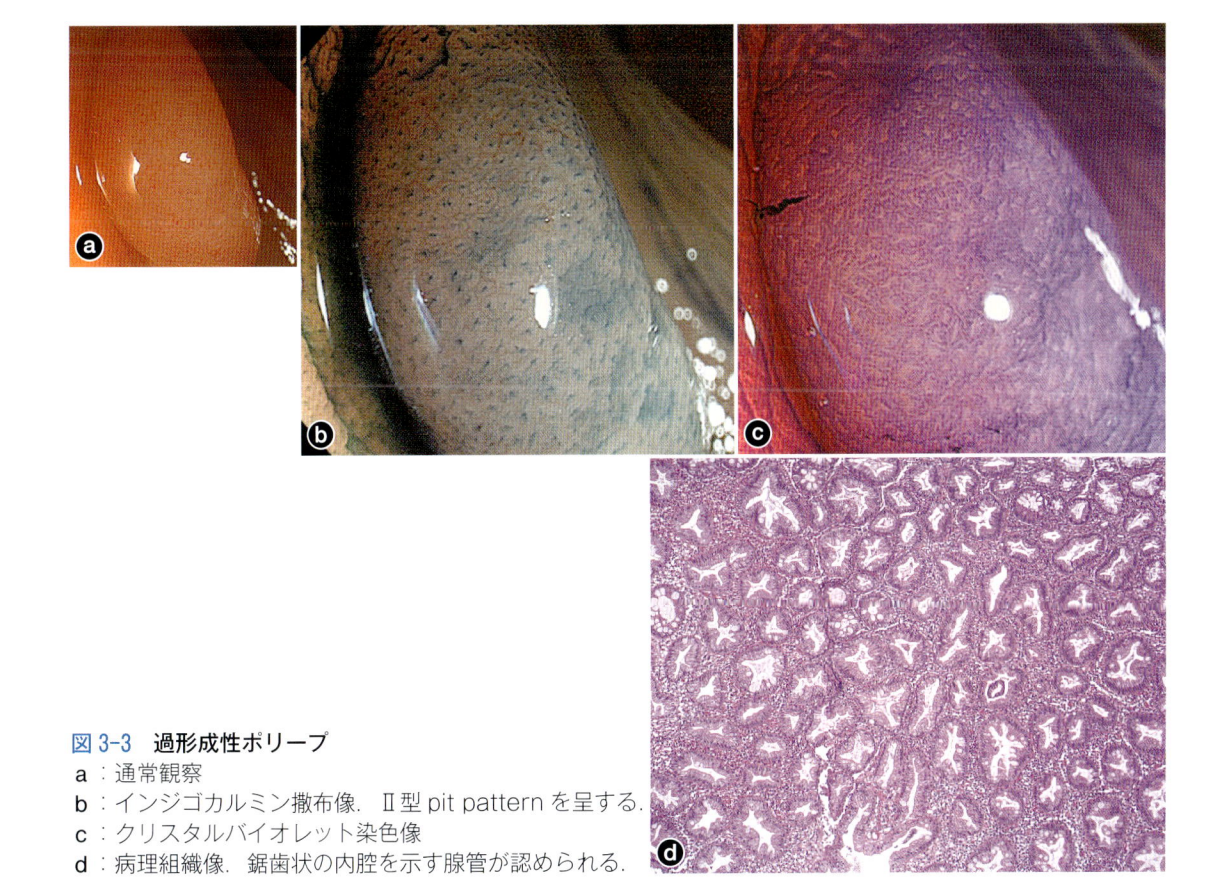

図 3-3　過形成性ポリープ
a：通常観察
b：インジゴカルミン撒布像．II 型 pit pattern を呈する．
c：クリスタルバイオレット染色像
d：病理組織像．鋸歯状の内腔を示す腺管が認められる．

ⅢS型 pit pattern

　小型の管状あるいは類円形の pit pattern を呈し，正常のものより小型の pit の集合からなる，陥凹型腫瘍の基本的な pit pattern である（図 3-4）．Ⅴ型 pit pattern を伴った癌であることが多く，*de novo* 型の pit pattern である．ⅢS型 pit は branch を形成しない丈の低い全層性の straight 腺管の pit である（図 3-4d）．ただしⅢS型は通常観察では判定が困難であり，色素拡大観察が必要である．とくにクリスタルバイオレット染色後に強拡大で観察するとⅠ型 pit よりも小型の腫瘍性腺管が密集しているのが観察される．NBI では小型の腺管を細い血管が取り囲む network pattern を呈することが多い．

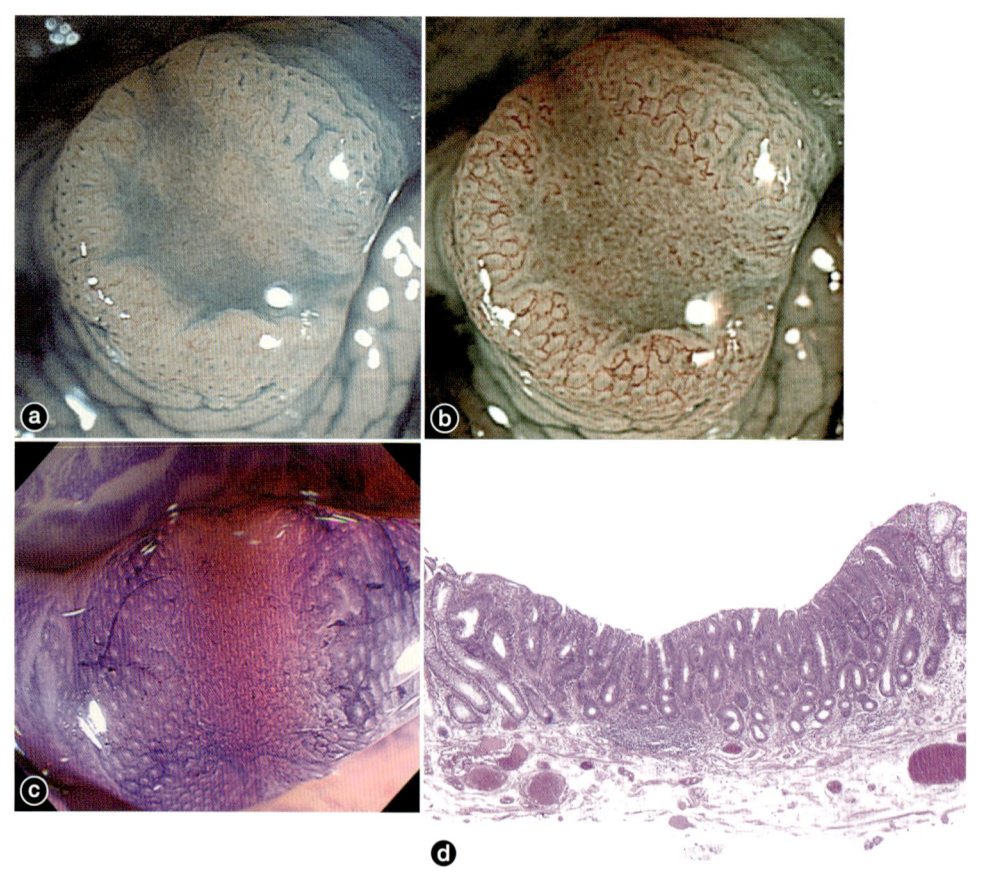

図 3-4　管状腺腫
a：ⅢS型 pit pattern．インジゴカルミン撒布像
b：NBI 観察像
c：クリスタルバイオレット染色像
d：病理組織像．密在する小型腫瘍腺管からなる．

ⅢL 型 pit pattern

　ⅢL 型 pit pattern は正常の pit より大型な管状型の pit で，腺腫性の隆起型病変や表面型病変に多く認められ，病理学的には管状腺腫に対応する（図 3-5）．腫瘍性病変は上皮の腺管構造において，腺管と腺管の癒合，budding などの構造異型が起こってくる．そういう変化が起こってくると腺管開口部の形態も変わってきて，大小不同が目立ってきたり，非常に小型なものに見えたりしてくる．拡大内視鏡を使用しなくても，インジゴカルミン撒布やクリスタルバイオレット染色で管状型の腺管構造を見ることが可能である．ⅢL 型 pit pattern に対応する腫瘍腺管は，逆三角形ないし舌状であり，表面はⅠ型やⅡ型の対応腺管と比べ凹凸が目立ち，小結節や切れ込みを伴う腺管も認める．

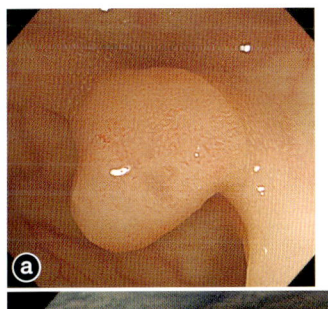

図 3-5　管状腺腫
a：通常観察像
b：インジゴカルミン撒布像
c：クリスタルバイオレット染色像

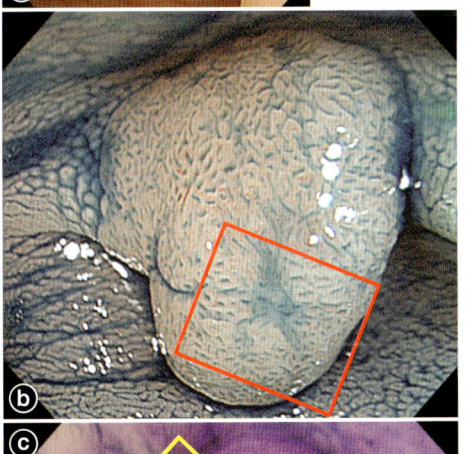

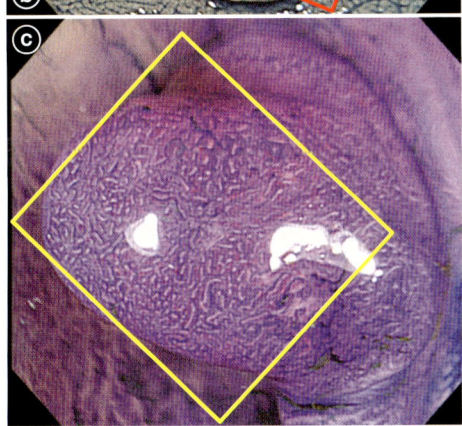

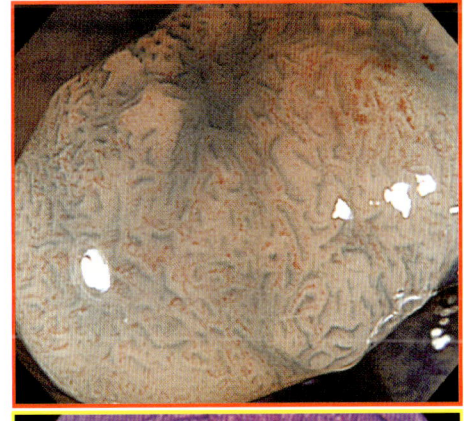

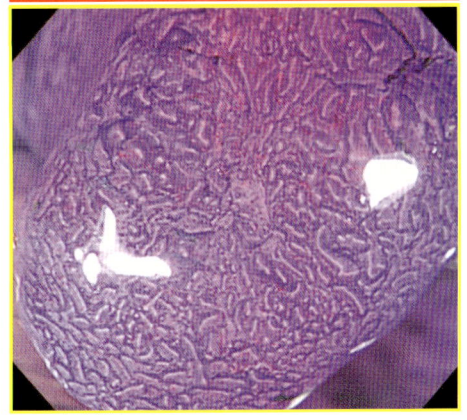

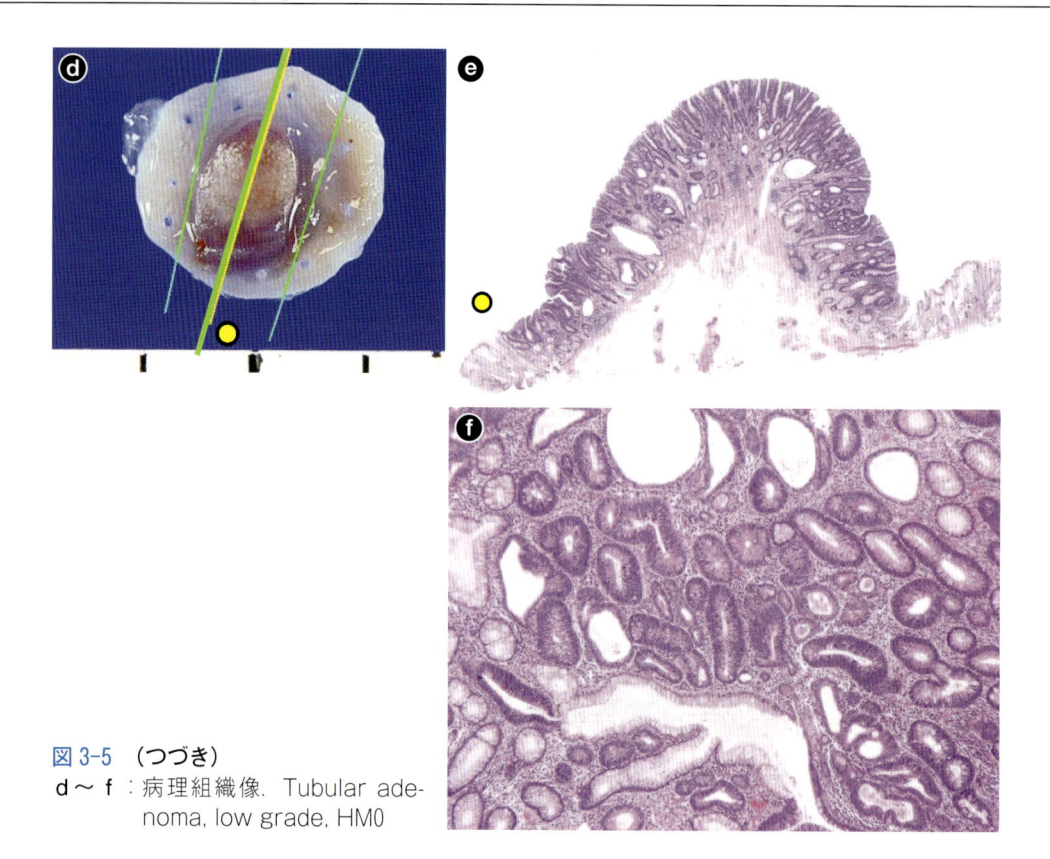

図 3-5 (つづき)
d～f：病理組織像．Tubular adenoma, low grade, HM0

管状腺腫（tubular adenoma）

1）腺腫の異型度と診断基準

　管状腺腫の組織診断は，通常，低異型度・高異型度の異型度を付記してなされる．異型度は核異型および構造異型を総合的に判断して決められるが，異型度の診断基準は主観的になりがちで，病理医による判断の違いが存在している．高度異型腺腫と高分化腺癌との鑑別においても欧米と日本の間で，さらには日本の病理医間でも診断基準の差が存在する．したがって，腺腫および高分化腺癌の場合は，pit pattern をそのまま病理組織診断名と対応させてしまうと，pit pattern と病理組織診断との関係が施設間によって異なるという現象が起こりうる．診断名そのものより病理組織像をよく理解し，pit pattern を見ていくことが重要である．

2）管状腺腫の組織像

　管状腺腫は，腫瘍腺管が管状構造をなして密に増生するものを指す．腺管の大小不同の程度は比較的軽度で，とくに低異型度腺腫の場合は不規則分岐や絨毛状変化もほとんど認められない．腺管の横断面が得られた標本では，分岐の目立たない円形・楕円形の腺管が観察される．管状腺腫の多くは，このような組織像を反映してⅢL型 pit pattern を示す．高異型度腺腫と診断される病変の多くは，不規則な分岐や腺管の大小不同などの構造異型が目立ってくることが多く，典型的

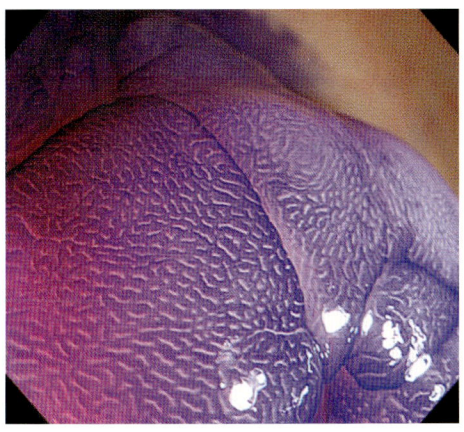

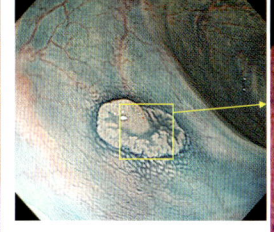

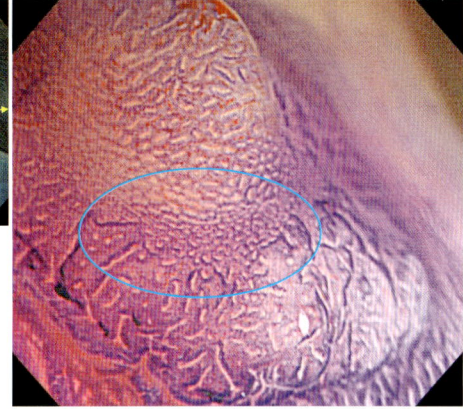

図 3-6　ⅢL-1 群 pit pattern

図 3-7　ⅢL-1 群 pit pattern

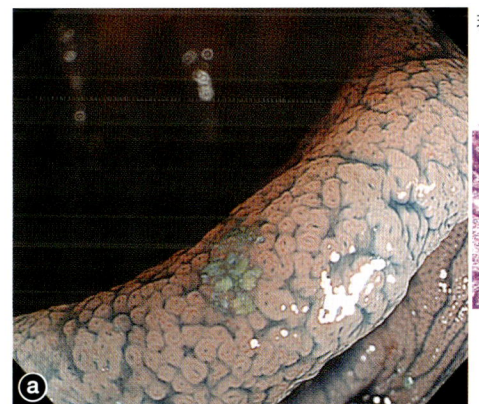

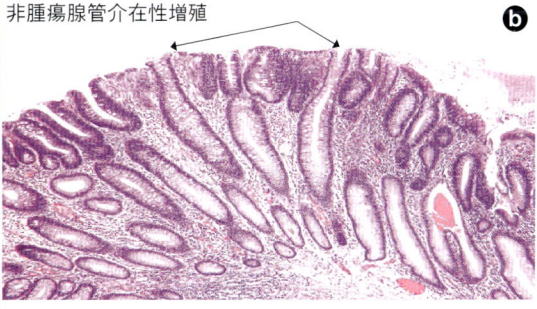

図 3-8　ⅢL-2 群 pit pattern
a：インジゴカルミン撒布像
b：組織像

非腫瘍腺管介在性増殖

なⅢL型よりは，Ⅳ型の要素が加わってくることが多い．

　一方，構造異型が目立たない場合でも，核異型や核配列の乱れなどの細胞異型が目立つことにより高異型度腺腫あるいは高分化腺癌と診断される病変もあるが，その場合は pit pattern のみでの鑑別は困難と考えられる．しかし，大抵の場合，ある程度の構造異型を伴うため，実際に診断困難な病変は多くない．

　ⅢL型を詳細に検討すると，純粋にⅢL型のみからなるもの（ⅢL-1 群）と，ⅢL型にⅠ型が混在するもの（ⅢL-2 群）とに大別される．

　ⅢL-1 群：隆起型の病変に比較的多く認められる傾向がある（図 3-6）．また，平坦型病変に認める際に，密に存在する小型化したⅢL型 pit としてみられる場合は一見Ⅲs型と見誤ることがあるので注意が必要である（図 3-7）．

　ⅢL-2 群：ⅢL型 pit とⅠ型 pit が混在し，色素拡大所見にて「イクラ状」に観察される．組織学的にも腫瘍腺管の中に正常腺管の残存が認められる．腫瘍腺管は病変の表層 1/3〜1/2 を占めるのみで深層部は正常腺管からなる，2 層構造を呈するものが多い（図 3-8）．このパターンは，平坦型腫瘍，とくに laterally spreading tumor（LST）によくみられる．

Ⅱ型とⅢL型の鑑別（図3-9）

　Ⅱ型は星芒状ないしは鋸歯状と表現されるserrationを伴う形態を示す．ⅢL型でも比較的長さの短いものは楕円形を呈することがあり，時にⅡ型との鑑別に迷うことがある．serrationを伴うかどうかが判断材料になる．

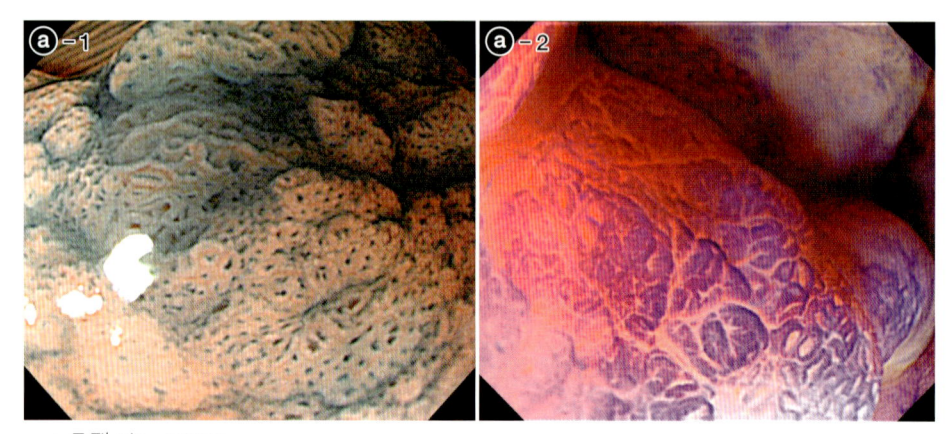

a：Ⅱ型 pit pattern
　　1：インジゴカルミン撒布ではpitは星芒状に見える．
　　2：クリスタルバイオレット染色し，強拡大すると開口部が開き，serrationを伴っているのが観察される．Ⅱ型 pit patternと診断できる．

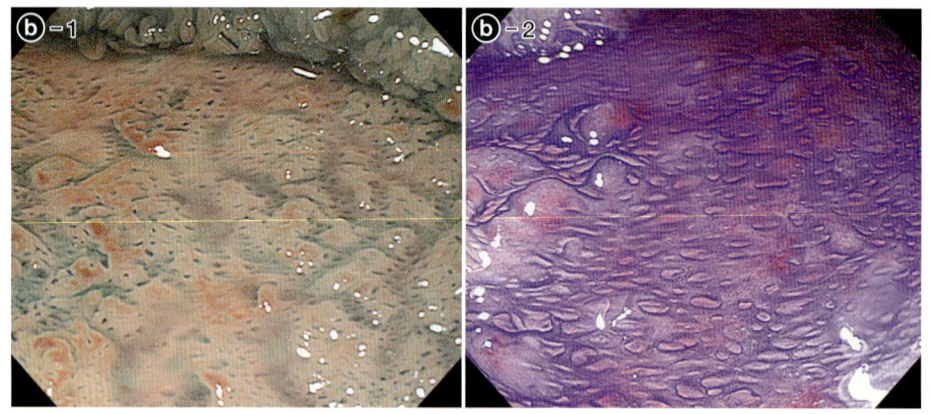

b：ⅢL型 pit pattern
　　1：インジゴカルミン撒布ではⅡ型とⅢL型の判断に迷うpitが観察される．
　　2：腺管開口部は楕円形であるが大きく開いているものが混在している．serrationは認めず，典型的ではないが，ⅢL型 pit patternと診断できる．

図3-9　Ⅱ型とⅢL型の鑑別

ⅢL型とⅣ型の鑑別（図3-10）

　Ⅳ型には，管状pitは分枝傾向が強くなり樹枝状・脳回転状を呈するもの（ⅣB型）と，絨毛腺腫のpattern（Ⅳv型）が含まれる．後者は厳密には腺管の開口部ではなく，絨毛構造の間の溝を観察しているのであるが，一応，pit patternとして亜分類されている．ⅣB型で分枝傾向の強くないものはⅢL型との鑑別に迷うこともあるが，いずれもほとんどが良性腺腫であるので，区別は厳密でなくともかまわない．

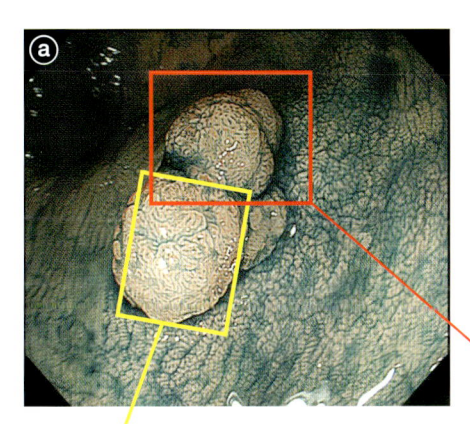

a：直腸 Rb Is 20 mmの病変
　1：インジゴカルミン撒布
　2：クリスタルバイオレット染色

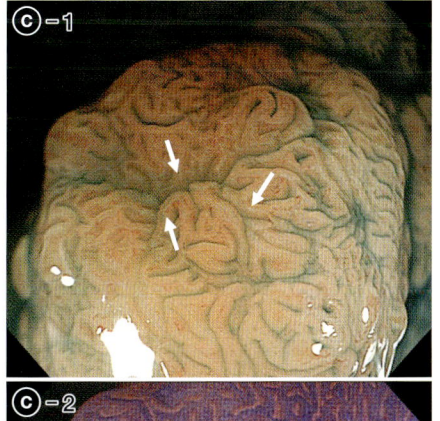

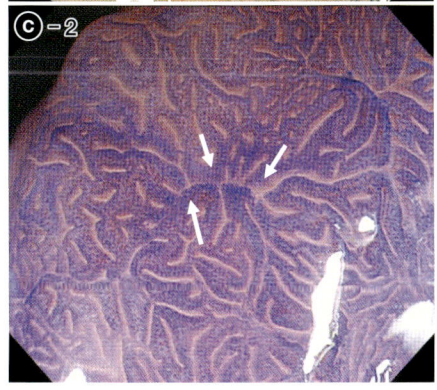

c：大半は管状腺管であり，ⅢL-1型 pit patternであるが，一部（→）に分枝傾向を認める．ⅢL型とⅣ型で判断に迷うpit patternである．

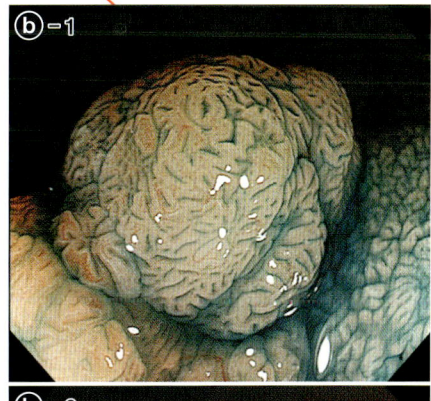

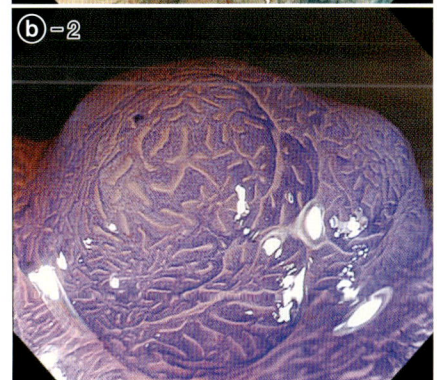

b：ⅢL-1型 pit patternを認める．

図3-10　ⅢL型とⅣ型の鑑別

ⅢL型，Ⅳ型とⅤI型の鑑別（図3-11）

　　ⅤI型は，pitに大小不同，口径不整，配列の乱れを有するものとされてきたが，その不整の程度がごく軽度である場合は，通常のⅢL型やⅣ型とするかⅤI型とするかで判断に迷うことがある．厳密な境界線の引き方については議論の余地が残されているが，現時点ではある程度不整の明らかなものをⅤI型とするのが妥当と思われる．

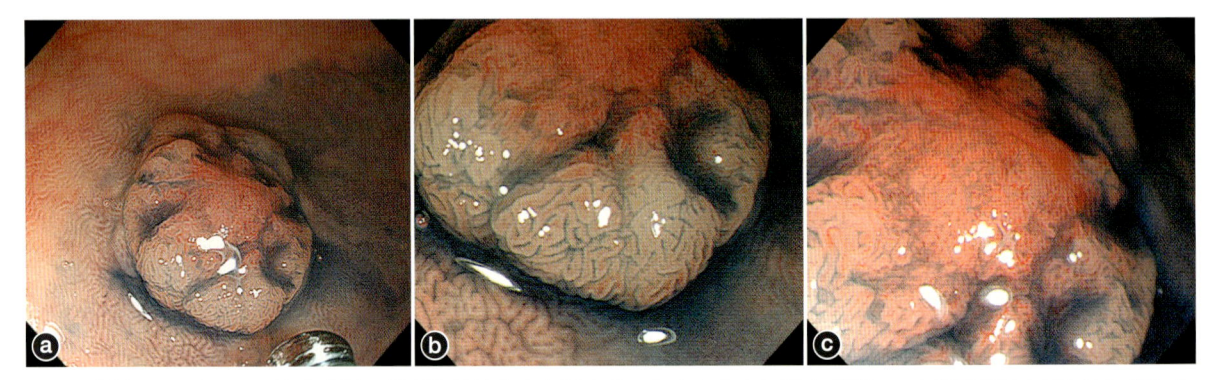

a：S状結腸に12 mmの弱発赤調の扁平隆起性病変を認める．病変の中央に発赤が強い．肉眼形態はLST-NG（F）と診断された．
b：インジゴカルミン撒布後の拡大観察にて，立ち上がりは桿状pitで分枝を認め，Ⅳ型pit patternである．
c：発赤の強い中央部は，インジゴカルミンではpitは不明瞭である．

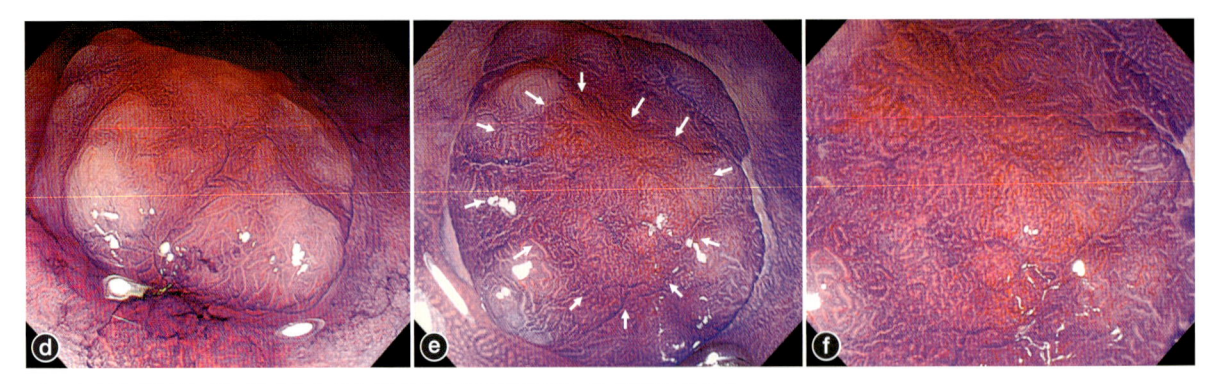

d：立ち上がりはインジゴカルミン撒布像と同様に桿状pitが観察される．
e，f：クリスタルバイオレット染色拡大観察では発赤の強い部位に一致してpitの大小不同や配列の乱れが目立つ．

明らかな無構造領域は認めず，ⅤI型pit patternと診断した．EMRを施行した．

図3-11　ⅢL型，Ⅳ型とⅤI型の鑑別
　　病変の一部にⅤI型pit patternの混在した病変（S状結腸，12 mm）

図 3-11 （つづき）
g：実体顕微鏡像
h：病理組織標本：ルーペ像
i：辺縁部では低異型度な高分化腺癌であるが，中心部に向かい，V$_I$型 pit pattern を呈した部位に一致して高異型度な癌腺管を認めた．
　高異型度癌の直下，1 カ所において，孤立性に粘膜下層に浸潤する癌腺管を認めた．
j：desmin 染色
　病理診断：Adenocarcinoma（tub1＞tub2），sm1a, pSM 250 μm, ly0（D2-40），v0（VB）

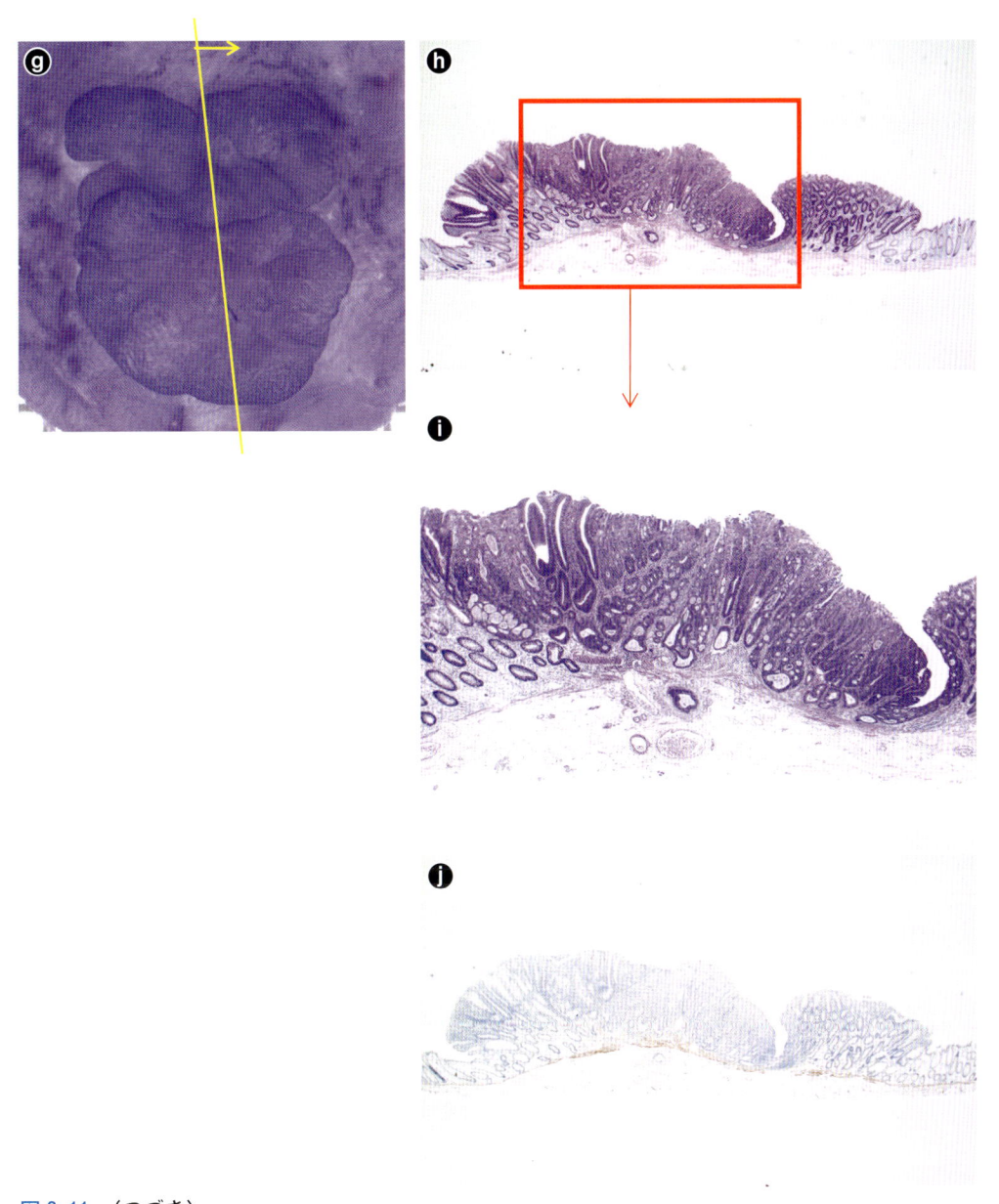

IV型 pit pattern

　IV型 pit pattern は，樹枝状（分枝状）ないし脳回転状の pit pattern として認識される．病理組織学的には，管状腺腫（tubular adenoma），管状絨毛腺腫（tubulovillous adenoma），絨毛腺腫（villous adenoma），および深達度が粘膜内または粘膜下層浅層にとどまる高分化型腺癌の一部に対応すると考えられている．当施設における IV型 pit pattern を呈した 2,069 病変の検討では，腺腫が 73.9%，

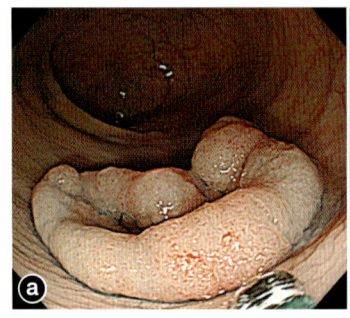

a：直腸 Ra LST-NG（Flat-elevated type）20 mm

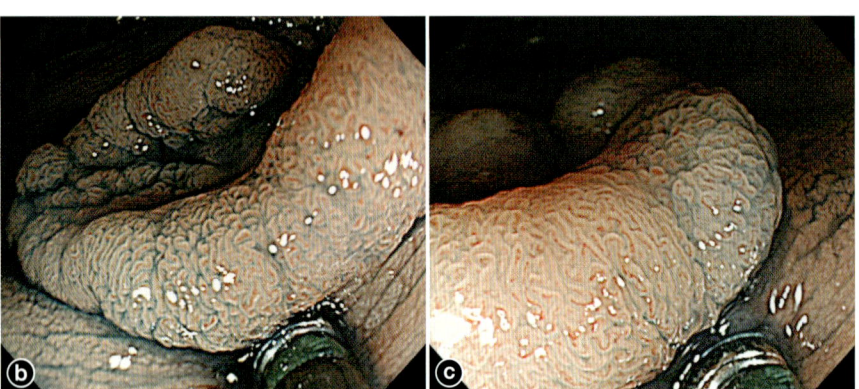

b，c：インジゴカルミン撒布拡大観察で，分枝した桿状 pit を認め IVB 型 pit pattern と診断．

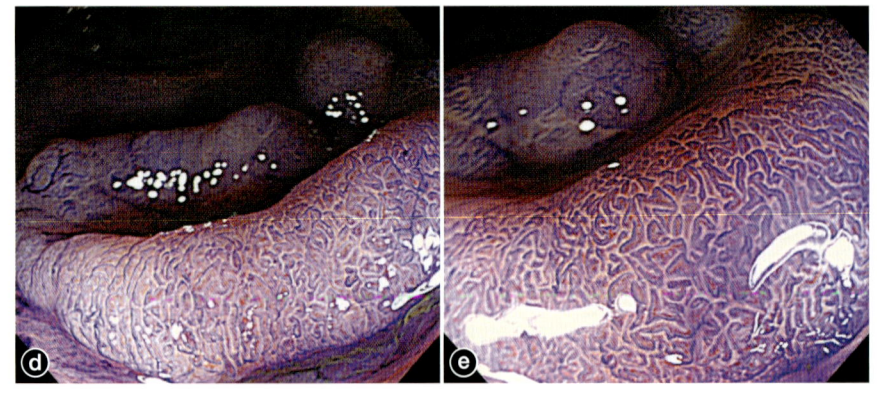

d，e：クリスタルバイオレット染色拡大内視鏡像．インジゴカルミン撒布時と同様に枝分かれのある桿状 pit が観察される．

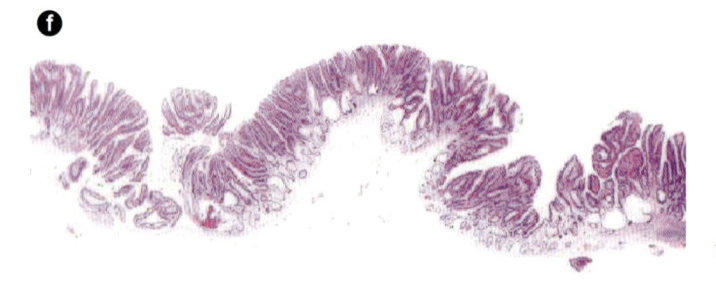

f：病理組織標本．Tubulovillous adenoma, high grade であった．

図 3-12　管状絨毛腺腫

粘膜内癌が23.1％，粘膜下層浸潤癌が3.0％であった．

　管状腺腫は，腫瘍腺管が管状構造をとりながら密に増生する腫瘍である．低異型度の管状腺腫では，腺管の大小不同の程度は軽度であり，腺管開口部が不規則な分岐はほとんどみられない．内視鏡的所見もそれを反映して，ⅢL型 pit pattern を呈する．一方，高異型度の管状腺腫と診断される病変の多くは，不規則な分岐や腺管の大小不同などの構造異型が目立ってくることが多く，樹枝状 pit pattern を呈してくる．大腸腺腫のうち腺腫内に絨毛様構造を呈する場合があ

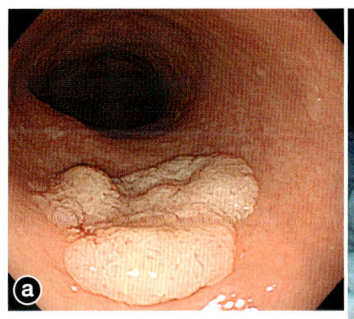

a：直腸S状部 RS LST-NG (Flat-elevated type) 20 mm

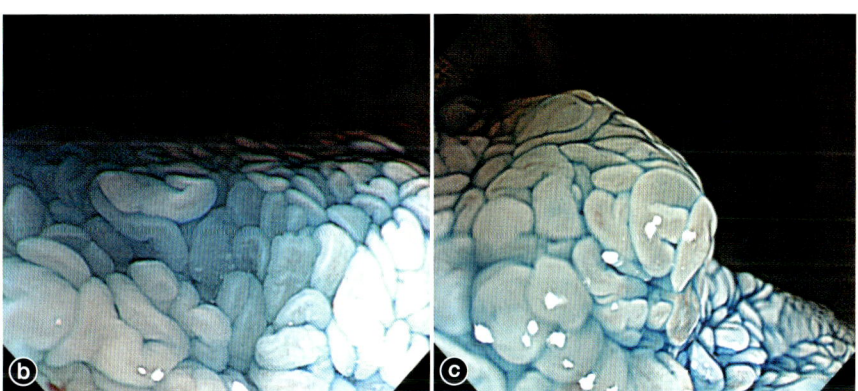

b，c：インジゴカルミン撒布後の拡大観察で，脳回転状を呈するⅣv型 pit pattern が認められる．

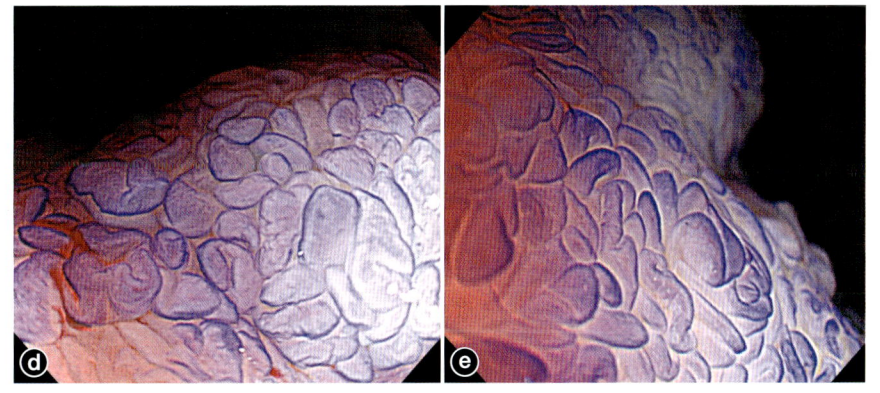

d，e：クリスタルバイオレット染色拡大内視鏡像．インジゴカルミン撒布時と同様に脳回転状の表面構造が観察される．

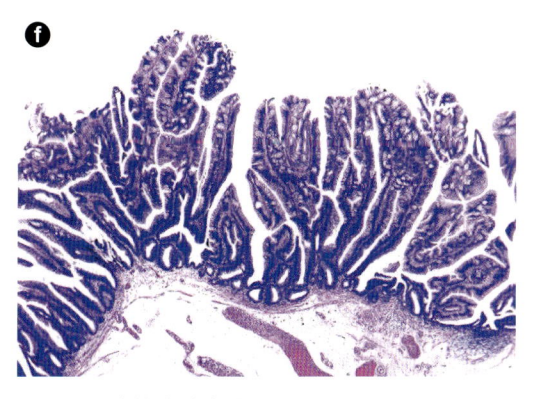

f：病理組織標本．Tubulovillous adenoma, low to high grade であった．

図 3-13　管状絨毛腺腫

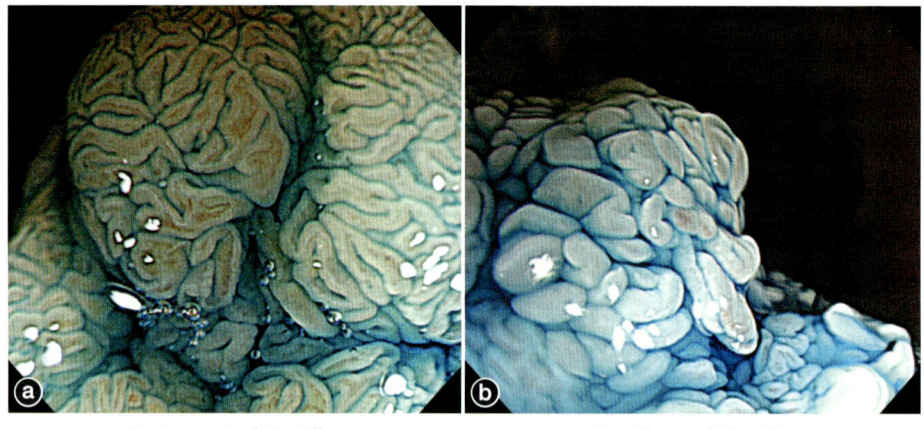

Ⅳ brunch（ⅣB型）　　　　　　　　Ⅳ villous（Ⅳv型）

図 3-14　ⅣB と Ⅳv
a：Ⅳ brunch（ⅣB型）．枝分かれのある長い桿状 pit を呈するもの
b：Ⅳ villous（Ⅳv型）．脳回転状あるいは絨毛状の構造がみられるもの

　り，そのうち，管状構造と絨毛様構造とが混在するものを管状絨毛腺腫（tubulovillous adenoma）（図 3-12, 13），大部分を絨毛様構造で占められるものを絨毛腺腫（villous adenoma）と呼んでいる．
　病変が絨毛状になってくると，組織学的には間質の幅が狭くなり，上皮成分の伸長が目立つようになる．腫瘍腺管の不規則分岐や絨毛状変化が目立ってくると，腺腔に相当する空隙は上皮を取り囲むようにつながり，腺腔というよりむしろ「溝」を形成するようになる．厳密には pit といえないが，この場合の pit pattern は粘膜表面の微細構造という意味で用いられている．この場合，観察される溝の形態により，分枝様構造の場合は樹枝状 pit pattern（ⅣB型），絨毛様構造の場合は脳回転状 pit pattern（Ⅳv型）として認識される（図 3-14）．
　Ⅳ型 pit pattern を呈する病変で病変内に癌を伴うものは，インジゴカルミン撒布だけではなくクリスタルバイオレットで染色して拡大観察を行うことで，癌の部分に一致してⅤI型 pit pattern を認める病変も存在する．しかし，全体がⅣ型 pit pattern の病変でも，深達度が粘膜内または粘膜下層浅層にとどまる高分化腺癌のこともあり，Ⅳ型 pit pattern を呈する病変は粘膜内癌や SM 微小浸潤癌の可能性も疑う必要がある．
　病変の粘膜内成分が絨毛腺腫に相当する異型度しかもっていなくても，深部で異型度を増したり，粘液結節を形成したりして粘膜下層へ浸潤する病変も存在する（図 3-15）．このような場合，粘膜内成分が腺腫であるのか癌であるのか，拡大内視鏡所見で判断するのは困難である．病理組織学的に villous tumor と診断された場合は，高分化腺癌の要素が含まれている可能性を考慮すべきであろう．

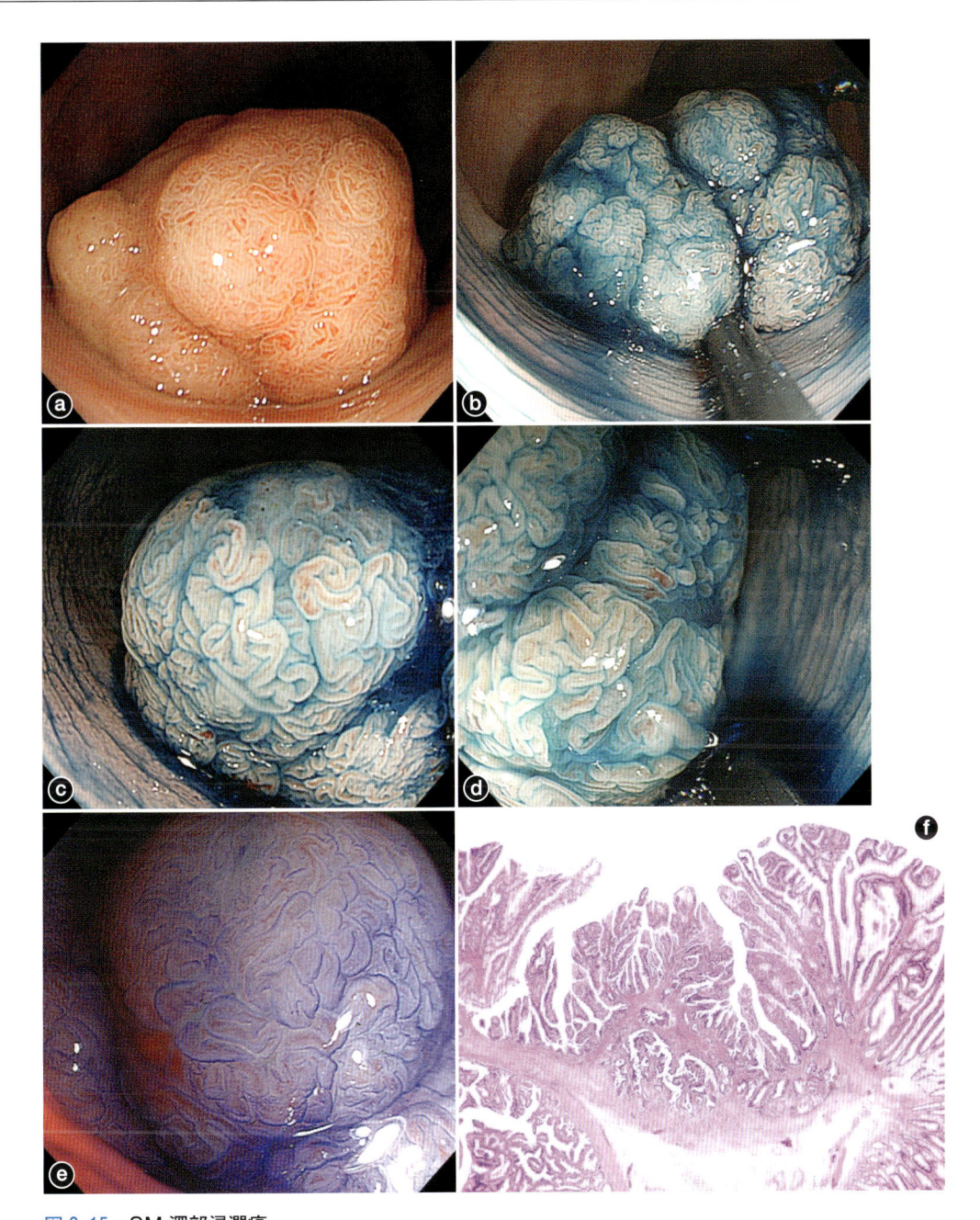

図 3-15 SM 深部浸潤癌
a：直腸 S 状部（RS） Isp 25 mm 病変
b〜d：インジゴカルミン撒布像．拡大観察で病変全体に分枝した桿状 pit を認め，Ⅳ型 pit pattern の病変と診断．
e：クリスタルバイオレット染色拡大内視鏡像．一部に脳回転状のⅣv 型 pit pattern が観察される．
f：病理組織標本．Adenocarcinoma (tub1＞tub2) with adenoma, sm2, pSM 2,000 μm, ly1, v0 であった

●V_I型 pit pattern

　pit pattern 診断において，V 型 pit pattern は組織学的には高異型度腺腫から癌に対応している．早期大腸癌は粘膜内癌から sm1a，b までの SM 微小浸潤癌と，sm1c 以深の SM 深部浸潤癌に分けている．粘膜内癌から SM 微小浸潤癌はリンパ節転移がなく，内視鏡的切除の適応である[7]．一方で SM 深部浸潤癌はリンパ節転移の可能性があるため，リンパ節郭清を伴う外科的切除の適応となる．pit pattern 診断は SM 癌の深達度診断にも有用であり，詳細な観察を行うことで正確な診断および治療を行うことができる．

　まず，V 型 pit pattern は V_I 型 pit pattern と V_N 型 pit pattern に亜分類される．拡大観察による pit pattern は腫瘍性病変表層の腺管の構造異型を反映している．癌の進行に伴って，構造異型が強くなることにより，腺管の大小不同や不規則な分岐，癒合などが起こるため，pit も同様の不整（irregular）を呈してくる．すなわち粘膜内に癌腺管が出現してくると，腺管の垂直極性が保たれなくなり，同時に腺管開口部形態にも変化が生じ，pit が不規則となってくる．これが V_I 型 pit pattern である．さらに癌腺管が粘膜層から粘膜下層に浸潤していくにつれて，粘膜層の構造が破壊され粘膜下層が表層に露出してくる．粘膜下層が露出すると，粘膜表層に間質反応（DR；desmoplastic reaction）によると思われる所見が目立ってくる．大型の異常癌腺管が散在的に出現することもある．このような状態になると，表層には腺管開口部はほとんど認められず，拡大内視鏡では無構造（non-structure）を呈する．V_N 型 pit pattern は以前より SM 深部浸潤癌の指標とされていたが，無構造所見の判定方法については施設ごとに隔たりもあった．

　前述の 2004 年 4 月 3～4 日に行われた「箱根 pit pattern シンポジウム」で下記のコンセンサスが得られた．

> ① 不整腺管構造を V_I 型とする．
> ② 明らかな無構造領域を有するものを V_N 型とする．
> ③ SM 癌の指標としての invasive pattern，高度不整腺管群，scratch sign は付記してもよい．

　このように V_N 型 pit pattern は明らかな無構造領域を有するものと定義したことにより，SM 深部以深の浸潤癌に対する診断能は上昇し，かつ明確な指標となった．他方，V_I 型 pit pattern は，Ⅲ型・Ⅳ型 pit pattern に比べて不規則で，明らかな大小不同や口径の不整，配列の乱れ，非対称などの不整を示すが，明らかな V_N 型 pit pattern を有さない不整腺管構造と定義された．Ⅲ型・Ⅳ型 pit pattern と V_N 型 pit pattern の間をとるのが V_I 型 pit pattern であることから，それに対応する組織は高度異型腺腫，粘膜内癌，SM 癌である．V_I 型 pit pattern のなかには SM 深部浸潤癌が含まれるため，V_I 型 pit pattern のなかでそれらを抽出する所見が必要となった．

　当施設では，SM 深部浸潤癌を示唆する V_I 型 pit pattern の所見に関して，癌の

最深部と判断した部分において，不整な腺管構造を下記の四つに分類し検討を行った．

> ① 辺縁不整：pit の形態が非対称であるばかりでなく，辺縁がギザギザしている．
> ② 内腔狭小：pit の幅が周囲のものに比べて明らかに狭い．
> ③ 異常分岐：1 個の pit から 3 本以上の分枝が分岐している．
> ④ 密在：通常の pit より明らかに小さい pit が集まっている．

この結果，単変量解析による SM 深部浸潤癌に対するオッズ比の検討では，辺縁不整と内腔狭小がほかの 2 項目に比して有意に高いという結果になった．そこで辺縁不整と内腔狭小の 2 項目のうち 1 項目以上陽性であれば V_I 高度不整と診断することにした．

また，2002 年から行われた厚労省工藤班会議「大腸腫瘍性病変における腺口構造の診断学的意義の解明に関する研究」で 2005 年 12 月に，V_I 型 pit pattern の亜分類について，具体的な症例検討から V_I 高度不整が定義された[1]．

> V_I 高度不整の定義：既存の pit pattern が破壊，荒廃したもの．

具体的には
・内腔狭小
・辺縁不整
・輪郭不明瞭

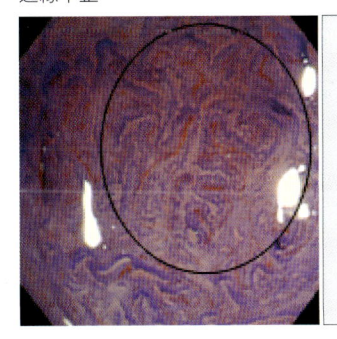

辺縁不整　　　　　　　　　　　　内腔狭小

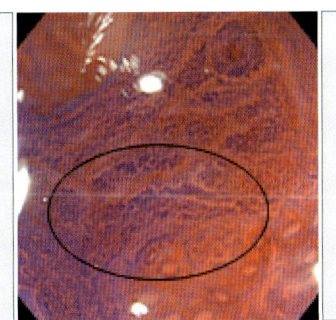

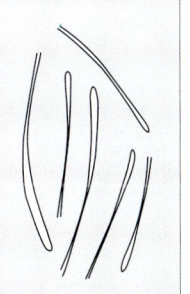

輪郭不明瞭

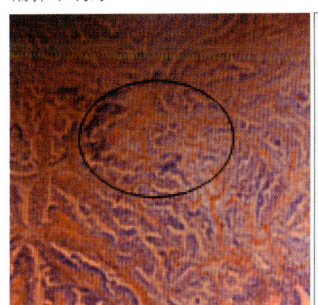

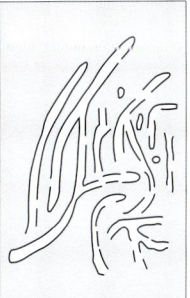

図 3-16　V_I 高度不整

- SA（stromal area：表層被覆上皮）の染色性の低下・消失
- scratch sign

以下にVI高度不整（図3-16）を示唆する副所見について簡単に解説する．

SA patternについて

　pitとpitの間の部分である間質（stroma）が，粘膜固有層と連続している．癌がSM浸潤すると断裂した粘膜筋板の隙間を通して浸潤部の間質とも連続性をもつことにより，クリスタルバイオレットによる染色性において低下，消失を認める．林らは「間質と連続する部分」という意味でstromal area（SA）とし，SM浸潤に連動して起こる病変浅層の組織変化が起こることを証明し，三つに分類した（SA pattern）（図3-17）[8]．

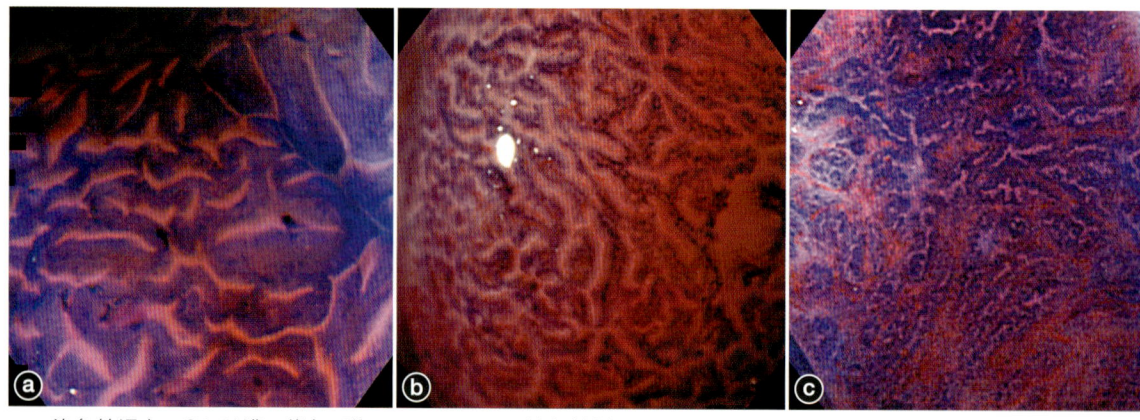

a：染色性温存．SAは濃い紫色で均一に染まっている．

b，c：染色性低下
b：SAは斑状に不均一に染まっている．
c：pit輪郭部分だけが濃い紫色に染まっており，そのほかの部分はほとんど染まらなくなっている（所々点状に紫色の染色部分が残存してはいる）．
　pit輪郭部分は染まっているものの，染まり方は不均一で，途中で途切れている部分もあり，このような部分は結果としてpitの輪郭は不明瞭となっている．

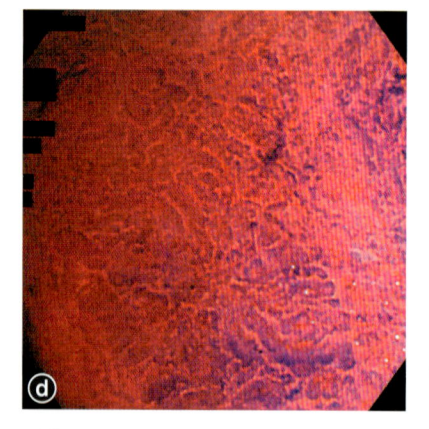

d：染色性消失．cでみられたpit輪郭部分の濃い染まりも消失し，濃い紫色に染まる部分はほとんど認めない．

図3-17　SA pattern分類
〔林　俊壱，他：早期大腸癌 2007；11：409-413[8]より許諾を得て転載〕

scratch sign,逆噴射所見について

　従来のV_N型 pit pattern を呈する病変の表面に爪で掻いたような構造を認めるものがあり,それがSM深部浸潤癌に多いことに気づき,われわれはこれをscratch sign と名づけた(図3-18).また,SM深部浸潤癌,進行癌の癌病巣辺縁や周囲の正常粘膜部に噴火口様の辺縁のスムーズな類円型の陥凹を形成し,この陥凹底部には玉葱状の構造がみられることがたまにある.この部分の組織像で深部浸潤した癌が,粘膜下層から粘膜層に浸潤し表面に顔を出したと考えられたため,これを逆噴射所見と名づけた(図3-19,20).scratch sign,逆噴射所見とも箱根合意ではV_I型に分類されるが,SM深部以深への浸潤癌の診断にきわめて有用な所見である.

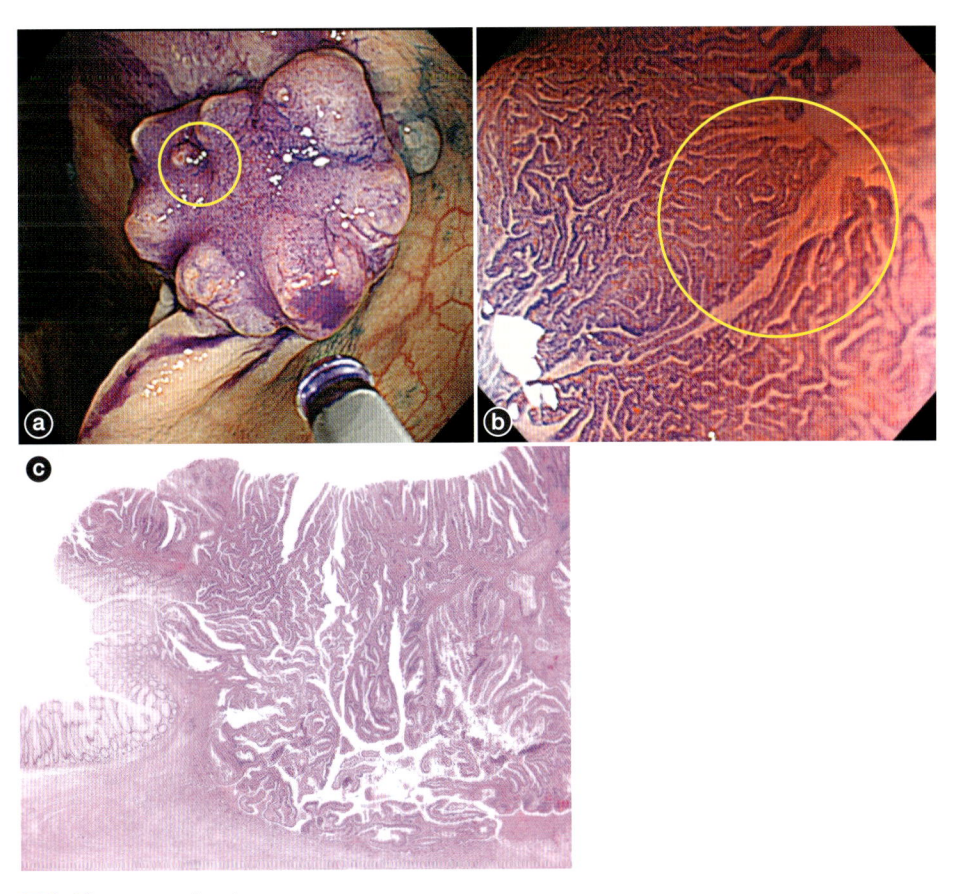

図3-18　scratch sign
a:腫瘍径21 mm のⅡa+Ⅱc 型病変
b:黄枠の部位に scratch sign を認める.
c:病理組織診断.Adenocarcinoma (tub1), pMP, ly0, v0, pN0

図 3-19　逆噴射所見①

a：腫瘍径 8 mm の Is＋IIc 型病変
b：黄枠の部位に逆噴射所見を認める．
c：病理組織診断．Adenocarcinoma（tub1），sm2, pSM 7,700 μm, ly0, v0, 黄枠の部位に逆噴射所見を認める．
d：逆噴射所見の強拡大像

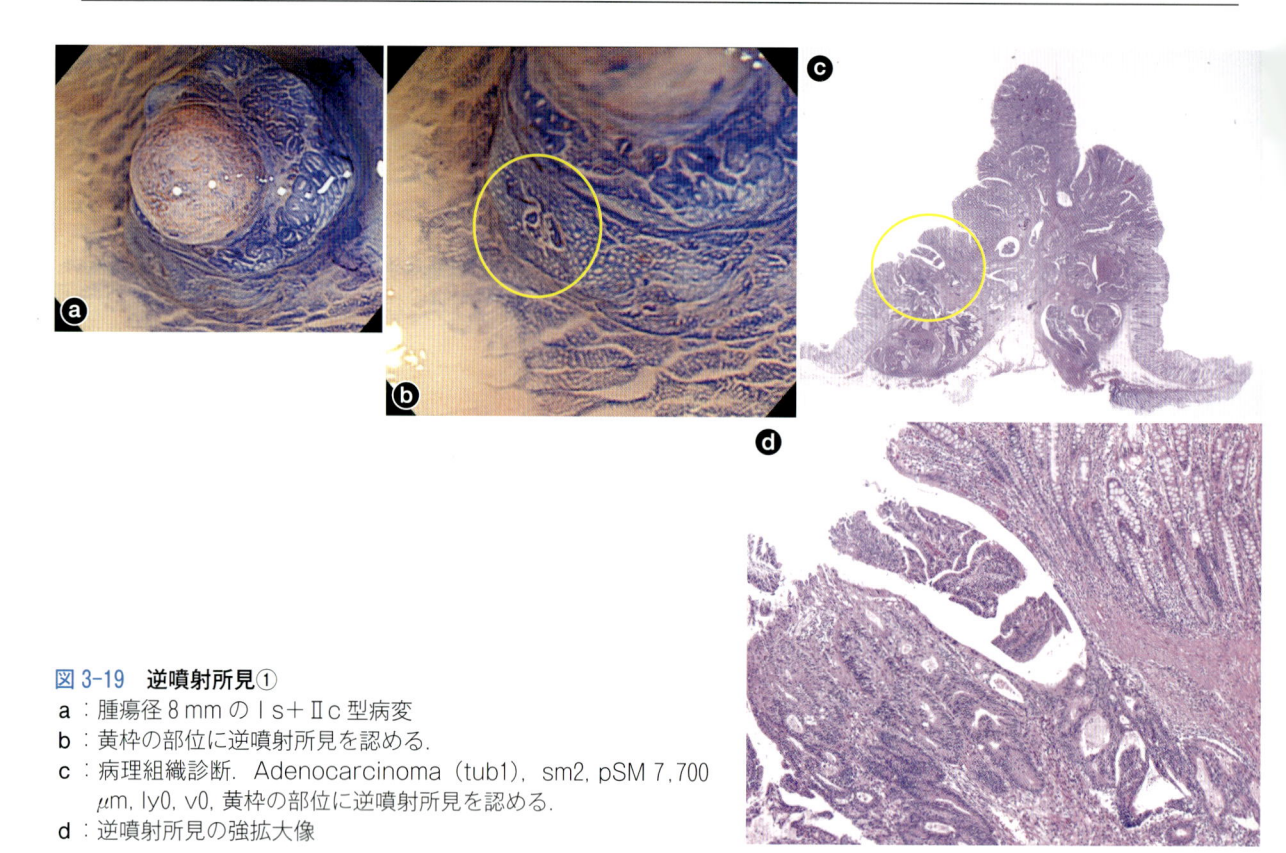

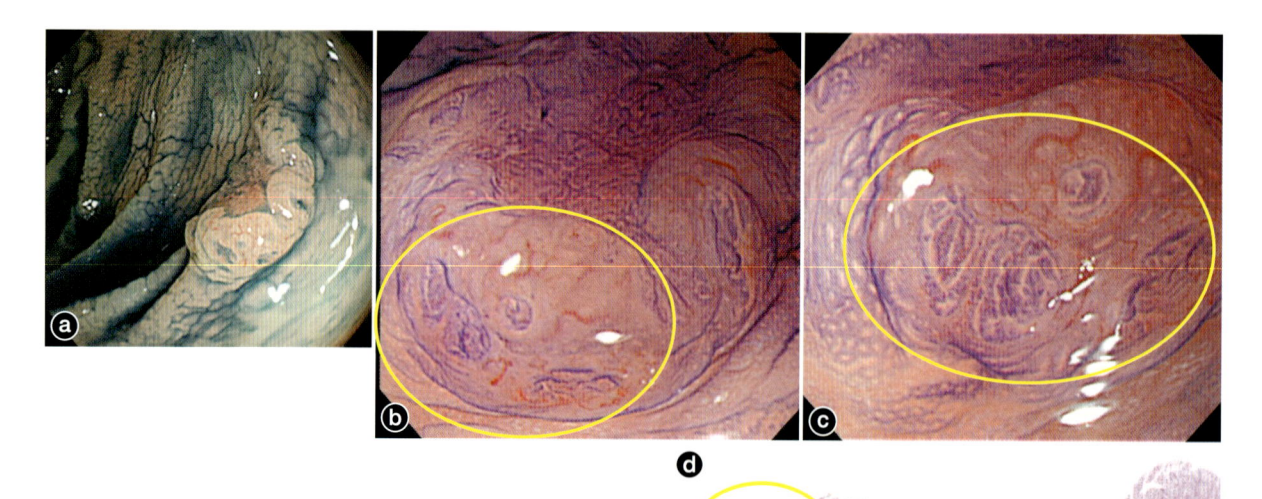

図 3-20　逆噴射所見②

a：腫瘍径 8 mm の IIa＋IIc 型病変
b：辺縁の正常粘膜に逆噴射所見を認める（黄枠部分）．
c：逆噴射所見の拡大像
d：逆噴射所見の病理像
　Adenocarcinoma（tub1），sm2, pSM 700 μm, ly0, v0, pN0.

invasive pattern について

　藤井らは大腸の病変を，治療不要病変を non-neoplastic pattern，内視鏡治療適応の病変を non-invasive pattern，内視鏡治療適応外の病変を invasive pattern と3型に大別する診断を行っている[9),10)]．このなかでV_I型 pit pattern は non-invasive pattern と invasive pattern にまたがって存在することとなる．invasive pattern は，浸潤癌により粘膜筋板の破壊・消失を生じ，SM 癌巣が露出した状態の表面構造を指す．色素撒布を含めた通常観察で表面構造が異なる領域を探し，そこに一致してさらに周囲腫瘍部分と異なる不整な pit 構造を認めた場合に陽性となる（図 3-21）．

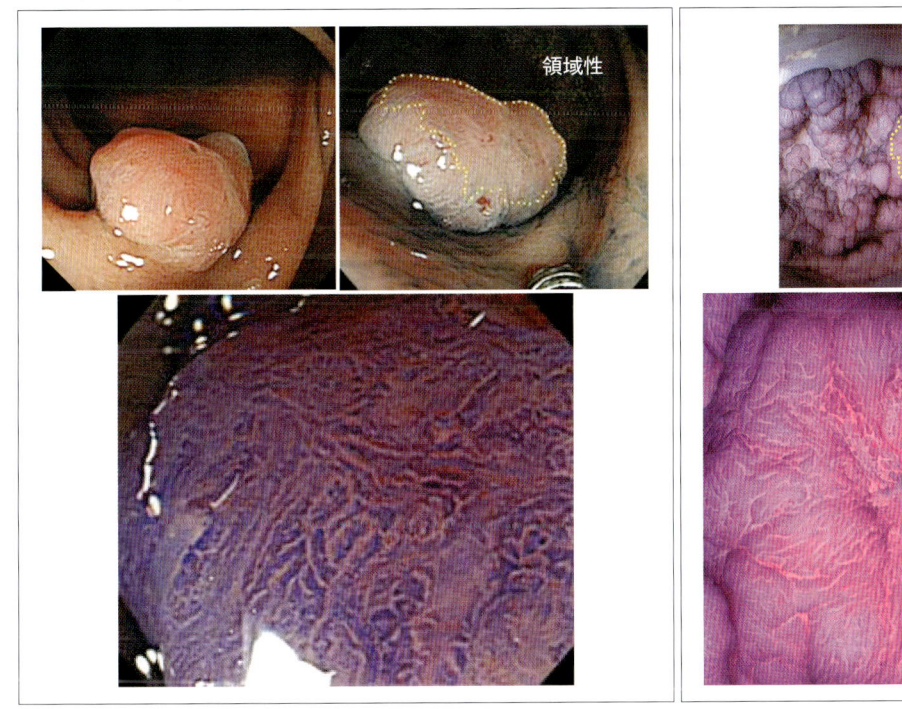

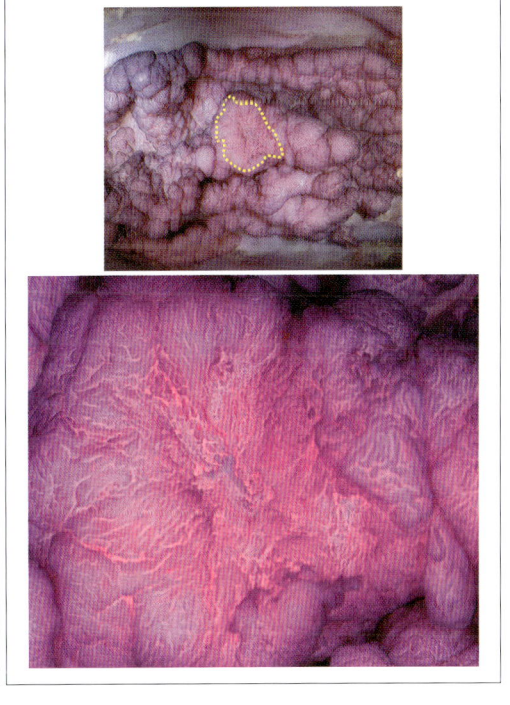

V_I (invasive pattern) ……………………………▶ 領域性　　＆　　不整形 pit が不規則に配列

不整形 pit が不規則に配列

図 3-21　V_I（Invasive pattern）の定義
〔松田尚久，他：早期大腸癌 2007；11：415-420[9)] より許諾を得て転載〕

　以上のようにV_I高度不整 pit pattern は SM 深部浸潤癌を強く示唆する所見であり，V_I軽度不整 pit pattern は粘膜内癌から SM 微小浸潤までの癌を示唆する所見と考えられる．V_N型 pit pattern を呈する病変は SM 深部浸潤癌であり腹腔鏡補助下手術が第一選択であるが，V_I高度不整と診断された病変では，慎重に治療方針を決定する必要がある．

●V_N型 pit pattern

V型 pit pattern（図 3-22）は，pit の不整や無構造所見を呈する pit pattern の総称であり，V_I 型と V_N 型に分けられる．N は "non-structure（無構造）" を意味している．以前，この "non-structure" という言葉の定義は各施設によりばらつきがみられていたが，前述した箱根合意[1]により "明らかな無構造領域を有するもの" と定義された．

V型 pit pattern の診断は，通常観察のみでは判定が困難である．インジゴカルミン撒布拡大内視鏡観察にてV型 pit が疑われた場合はクリスタルバイオレット染色による拡大観察を行う．癌の腺管構造は，腺管の大小不同，不規則な分岐や配列の乱れがみられる．V_I 型 pit pattern はこのような構造異型を反映している．SM 深部浸潤癌または進行癌になると，しばしば間質反応（desmoplastic reaction；DR）が起きる．DR は組織学的には線維芽細胞と毛細血管が豊富な線維の増生よりなる．それが顕著な部位では，病変の表面の腫瘍成分は破壊され，間質反応が表面に露出することになる．間質反応の病変表面への露出がある場合，表在癌は浅い陥凹面として，進行癌は潰瘍面として認識されることが多い．このような DR が著明な部位では，病変の表面の腺管密度は低下しているため，表面構造を観察すると無構造または無構造に近い pit pattern として認識される．さらには大型の異常腺管が散在的に出現するようになる（症例：図 3-23）．V_N 型 pit pattern がこのように定義されてから，V_N 型 pit pattern の SM 深部浸潤癌に対する診断特性はほぼ100％となった．

"無構造 pit" と鑑別が必要な要素として，粘液成分やフィブリンなどの滲出物といった表面の付着物が挙げられる．V_N 型 pit pattern を粘膜下層浸潤癌や進行癌の指標として用いる場合には，付着物による影響を除外するための詳細な観察が求められる．V_N 型と粘液による影響の違いとして，V_N 型は周囲に V_I 高度不整 pit pattern を呈することが多く，V_I 高度不整 pit と連続して V_N 型に移行していくことが多い．一方で，粘液により V_N 型 pit pattern 様の所見を呈する場合，

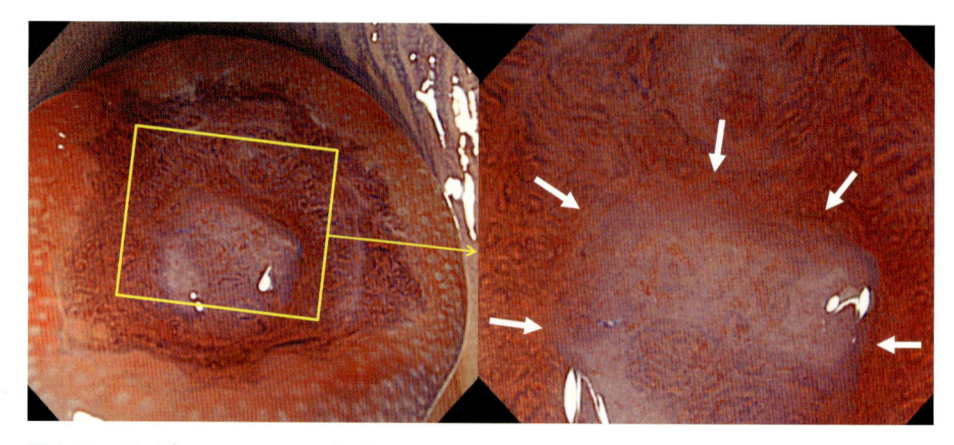

図 3-22　V_N 型 pit pattern．無構造領域

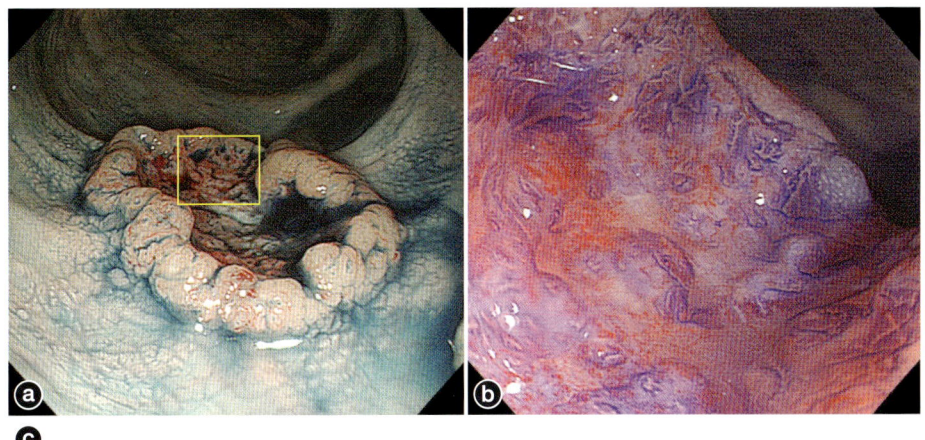

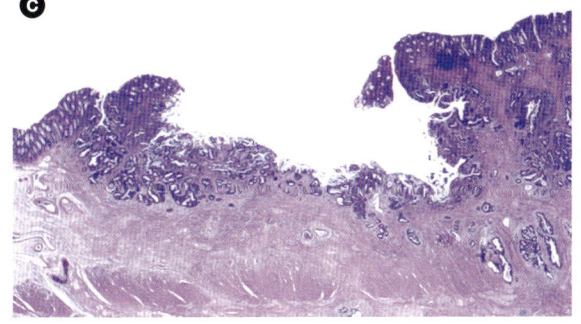

図 3-23
a：直腸Ⅱa+Ⅱc（Rb，22 mm）インジゴカルミン撒布像．明瞭な陥凹局面を認める．
b：クリスタルバイオレット染色による陥凹部の強拡大像．病変の表面の腺管密度は低下し"無構造領域"を認め，V_N型 pit pattern と判断した．
c：病理組織像．Moderately differentiated adenocarcinoma, pMP, ly0, v0, pN0 であった．表層には desmoplastic reaction が存在した．

強拡大で観察すると粘液を透過して不整な pit 様の構造が認められる．また，間質反応を伴うような浸潤癌でも，隆起型の病変などでは間質反応が表面に露出していないこともあり，pit pattern がV_I型を呈する粘膜下浸潤癌も少なからず存在することを念頭におく必要がある．

2001年4月〜2008年12月までの間に当院にてV_N型 pit pattern と診断された150病変において137例（91.3%）が SM 癌であり，そのうち132例（96.4%）が SM 深部浸潤癌であった．現在の分類において，V_N型は SM 深部浸潤癌の明確な指標となっている．すなわち，V_N型 pit pattern を示せばきわめて高率に SM 深部浸潤癌なので，外科切除が第一選択となる．

第4章
NBIによる大腸の表面微細構造観察

1 NBI拡大観察による大腸病変のvascular pattern

　色素拡大内視鏡による工藤分類を用いたpit pattern診断は，大腸腫瘍性病変の質的診断さらには深達度診断に有用である[1),2)]．近年，内視鏡技術が向上し，Image-Enhanced EndoscopyであるNarrow Band Imaging（NBI）system[3),4)]を用いた内視鏡が開発・発売された．

　NBIは，粘膜組織や血中のヘモグロビンの光学特性に最適化したスペクトル幅の狭い光（狭帯域光）を使うことにより，粘膜表層の毛細血管，粘膜微細模様を強調表示する機能である[5)]．ヘモグロビンの光の吸収特性は，415 nmと540 nm付近に強いピークがあり，415 nmと540 nmの青色と緑色の光を照明光とすれば粘膜表層の毛細血管を高いコントラストで再現することが可能となる．

　通常観察では，表層の細い血管や深部の太い血管が赤く観察される一方で，NBIでは，通常観察では観察できない細かい表層の毛細血管が観察でき，また，深さの異なる血管を色調の違いとして表示することができる．その結果，病変の質的診断，深達度診断に必要な粘膜表層の毛細血管の描出が可能であり，これまでに佐野らを中心としてさまざまなNBI所見分類が報告されている．しかし，佐野分類をはじめとして[6)]，その後各施設が独自の分類を作成し，分類が統一されていない[7),8)]．当院では，NBI所見を，病変の形態や組織型別にretrospectiveに整理し，NBI拡大所見を記載する際の用語として考案した．見たままを言葉にしたものであり，初学者にも比較的理解しやすいものと考えている．

　本稿では当院で行っているvascular pattern，およびその質的診断，深達度診断に対する有効性について述べる．

I. 組織型別にみたNBI所見（図4-1，表4-1）[9),10)]

1．正常粘膜

　正常粘膜をNBI拡大観察すると，腺管を取り囲むように整然とした網目状の血管を認める（normal pattern）．これはKonerdingらの鋳型標本における所見

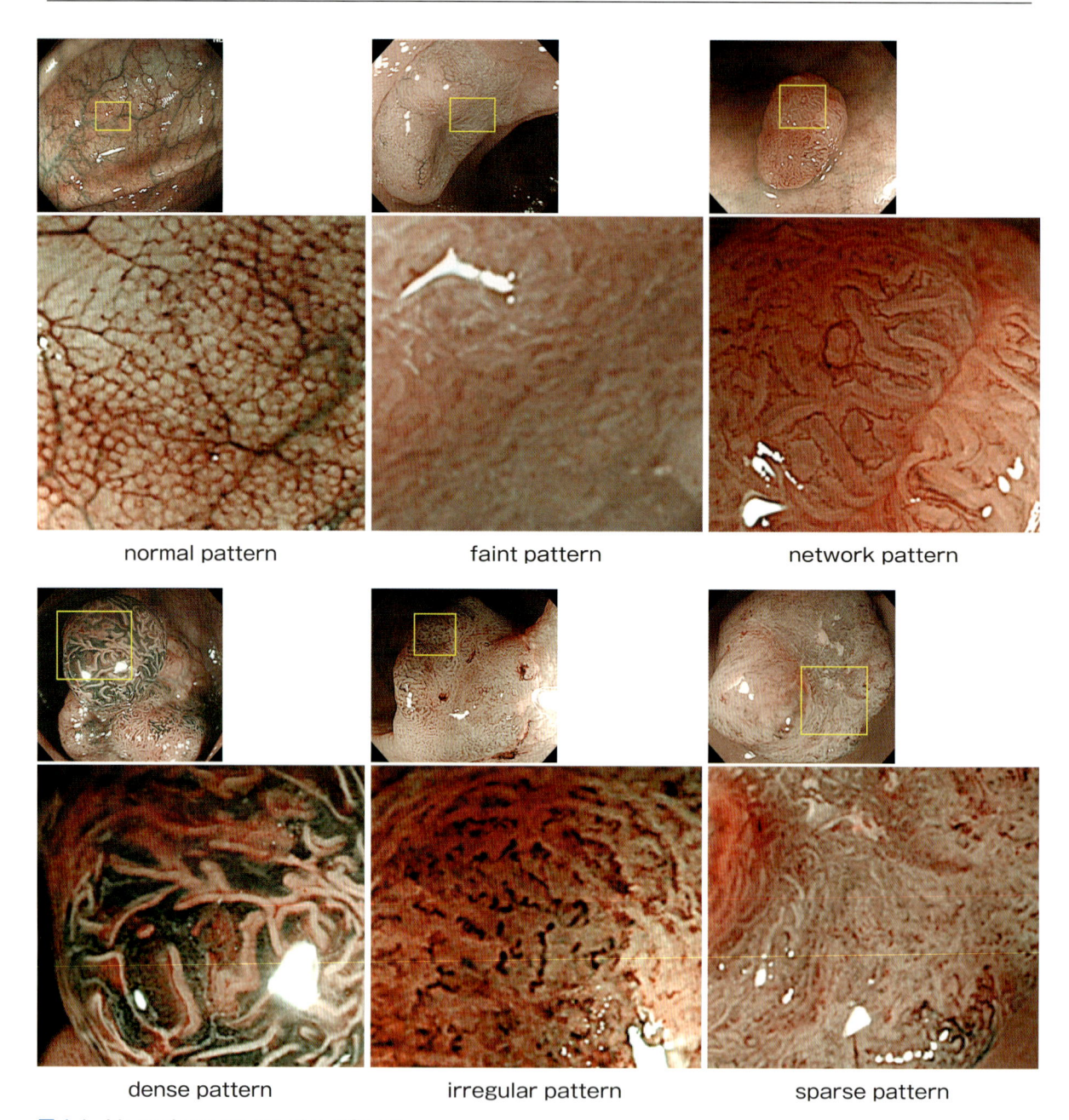

| normal pattern | faint pattern | network pattern |

| dense pattern | irregular pattern | sparse pattern |

図 4-1 Vascular pattern classification

に合致する結果である[11]．色素拡大観察を行うと工藤分類のⅠ型 pit が観察される．炎症性ポリープやカルチノイドなどの正常粘膜で覆われた粘膜下腫瘍ではこの血管が強調されるようである．

2．過形成性ポリープ

過形成性ポリープは NBI 拡大観察では血管像を明瞭に追うことができず，視認が困難であり，淡い色調を呈する（faint pattern）．われわれの病理標本による

表 4-1　大腸における vascular pattern

vascular pattern	所　見	組織型
normal pattern	腺管を取り囲むような整然とした網目状の血管を認める	正常粘膜
faint pattern	血管が視認困難で走行を明瞭に追うことができない	過形成性ポリープ
network pattern	比較的太さがそろった血管がネットワーク状に楕円形の pit を取り巻いている	管状腺腫 (M・SM 微小浸潤癌)
dense pattern	血管が密集し，被覆上皮が濃く充血しているように観察される	管状絨毛腺腫，絨毛腺腫 (M・SM 微小浸潤癌)
irregular pattern	口径不同で蛇行が強く，途絶したような太い血管が観察される	M・SM 癌 (とくに SM 深部浸潤癌)
sparse pattern	辺縁の血管パターンに比較して血管密度が疎になり，観察できる血管も口径不同や走行の不整を認める	SM 深部浸潤癌

検討でも血管径が約 20 μm と細い[12]．色素拡大観察では II 型 pit に相当する．鋸歯状腺腫にも faint pattern を呈するものが存在する．

3．管状腺腫

　管状腺腫は，隆起型や平坦型〔IIa，LST（laterally spreading tumor）を含む〕が多く，色素拡大内視鏡では III_L 型 pit pattern を呈する．NBI 拡大観察では，太さがそろった血管がネットワーク状に楕円形の pit を取り巻いている（network pattern）（図 4-2）．佐野らの "meshed capillary vessel" に相当する所見である[13]．病理標本上，血管径は正常粘膜でみられる血管よりやや太く，NBI 画像でも明瞭に観察される．

4．管状絨毛腺腫，絨毛腺腫

　管状絨毛腺腫および絨毛腺腫は大きい隆起型や LST に多く，色素拡大観察すると IV 型 pit pattern を呈する．NBI 拡大観察を行うと，血管が太くかつ密集しており，被覆上皮が濃く充血しているように観察される（dense pattern）．強拡大すると太い 1 本の血管ではなく，複数本の血管が絡み合っているのが観察できる．

5．高異型度腺腫，M 癌・SM 癌

　隆起型で V_I 型 pit pattern を呈する病変には，高異型度腺腫，M 癌および SM 癌が含まれる．高異型度腺腫，M 癌の NBI 所見は network および dense pattern とほぼ同様の所見がみられるが，SM 癌，とくに SM 深部浸潤癌では浸潤部に一致して，口径不同で蛇行が強く，途絶したような連続性の追いにくい血管が観察される（irregular pattern）（図 4-3）．陥凹性病変は，色素拡大観察では III_S 型や V 型 pit pattern を呈する．NBI 拡大観察では辺縁の血管パターンに比較し

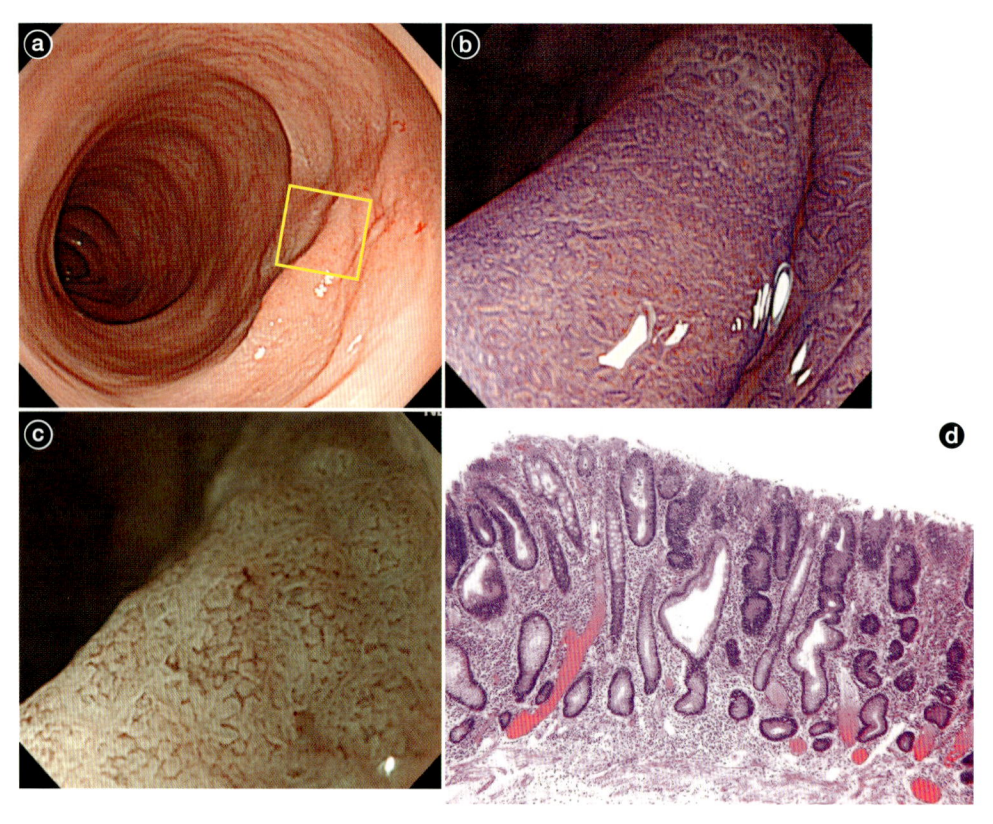

図 4-2 LST-NG (flat-elevated) 病変 (32 mm)

a：通常内視鏡像
b：クリスタルバイオレット染色拡大内視鏡像．ⅢL 型 pit pattern と診断された．
c：NBI 拡大内視鏡像．太さが均一なネットワーク状の血管が観察された (network pattern)．
d：EMR 後の病理組織像．Tubular adenoma, high grade であった．

て，陥凹部分の血管が疎になる傾向があり，とくに SM 深部浸潤癌では疎になる傾向が顕著であった (sparse pattern)（図 4-4）．疎な領域を強拡大すると 1 本 1 本の血管は口径不同で走行も不整である．平坦型（Ⅱa 型病変や LST）の高異型度腺腫や癌では，色素拡大内視鏡でⅤ型 pit pattern を呈してくる．NBI では，結節混在型のように隆起部分で異型度の強いものは irregular pattern，偽陥凹型では sparse pattern を呈する．sparse pattern は，陥凹型や LST-NG（PD）の SM 深部浸潤癌に特徴的であったが，そのほかの LST や隆起病変でも，一部に明らかな陥凹局面を呈するものでは，その陥凹部において sparse pattern を呈する．このように当院では発育形態を考慮した vascular pattern 分類を用いて日常診療を行っている．

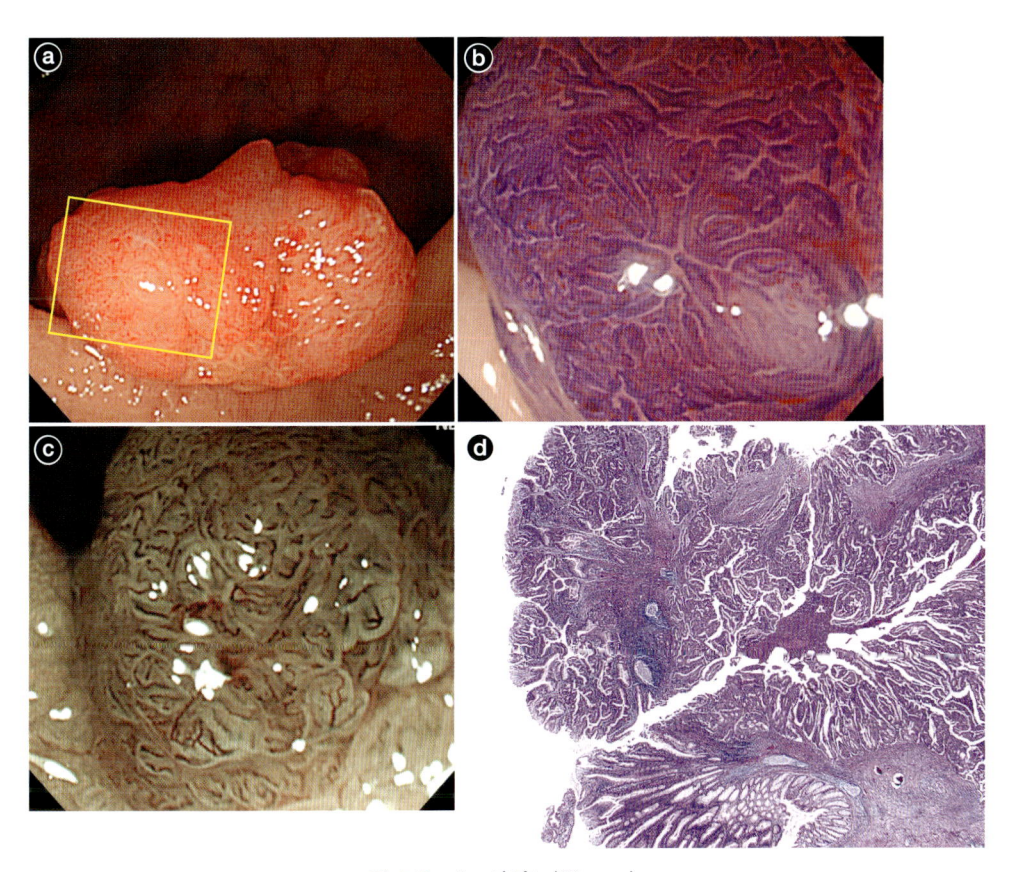

図 4-3　Ｉs 病変（30 mm）

a：通常内視鏡像.
b：クリスタルバイオレット染色拡大内視鏡像. 一部（a の囲み部分）がV₁型 pit pattern と診断された.
c：NBI 拡大内視鏡像. V₁型 pit の部分に太くて蛇行の強い血管が観察された（irregular pattern）.
d：手術標本病理組織像. Well differentiated tubular adenocarcinoma with adenoma, sm3 (8,400 μm), ly0, v0, pN0 であった.

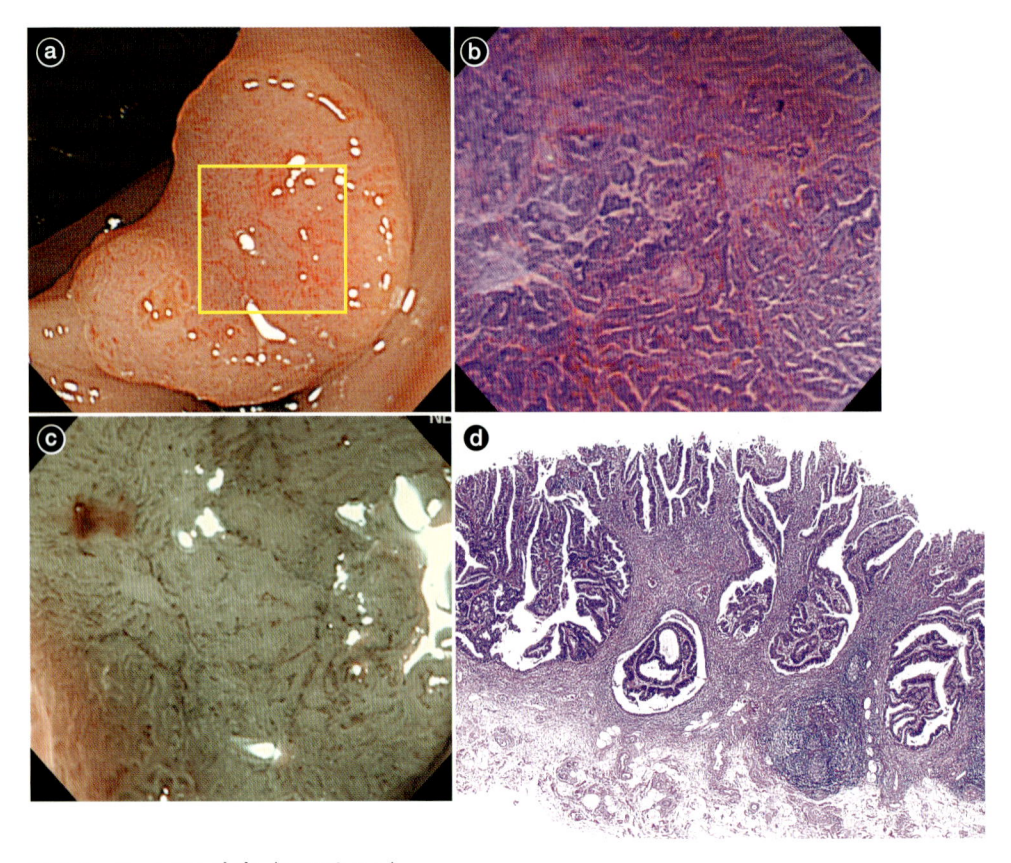

図 4-4　Ⅱa＋Ⅱc 病変（14×12 mm）
a：通常内視鏡像.
b：クリスタルバイオレット染色拡大内視鏡像. Vɪ 高度不整 pit pattern と診断された.
c：NBI 拡大内視鏡像. 陥凹部分に血管が疎になる領域を認めた（sparse pattern）.
d：手術標本病理組織像. Well differentiated tubular adenocarcinoma, sm2 （2,700 μm）, ly1, v0, pN0 であった.

2 大腸病変の vascular pattern による診断能

　当院で使用している vascular pattern 分類を前項で述べた．本稿では vascular pattern 診断による質的診断・深達度診断に対する有用性，および NBI 拡大観察による vascular pattern 診断と pit pattern 診断の比較について述べる．

I. NBI 拡大所見と病理組織像の比較

　2006 年 1 月～2008 年 6 月までに当院で切除された大腸病変 1,926 病変（進行癌，ポリポーシス，炎症性腸疾患を除く）に対して NBI 拡大所見と病理組織像との比較を行った．はじめに色素なしで NBI 拡大観察し，vascular pattern 診断を行った．その後 0.2% インジゴカルミン撒布ないし 0.05% クリスタルバイオレット染色で pit pattern 診断を行い，内視鏡的または外科的に切除した．内視鏡はオリンパス社製の CF-H260AZI を使用した．

1．vascular pattern と病理診断の対比

　治療後の病理診断の内訳は，過形成性ポリープ 65 病変，腺腫 1,474 病変，M 癌 268 病変，SM 癌 119 病変であった．SM 浸潤度 sm1a, b を SM-slight（SMs），sm1c～sm3 を SM-massive（SMm）とした．治療前の vascular pattern と治療後の病理診断を対比したものを表 4-2 に示す．

　過形成性ポリープは 65 例中 56 例が faint pattern，9 例が network pattern であった．大腸腺腫は 1,474 例中 1,224 例が network pattern，219 例が dense pattern，27 例が faint pattern であった．大腸癌，とくに SM 深部浸潤癌では irregular, sparse pattern を呈する病変が増加する傾向があった．大腸腺腫で faint pattern を呈した 27 病変のうち，22 例は鋸歯状腺腫であった．また，faint pattern を呈する鋸歯状腺腫由来の M 癌も 2 例存在した．鋸歯状腺腫は NBI 拡大観察のみでは診断が困難なものが存在するため，疑ったら色素拡大観察が必要である．腫瘍・非腫瘍の鑑別診断能について，faint pattern 以外のものを大腸腫瘍の指標とした場合，感度は 98.4%，特異度は 86.2%，正診率は 98.0% であった（表 4-3）．今回の検討は切除病変のみを対象としているため，日常診療では過形成性ポリープは切除されないものがほとんどであり，実際の臨床では診断率はさらに上昇するものと思われる．

2．vascular pattern と癌の深達度診断

　癌の深達度診断に関して，①隆起型および LST-NG（PD）を除く平坦型と，②陥凹型および LST-NG（PD）の 2 グループに分けて vascular pattern を検討した（表 4-4, 5）．①の M～SM 癌の隆起型および LST-NG（PD）を除く平坦型では，

表 4-2　Vascular pattern と病理組織との対応

vascular pattern	pathological diagnosis					Total
	hyperplastic polyp	adenoma	M	SMs	SMm	
faint	56	27*	2**			85
network	9	1,224	153	14	2	1,402
dense		219	84	5	3	311
irregular		4	23	1	44	72
sparse			6	5	45	56
total	65	1,474	268	25	94	1,926

M：intramucosal cancer，SMs：sm1a〜b，SMm：sm1c〜sm3
*：22 例は serrated adenoma，**：serrated adenoma の癌化

表 4-3　Neoplasia vs. non-neoplasia

	neoplastic polyp	non-neoplastic polyp
network/dense irregular/sparse	1,832	9
faint	29	56

表 4-4　Vascular pattern と深達度〔隆起型・平坦型（LST-NG（PD）を除く）〕

	SMm	M〜SMs
network	2	145
dense	3	89
irregular	41	25
sparse	7*	2*

*：隆起内の陥凹部

表 4-5　Vascular pattern と深達度〔陥凹型および LST-NG（PD）〕

	SMm	M〜SMs
network	0	22
dense	0	0
irregular	0	0
sparse	37	9

　network pattern を呈した病変のなかで SMm は 2 例，dense pattern を呈した病変では SMm は 3 例存在した．irregular pattern を呈した病変の 62.1％は SMm であったが，残りは M〜SMs であり，現在のわれわれの基準では irregular pattern のみでは SMm を絞りきれていないことがわかる．sparse pattern を呈したものは，一部に明らかな陥凹局面を呈する病変であった．陥凹型および LST-NG（PD）においては，dense pattern, irregular pattern と判断した病変は認めなかっ

表 4-6　irregular/sparse pattern の SM 深部浸潤における診断特性

	SMm	M〜SMs
irregular/sparse	89	35
network/dense/faint	5	258

表 4-7　V_N/V_I 高度不整の SM 深部浸潤における診断特性

	SMm	M〜SMs
V_N/V_I 高度不整	84	14
V_I 軽度不整/Ⅳ/Ⅲ	10	279

た．network pattern を示した病変のなかには SMm は含まれていなかった．sparse pattern を呈した病変のうち，80.4％が SMm であった．

　M〜SM 癌のなかで，irregular pattern および sparse pattern を SMm の指標とした場合の診断特性は表 4-6 のごとくである．感度は 94.7％，特異度は 88.1％，正診率は 89.7％であった．これは早期癌のみを対象にした診断特性であり，腺腫も含めるとさらに高い正診率となる．同様の病変に対して V_N および V_I 高度不整 pit pattern を SMm の指標とした場合の診断特性は，感度は 89.4％，特異度は 95.2％，正診率は 93.8％であった（表 4-7）．

　vascular pattern 診断では，irregular pattern は隆起型および LST-NG（PD）を除く平坦型の SMm に，sparse pattern は陥凹型および LST-NG（PD）の SMm に特徴的な所見として有用である．しかし，pit pattern による深達度診断能と比較すると感度は高いものの，特異度・正診率がやや低く，深達度を深読みする傾向があった．そのため，irregular/sparse pattern を呈する病変はクリスタルバイオレット染色を施行し，pit pattern を詳細に評価し治療方針を決定する必要がある．

II．NBI 拡大観察の実際

　NBI 拡大観察は術者の手元操作のみで簡単に画像を得られるため，従来の色素内視鏡に NBI を併用することにより検査を効率よく短時間で行うことができる．数年前までは色素内視鏡を中心とした診断学の時代であったが，NBI という画像強調内視鏡を併用することによって，より効率よく，短時間で検査を完結できる新しい診断学の時代が到来しつつある．われわれは図 4-5 のストラテジーに沿って病変の観察を行っている．まず通常像で病変を検出し，観察する．次に NBI に切り替え，拡大して vascular pattern の観察を行う．normal pattern，faint pattern であれば非腫瘍として経過観察してよいと考えている．network pattern，dense pattern を呈する病変は SMm がほとんどなく，そのまま内視鏡治療をして問題ないと思われるが，vascular pattern が不明瞭な場合や，若干の不整を認める場合は色素拡大観察で pit pattern を確認している．

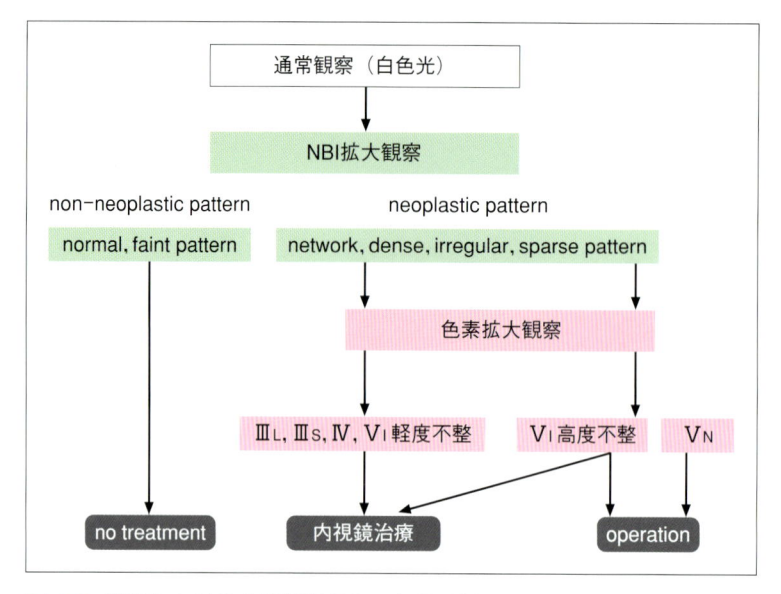

図 4-5 当院における内視鏡観察のストラテジー

irregular pattern や sparse pattern を呈する病変は，SMm の可能性が高いが，現時点では over diagnosis の症例があるのでクリスタルバイオレット染色を行って pit pattern の確認を行っている．ただし，クリスタルバイオレット拡大観察をする場合も NBI 拡大観察で irregular や sparse など SM 深部浸潤を疑う部分がないか目星をつけておいて，疑わしい部分を重点的に色素拡大観察することで効率的な検査が可能になる．病変が粘液に覆われていて色素観察が困難な場合，NBI なら可能とされるが，厚い粘液に覆われている場合は NBI でも困難である．病変の水洗は不可欠である．しかし，NBI は出血にきわめて弱いので，出血させないように慎重に水洗する必要がある．

III．NBI 拡大内視鏡所見の問題点と今後の展望

NBI 拡大内視鏡所見は，複数の施設が独自の分類を作成し，未だ統一されていない．異なった分類ができてしまった原因として，施設が異なると類似する所見の名称が異なる点，分類の境界線が異なる点があげられる．また，NBI 拡大観察で，vascular pattern だけでなく pit pattern も観察できると主張する施設[14]もあり，NBI によってどこまで診断できるのか，色素内視鏡を凌駕することができるのか，最終的に NBI 所見の分類は統一できるのか，今後慎重に議論されていくものと思われる．

3 NBI観察による大腸腫瘍の検出

　NBIの有用性については，まず腫瘍，非腫瘍の鑑別における有用性の報告があり，現在は深達度診断に対しても有用性が報告されている[10]．また病変の観察以前の段階，すなわち病変の発見にも有用性が期待されている．一足早く中下咽頭，食道などの扁平上皮領域ではNBI観察が早期癌の検出に有用であることが報告されている[15]．大腸領域においては未だcontroversialな状況であるが，本稿では現時点でのNBIによる大腸病変の検出能に関して現在までの報告を基に概説する．

I. NBI観察での大腸病変の視認性

　大腸の過形成性病変，腫瘍においては，組織学的悪性度や浸潤度が進むにつれて，粘膜の微小血管の太さや血管密度が上昇することが知られている．正常粘膜の粘膜表層の血管径は$8.1\ \mu m$と報告されている[12]．正常粘膜をNBI拡大観察すると，I型pitの周囲を網目状に細い血管が取り囲む像が観察される．過形成性ポリープは，NBI拡大観察では明瞭に血管を視認できず，淡く観察される（図4-6）．過形成性ポリープの血管径は$12.4\pm1.9\ \mu m$と細い．しかし腺腫では血管径は正常粘膜より太く$13.1\pm3.3\ \mu m$，癌では$18.3\sim19.8\pm7.6\ \mu m$であり，日常臨床で使用する内視鏡の分解能で十分観察可能である[16],[17]．そのため腺腫，癌が存在する際には明瞭に暗茶色として観察され，視認性が向上する（図4-7）．

II. 大腸病変の検出能の現況

　このNBIの効果を利用した病変の検出能に関する検討がいくつか報告されている．欧米からの報告ではNBI観察と通常観察での比較試験で腫瘍の検出能に有意差がないとの報告もみられるが[18],[19]，一方で有用とする報告もあり[20],[21]，一致しない．このように結果が一致しない背景には各研究の間で異なる点があるからと考えられる．

　また本邦からもNBI観察の有用性に関して報告がなされてきている．Inoueら[22]は243人を対象としたランダム化比較試験を報告している．通常観察のみの群と，全大腸をNBIで観察した群に無作為に割り当て検討を行っている．NBI観察群では通常観察群に比べ病変の検出率が有意に高く，とくに5 mm以下の小病変の検出率が高かったと報告している．また病変の発見部位では左側結腸においてNBIが有用であり，通常観察群と比べて有意に発見率が高かったとしている．以上からNBI観察は5 mm以下の小病変を含む腫瘍性病変の検出率を向上させるとしている．

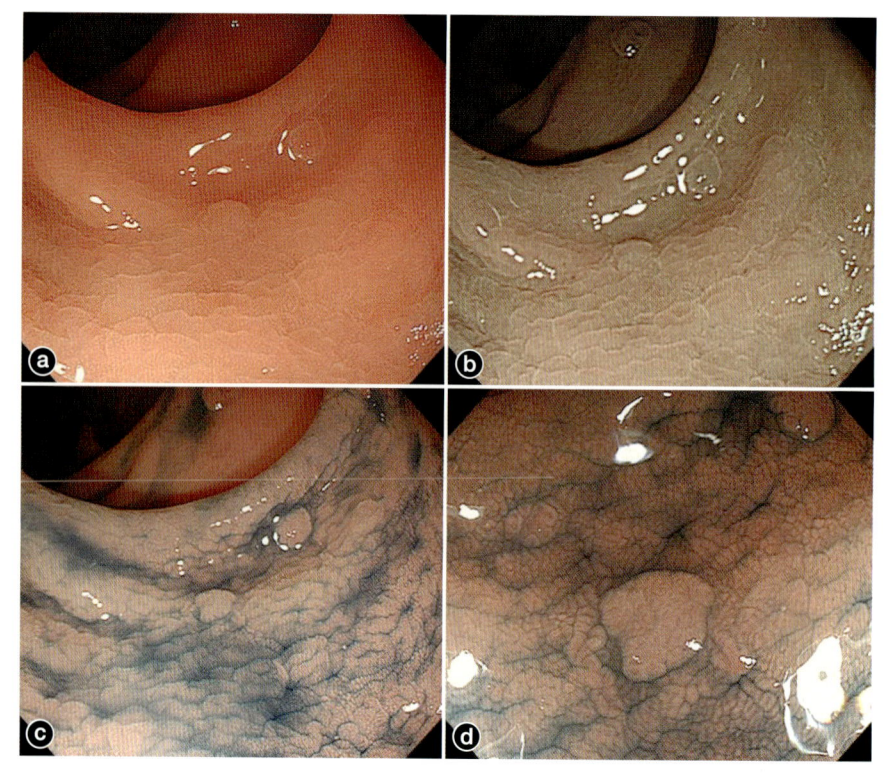

図 4-6　過形成性ポリープ
a：通常像．正色調の隆起を認める．
b：NBI像．淡く認識される．
c：インジゴカルミン撒布像．隆起性病変を明瞭に視認できる．
d：拡大観察でⅡ型 pit pattern であり過形成性ポリープと診断した．

　Uraoka ら[23)]による報告では，通常観察で 5 mm 以上の腫瘍を指摘された 48 人を対象とし，後日 NBI 観察のみで全大腸を観察するという方法で検討を行っている．その結果，NBI 観察により腫瘍検出率が有意に向上していたとしている．肉眼形態別に見ると 5 mm 以下の表面型腫瘍で有意差を認め，Inoue らの報告と同様であった．病変の発見部位は右側結腸において NBI 観察で多く発見されている．以上から，NBI 観察は大腸腫瘍性病変の検出率を向上させ，表面型，5 mm 未満の腫瘍をより多く検出できることが示唆されると結論づけている．

　本邦からのこの二つの報告に共通する点は，NBI 観察では 5 mm 未満の腫瘍の検出能が向上するという点である．5 mm 以上の腫瘍は通常観察でも見落とす可能性は低く，NBI の利点は少ないであろう．NBI 観察は小病変の検出に有用である可能性がある．

III. NBI による大腸腫瘍の検出に関する課題

　このように NBI による大腸腫瘍の検出に関する検討は多くなされているが，前にも述べたように結果が一定していない．これは内視鏡システム，スコープ，

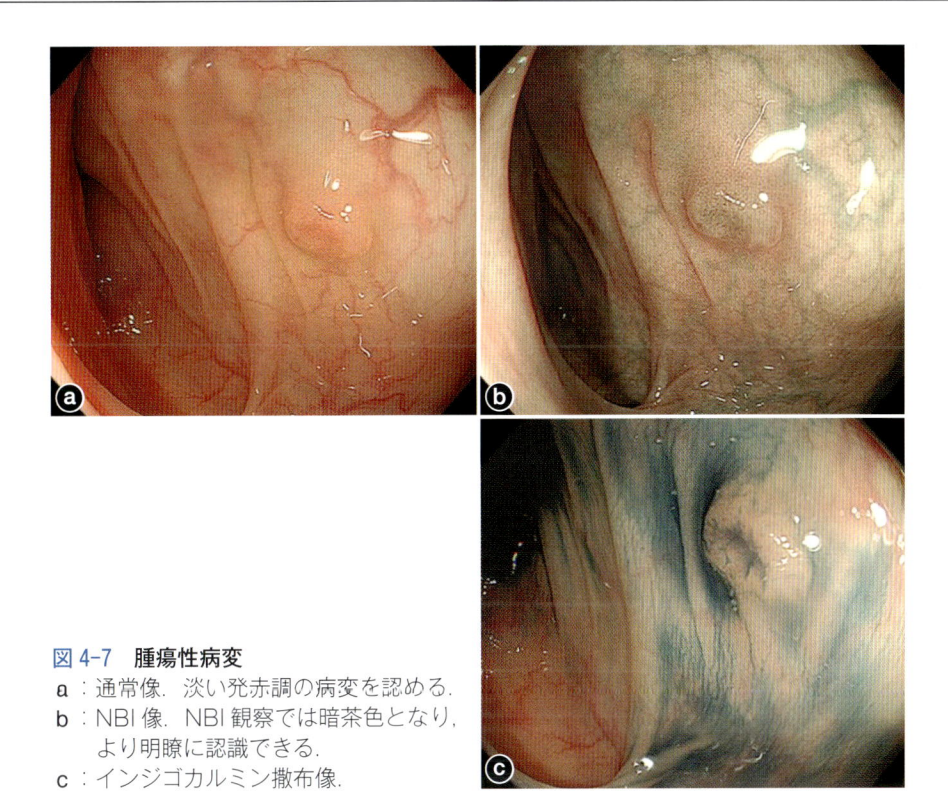

図 4-7 腫瘍性病変
a：通常像．淡い発赤調の病変を認める．
b：NBI 像．NBI 観察では暗茶色となり，より明瞭に認識できる．
c：インジゴカルミン撒布像．

設定などが各報告ごとに異なっているためと考えられる[16),23),24)]．内視鏡システムに関しては本邦を含めたアジアや英国では面順次式の LUCERA，欧米では同時式の EXCERA II がおもに用いられている．面順次式は動きのある被写体に対しては色ずれを生じる問題があるが，同時式に比べて，同じ解像度を得るための撮像素子の画素数が少なくてすみ画質的に有利とされている．NBI 観察では通常観察に比べ光量が少なくノイズも入りやすいため，LUCERA での NBI 観察のほうが有利となる可能性がある．EXCERA II を用いて NBI が腫瘍検出に有用であったとしたものは少なく[25)]，否定的な結論が多かった．対して NBI が有用であったと結論づけた報告は本邦や英国の報告で，すなわち LUCERA を用いた検討であった[20),22),23)]．

　スコープに関しても同様であり，本邦と欧米では視野角が異なっている．またハイビジョン対応の内視鏡か否かも報告ごとに異なっており，一定の条件下での比較になっていないことに注意したい．

　設定についても施設間でかなり異なっている．構造強調 A-5，色彩 3 が推奨設定であり，池松ら[16)]，浦岡ら[24)]は大腸観察にはもっとも適していると報告している．

　また欧米では平坦・陥凹型腫瘍の認識が薄い．もともと隆起型は見落としが少ないが，平坦・陥凹型腫瘍が相当数見落とされた状態で検討されている可能性もある．

　さらに NBI による観察にはある程度"慣れ"が必要である．NBI 観察では便汁

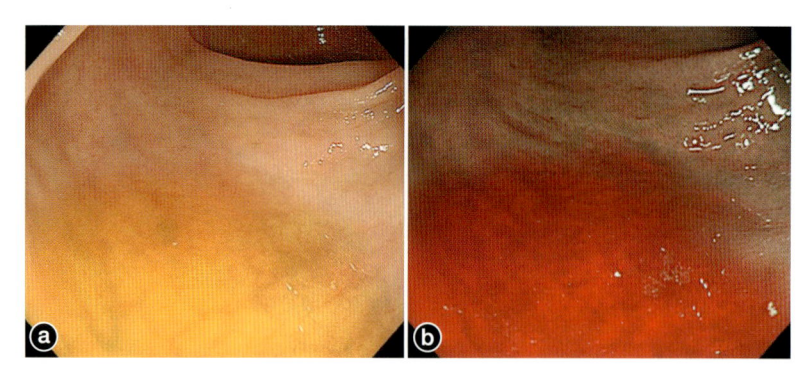

図 4-8　便汁, 残渣
a：通常像では胆汁の色調である黄色となる.
b：NBI では赤色となる.

や残渣などは胆汁の影響で赤く視認される. 出血のようにも見えるため初めはかなり違和感があるが, この条件での観察に慣れることが必要である（図 4-8）.

　このようにさまざまな条件が一定していない状況では, NBI による腫瘍の検出能を比較検討することはかなり困難といわざるをえない. しかし腫瘍の検出能が向上したとの報告もあり, 一定の条件下では有用であるといえるだろう. 現在本邦で条件を一定にした多施設共同の前向き研究が進行しており, この結果に期待したい.

4 NBIによる炎症性腸疾患の表面構造観察

　NBIによる大腸表面微細構造の観察対象の一つとして炎症性腸疾患がある．炎症性腸疾患は，通常，潰瘍性大腸炎（ulcerative colitis；UC）とクローン病（Crohn's disease；CD）の二つを指すが，腸管Behçet病などの疾患を含むこともある．表面微細構造の観察は，炎症性腸疾患の診断や治療効果の判定に有用である．さらに長期罹患した炎症性粘膜に発生してくる腫瘍の診断にも用いられる．

I. 炎症の評価

　NBIは，UCの重症度の評価にも有用である．UCの内視鏡像の特徴としては，粘膜血管パターンの消失がある．これは，組織学的に活動性があることを示唆する．NBIで不明瞭な茶色の血管像は，より強い炎症細胞浸潤，杯細胞の消失，基

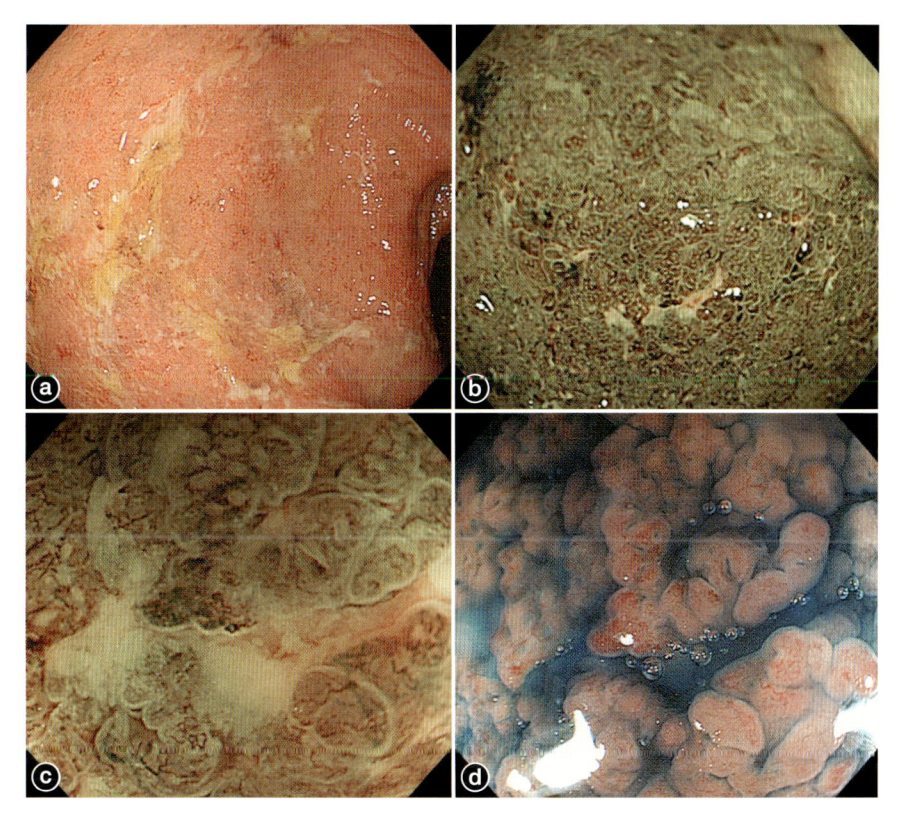

図4-9　潰瘍性大腸炎，直腸の顆粒状粘膜とびらん
b：NBI観察により，顆粒状の粘膜が明瞭になる．
c：拡大NBI観察では，白くふちどりされた顆粒状構造の中に拡張した血管やうっ血が観察される．びらん面には血管は観察されない．
d：インジゴカルミン染色では，表面にI型や棍棒状の陰窩をもつ顆粒状構造がみられる．

底の形質細胞浸潤を意味する．強い炎症がある場合には，血管は不明瞭となり，全体に茶色の領域となって観察される．びらんや潰瘍といった上皮の欠損した部分では，血管像はみられなくなる（図 4-9）．軽度の炎症がある部分では，茶色の血管がみられる．緑色血管がみられる部位は，粘膜の浮腫がほとんどない寛解した粘膜となっている．よく寛解した粘膜では，深部の緑色血管と表面に近い茶色の血管とが，ともに明瞭に観察される．小さく規則的なネットワーク状の血管がよく透見される．

血管像に加え，表面構造も NBI を用いた拡大内視鏡観察の対象となりうる．サンゴ礁様の粘膜はもっとも顕著な所見である．絨毛状，サンゴ礁様粘膜は，色素内視鏡で明瞭に観察されるが，NBI でもよく観察される．小黄白色点と滲出液は NBI では白色点として認識される．陰窩の開口部も NBI でよく観察される[26]．類円形の陰窩の開口部は寛解期粘膜でよく観察される．

CD での拡大観察に対する有効性の報告はほとんどみられていないが，NBI で血管が観察されない部分は，上皮の欠損，すなわち潰瘍やアフタ性病変を示唆する．また，潰瘍やアフタの周囲の血管拡張や血管の増加が観察される．

II. 小腸の観察

終末回腸も下部消化管内視鏡検査の対象である．UC における backwash ileitis や，CD の病変が観察される．粗糙な発赤した粘膜，腫大変形した絨毛に囲まれた境界明瞭な潰瘍，萎縮した絨毛が終末回腸に観察される（図 4-10）．NBI により絨毛の微細構造や，潰瘍の詳細な観察が可能となる．表層に白色の層がみられる茶色の絨毛や，拡張した血管がみられる．上皮が欠損した部位は白苔に覆われ，血管像は観察されない．

近年のバルーン内視鏡の発達により，全小腸を直接に観察することができるようになった[27),28)]．シングルバルーン内視鏡では，NBI の観察が可能である．NBI 観察により，小潰瘍や，アフタ様病変の検出が容易となる．また，潰瘍瘢痕は白

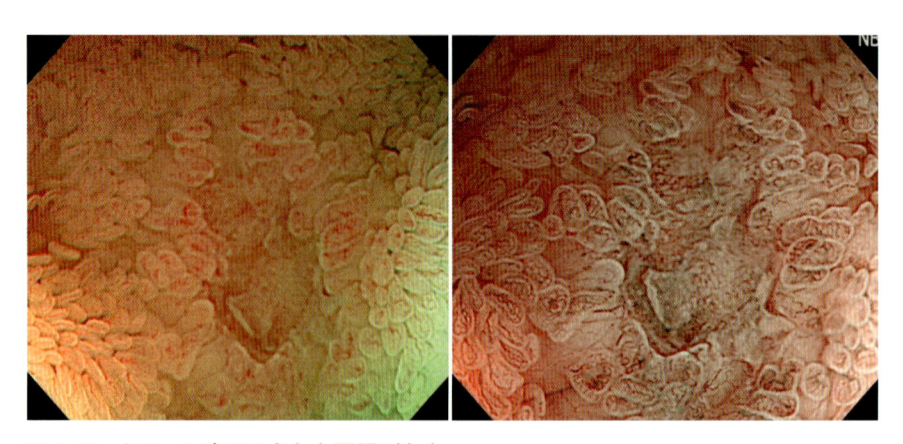

図 4-10　クローン病でみられた回腸びらん
NBI 観察ではびらん周囲の不均一な絨毛が明瞭に観察される．

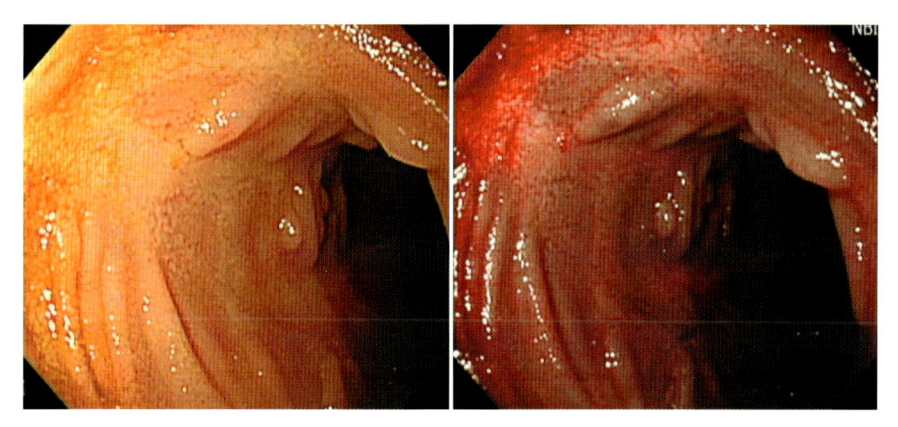

図 4-11　クローン病でみられた，回腸の縦走潰瘍瘢痕
　NBI 観察では瘢痕が白色調に観察される．

色線条として認識される（図 4-11）．小腸内視鏡では，拡大内視鏡は発表されていないが，水浸下で観察することにより，細部が観察しやすくなる．さらに NBI を併用することにより，より詳細な観察が可能となる．CD では癒着などのため，深部挿入が困難なことも多いが，直接に詳細な観察をすることにより，mucosal healing が得られているかなどの判定が可能となる．

III. UC 関連腫瘍のサーベイランス

　長期に罹患した UC 患者に大腸癌の発生が多いことが知られている．治療法の進歩に伴い，以前指摘されていたほど高い発生率ではないようだが[29),30)]，高危険群であることに変わりはない．サーベイランス内視鏡検査により，UC 関連癌による死亡率は減少することが報告されている[31)]．サーベイランス内視鏡における色素内視鏡検査，拡大観察の意義については別項を参照されたい．

　NBI 観察では，背景粘膜に炎症があると全体が暗色になってしまい，評価が困難となる．寛解期にサーベイランスを行うことが重要である．Dekker らは，42 人の UC 患者に対し，NBI と白色光観察で，それぞれ dysplasia の検出率を検討している．NBI で 17 例から 52 病変を，白色光観察で 13 例から 28 病変を，それぞれ dysplasia 疑いとして拾い上げたが，組織学的に確認されたのは 11 例で，NBI と白色光観察両者で検出できたのは 4 例，NBI のみで検出できたのが 4 例，白色光観察のみで 3 例が確認でき，結局，NBI が白色光観察に代わるものとは現段階ではいえないとしている[32)]．NBI 観察の意義は精査にあるようである．NBI 観察による血管の評価は炎症と dysplasia の鑑別に有用であるかもしれない．Matsumoto らは NBI 拡大観察で蜂窩状，絨毛状，捻れた腺口パターンの粘膜の 8％が dysplasia であったとしている[26)]．さらなるデータの集積が必要である．

おわりに

　炎症性腸疾患はこれまで欧米に多く，本邦では少ない疾患であった．しかし，急速な患者数の増加とともに，病状の評価にも内視鏡を用いた精緻なものが求められてきており，内視鏡学の重要な分野となってきた．欧米では，ワンタッチで観察が可能となる NBI に virtual chromoendoscopy として大きな期待が寄せられている．今後，急速な発展が予想される．

第5章
拡大内視鏡による腫瘍と非腫瘍の鑑別

　大腸腫瘍には，腺腫をはじめとする良性上皮性腫瘍，腺癌をはじめとする悪性上皮性腫瘍，カルチノイド腫瘍，非上皮性腫瘍，リンパ系腫瘍などがある．非腫瘍性病変は，腫瘍様病変として過形成性ポリープ，若年性ポリープ，炎症性ポリープなどが挙げられる（表5-1）．腫瘍性病変に対してはその腫瘍に応じた治療が必要であるのに対し，非腫瘍性病変には特殊な例を除き特別な治療を必要としない．つまり腫瘍性病変と非腫瘍性病変を鑑別すること（質的診断）は治療方針を決定するうえで非常に重要である．

　実際の検査では，病変に遭遇したとき，まずNBI拡大観察および色素（インジゴカルミン）による拡大観察を行い，質的診断をする．さらなる精査が必要と考えられた場合は，クリスタルバイオレットを撒布し，詳細なpit pattern 診断を行い，治療方針を決定する（第4章60頁，図4-5）．

I. pit pattern 診断に基づく腫瘍・非腫瘍の鑑別

　pit pattern 診断とは，拡大内視鏡を使用し腺管の開口部の形態（pit）を観察し，腫瘍・非腫瘍などの質的診断，さらには癌病巣においては量的診断を行うことである．

　原則として，非腫瘍性病変はⅠ型およびⅡ型 pit pattern を呈し，腫瘍性病変はⅢ～Ⅴ型 pit pattern を呈する．腫瘍性病変の pit pattern の詳細については他項を参照されたい．非腫瘍性病変の pit pattern を表5-2に示す．

　一般的には過形成性ポリープはⅡ型 pit pattern を呈し，腺腫に関しては，管状腺腫がⅢL型 pit pattern，管状絨毛腺腫・絨毛腺腫はⅣ型 pit pattern を呈することが多い．高度異型腺腫からM癌ないしSM微小浸潤癌まではⅤI型 pit pattern を呈し，SM深部浸潤癌ではⅤN型 pit pattern を呈する．ⅢS型 pit pattern は陥凹型病変に特徴的な pit pattern である．

表 5-1　大腸腫瘍および腫瘍様病変の病理組織学的分類

1. 良性上皮性腫瘍
    1.1 腺腫　Adenoma
        1.1.1 管状腺腫　Tubular adenoma
        1.1.2 管状絨毛腺腫　Tubulovillous adenoma
        1.1.3 絨毛腺腫　Villous adenoma
        1.1.4 鋸歯状腺腫　Serrated adenoma
    1.2 家族性大腸腺腫症　Familial adenomatous polyposis coli
2. 悪性上皮性腫瘍
    2.1 腺癌　Adenocarcinoma
        2.1.1 乳頭腺癌　Papillary adenocarcinoma（pap）
        2.1.2 管状腺癌　Tubular adenocarcinoma（tub）
            2.1.2.1 高分化　Well differentiated type（tub1）
            2.1.2.2 中分化　Moderately differentiated type（tub2）
        2.1.3 低分化腺癌　Poorly differentiated adenocarcinoma
            2.1.3.1 充実型　Solid type（por1）
            2.1.3.2 非充実型　Non-solid type（por2）
        2.1.4 粘液癌　Mucinous adenocarcinoma（muc）
        2.1.5 印環細胞癌　Signet-ring cell carcinoma（sig）
    2.2 内分泌細胞癌　Endocrine cell carcinoma（ecc）
    2.3 腺扁平上皮癌　Adenosquamous carcinoma（asc）
    2.4 扁平上皮癌　Squamous cell carcinoma（scc）
    2.5 その他の癌　Miscellaneous carcinoma
3. カルチノイド腫瘍　Carcinoid tumor
4. 非上皮性腫瘍
    4.1 平滑筋性腫瘍　Myogenic tumor
    4.2 神経性腫瘍　Neurogenic tumor
    4.3 GIST（Gastrointestinal stromal tumor）
    4.4 脂肪腫および脂肪腫症　Lipoma and lipomatosis
    4.5 脈管性腫瘍　Vascular tumor
    4.6 その他　Micellaneous tumor
5. リンパ腫　Lymphoma
    5.1 B細胞性リンパ腫　B-cell lymphoma
        5.1.1 MALTリンパ腫　MALT lymphoma
        5.1.2 濾胞性リンパ腫　Follicular lymphoma
        5.1.3 マントルリンパ腫　Mantle cell lymphoma
        5.1.4 びまん性大細胞型B細胞性リンパ腫　Diffuse large B-cell lymphoma
        5.1.5 Burkittリンパ腫　Burkitt lymphoma
        5.1.6 その他のリンパ腫　Others
    5.2 T細胞性リンパ腫　T-cell lymphoma
    5.3 Hodgkinリンパ腫　Hodgkin lymphoma
6. 分類不能の腫瘍
7. 転移性腫瘍
8. 腫瘍様病変
    8.1 過形成性（化生性）ポリープおよびポリポーシス　Hyperplastic (metaplastic) polyp and polyposis
    8.2 過形成結節　Hyper plastic nodule
    8.3 若年性ポリープおよびポリポーシス　Juvenile polyp and polyposis
    8.4 Peutz-Jeghersポリープおよび Peutz-Jeghers型ポリープ　Peutz-Jeghers polyp and Peutz-Jeghers-type polyp
    8.5 Cronkhite-Canada症候群　Cronkhite-Canada syndrome, Cronkhite Canada polyp
    8.6 Cowden症候群　Cowden syndrome (disease), Cowden polyp
    8.7 良性リンパ濾胞性ポリープおよびポリポーシス　Benign lymphoid polyp and polyposis
    8.8 炎症性ポリープおよびポリポーシス　Inflammatory polyp and polyposis
    8.9 粘膜脱症候群　Mucosal prolapse syndrome
    8.10 Cap polyposis
    8.11 子宮内膜症　Endometriosis
    8.12 偽脂肪腫　Pseudolipoma（微小気腫症 micropneumatosis）
    8.13 Inflammatory fibroid polyp
    8.14 その他（異所性胃粘膜 Heterotopic gastric mucosa，など）

〔大腸癌研究会 編：大腸癌取扱い規約（第7版補訂版）．金原出版〕

表 5-2 非腫瘍性病変の pit pattern

	色調	pit pattern
過形成性ポリープ	正色調〜白色調	II 型
若年性ポリープ	発赤調	類円型〜桿状の I 型に類似した pit が疎に存在
炎症性ポリープ	さまざま	I 型
Peutz-Jeghers 症候群	白色調	IV 型と II 型が混在
Cronkhite-Canada 症候群	発赤調	類円型〜桿状の I 型に類似した pit が疎に存在

II. 過形成性ポリープと serrated adenoma

1. II 型 pit pattern の鑑別

2001 年 4 月〜2008 年 3 月までに，II 型 pit pattern と診断し内視鏡的切除を行った 87 病変について病理学的検討を行った．その結果，過形成性ポリープ（図 5-1）が 55 病変（63.2%），inflammatory polyp が 24 病変（27.6%），serrated

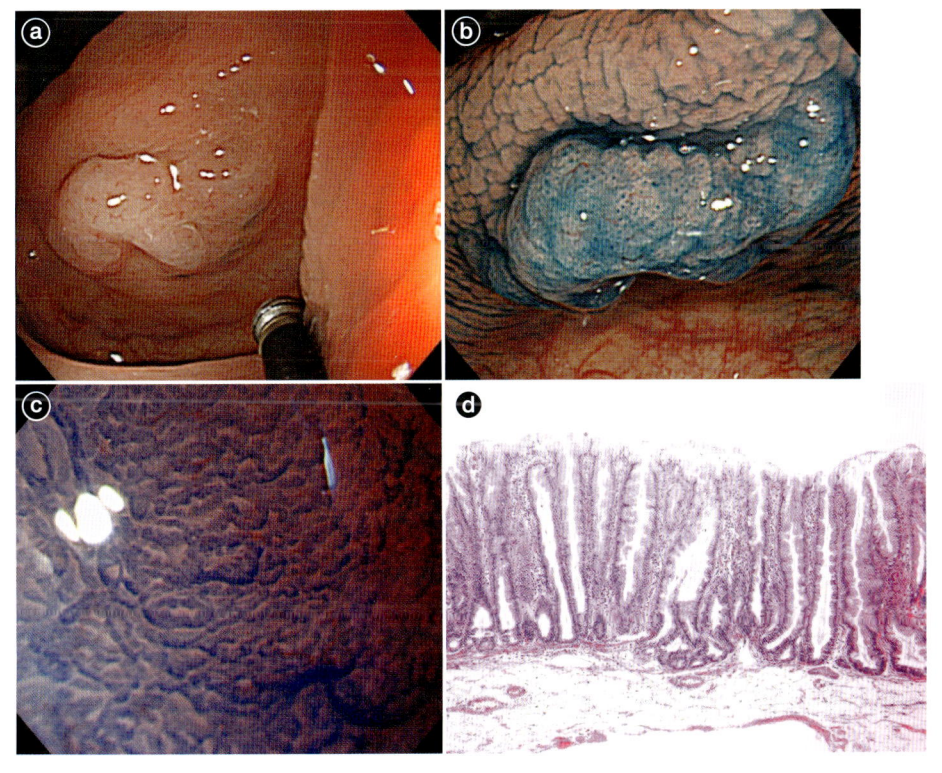

図 5-1 過形成性ポリープ
a：通常観察像　b：インジゴカルミン撒布像
c：クリスタルバイオレット染色後拡大観察像（II 型 pit pattern）　d：病理組織像

adenomaが8病変（9.2％）であった．Ⅱ型 pit pattern と診断した病変には腺腫や癌は認めず，90.8％が非腫瘍であった．

　ここで問題となるのが，過形成性ポリープと serrated adenoma の鑑別である．serrated adenoma[1]が提唱されてから病理組織学的に鋸歯状構造を呈する病変は，鋸歯状腺腫と過形成ポリープに大別されるようになったが，両者に鑑別困難な病変も存在し，それらは sessile serrated polyp[2),3)]，atypical hyperplastic polyp[4)]，large hyperplastic polyp[5)] などと提唱され，概念の解釈や病理診断基準にやや混乱が生じてきているのが現状である．過形成性ポリープ（とくに sessile serrated polyp などに分類されない typical な過形成性ポリープ）が原則として癌化しないのに対し，serrated adenoma に関してはいくつかの癌化の報告がされていることから，内視鏡治療に際しこの鋸歯状病変の鑑別が重要になる．

2．serrated adenoma について

　serrated adenoma（鋸歯状腺腫）は1990年に Longacre と Fenoglio-Preiser が最初に報告したもので，過形成性ポリープに類似した鋸歯状腺管構造をもち，かつ腺腫に類似した腫瘍性細胞異型をもつことを特徴としている．serrated adenoma については数多く報告されてきたが[6)〜8)]，男性に多くみられ，腫瘍は発赤ないし褪色調を呈し，隆起型が多いとされ，好発部位は直腸，S状結腸とされている．担癌率については諸説[9)〜12)]あるが，通常の腺腫とほぼ同等で，取り扱いも腺腫と同様でよいということで，大体一致しているようである．

3．大腸鋸歯状病変における拡大内視鏡所見

　当院では，大腸鋸歯状病変の拡大内視鏡所見を松毬状，シダ状，星芒状（図5-2）のパターンに分けて考えている．松毬状は，Ⅳ型 pit pattern の絨毛に似ているが，先端が太く，松毬・魚鱗・鶏冠様のもの，シダ状はⅢL型 pit pattern や分枝型のⅣ型 pit pattern に似ているが，ギザギザしているもの，星芒状はⅡ型に似ているが，腺口が大きく開口しているものである．

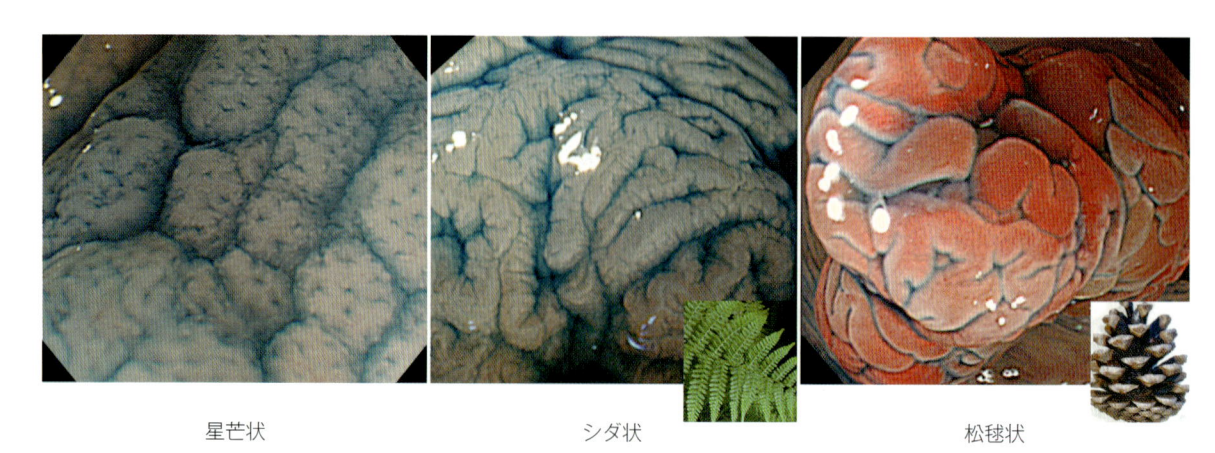

図5-2　大腸鋸歯状病変の拡大内視鏡所見

星芒状　　　シダ状　　　松毬状

当院の検討では[13]，松毬状，シダ状は隆起型に多くみられ，病理組織学的にも典型的な serrated adenoma であった．一方，星芒状を呈するものは，平坦型が多く，病理組織学的には過形成性ポリープに多く認められる傾向にあった．このほかに，平坦型と隆起型が混在するようないわゆる二段状の肉眼形態をとる腫瘍があるが，それらの拡大内視鏡所見は平坦部で星芒状を呈し，隆起部で松毬状やシダ状を呈している．病理組織学的にも，平坦部は過形成性ポリープであり，隆起部では典型的な serrated adenoma であることが多く，このことは serrated adenoma の一部は過形成性ポリープ由来であるという可能性も示唆される．一方，松毬状，シダ状を呈するものは小さくとも過形成性ポリープを伴わない serrated adenoma であることが多く，これらは過形成性ポリープを介さず発生する可能性があることを示唆している．実際の臨床で大腸鋸歯状病変が疑われる病変に遭遇した場合は，クリスタルバイオレット染色を行い，拡大内視鏡診断に基づいた適切な治療が望まれる．

III．カルチノイド腫瘍，GIST，その他の非上皮性腫瘍

　カルチノイドや GIST（gastrointestinal stromal tumor），その他の非上皮性腫瘍は通常観察において隆起性病変として認められることが多く，しばしば他の隆起性病変と鑑別を要する．しかしこれらの腫瘍は粘膜下腫瘍であるため，pit pattern は I 型 pit を呈し，拡大観察によって上皮性腫瘍との鑑別が可能である．

　一般的に大腸における粘膜下腫瘍の発生頻度は脂肪腫がもっとも多く，次いで平滑筋腫，リンパ管腫，血管腫，神経系腫瘍の順とされ，頻度からすると良性の病変が多くを占めるが，なかにはカルチノイドや GIST といった malignant potential をもった腫瘍も存在する．粘膜下腫瘍は上皮性腫瘍のように表面構造の観察だけでは，腫瘍の良悪性を鑑別することが困難であるため，悪性が疑われた場合は EUS や CT など，ほかの検査を含めた総合的な診断が必要である．

　2005 年に行われた大腸カルチノイドの全国集計[14]によると，大腸カルチノイドは男性に多くみられ，平均年齢は 55.9±12.2 歳，好発部位は直腸で，大腸カルチノイドの 99.7％にみられた．なかでも下部直腸に発生するものが圧倒的に多かった．

　2 cm を超えるものについては，治療方針がほぼ決定しているものと考えられるが，最近では内視鏡診断の進歩により微細な病変，とくに 1 cm 以下の病変が多く見つかるようになり，内視鏡治療が行われる場合が多くなってきている．

　GIST（消化管間質腫瘍；gastrointestinal stromal tumor）とは，消化管の筋層内に存在し，消化管運動に関与するカハール介在細胞から発生した粘膜下腫瘍の一種である．食道，胃，小腸，大腸に発生するが，大腸の GIST は消化管 GIST の約 5％であり，まれな腫瘍といえる．直腸の頻度が高く[15]，そのなかでもとくに下部直腸に多いという報告がある[16),17]．GIST を疑った場合には EUS-FNAB（fine needle aspiration biopsy）が推奨される[18]．潰瘍を形成している場合には，潰瘍

底からの生検により組織の採取が可能である．治療はほかの消化管のGISTと同様に，外科的切除が原則である．詳細についてはGIST診療ガイドライン[19]を参照されたい．

第6章
拡大内視鏡による壁深達度診断

　pit pattern 診断は腫瘍・非腫瘍の鑑別のみならず，癌の深達度診断に非常に有用である．前述したようにⅢL 型とⅣ型 pit pattern は腺腫の典型であり，M 癌はみられても SM 癌はほとんど存在しない（ⅢL 型で 0％，Ⅳ型で 3.0％）．一方，V_I 型を呈する病変の 35.1％，V_N 型を呈する病変の 91.3％が SM 癌であり，内視鏡治療が適当かどうかの慎重な検討が必要となってくる（表 6-1）．

I. V_I 型 pit pattern と V_N 型 pit pattern

　癌が粘膜下層へ浸潤して生じる間質反応（desmoplastic reaction）が粘膜表層へ露出した場合，表層の腺管構造が消失し，pit pattern は無構造化する．V_N 型 pit pattern はつまり，この間質反応を反映しているので，ほとんどの場合で深達度は SM，しかも SM 深部浸潤癌なのである．一方，V_I 型 pit pattern は腺管の

表 6-1　pit pattern 診断と病理組織学的診断の対応

pit pattern	Adenoma (dysplasia)		Cancer		Total
	Low grade	High grade	M	SM	
ⅢL	5,888 (83.9%)	762 (10.9%)	365 (5.2%)	0	7,015
Ⅳ	1,004 (48.5%)	526 (25.4%)	477 (23.1%)	62 (3.0%)	2,069
ⅢS	53 (60.0%)	12 (13.5%)	22 (24.7%)	2 (2.2%)	89
V_I	62 (9.2%)	83 (12.3%)	293 (43.4%)	237 (35.1%)	675
V_N	0	0	13 (8.7%)	137 (91.3%)	150

（2001 年 4 月～2008 年 12 月）

構造異型を反映している．そのためⅥ型 pit pattern を示す病変は M 癌，SM 癌が多く，それぞれ43.4％，35.1％である．残りは腺腫であるが，高異型度腺腫の割合が高くなっている．Ⅵ型 pit pattern はV_N型と同様，癌の基本の pit pattern ではあるが，M 癌や腺腫も多く含まれることに注意する必要がある．すなわちV_N型 pit pattern を認めれば外科的治療が第一に検討されるが，Ⅵ型 pit pattern を認めた場合は over surgery とならないよう十分に治療法を検討する必要が出てくる．

II．大腸 SM 癌の取り扱い（SM 浸潤度分類）

　早期大腸癌は，粘膜下層の癌の浸潤の程度に応じてリンパ節転移，遠隔転移の危険性が高くなる．われわれは大腸 SM 癌の浸潤度分類を提唱し検討を重ねてきた．この SM 浸潤度分類は相対分類と呼称され，簡便な方法として取り入れられている．具体的には粘膜下層を均等に3等分し，上から sm1，sm2，sm3 とし，さらに sm1 を水平方向の拡がりを考慮に入れ，病変の SM 浸潤部分の幅と粘膜部での幅の比をとり，その比が1/4以下を sm1a，1/2以上を sm1c，その中間のものを sm1b として分類している（SM 浸潤度分類[1]，図 6-1）．

　内視鏡切除標本の SM 浸潤度の判定は，SM にわずかに浸潤したものを sm1 とし，断端陽性のものを sm3 以深，その中間のものを sm2 とする判定方法である．sm1b までを SM 微小浸潤，sm1c から sm3 までを SM 深部浸潤としている．深達度 sm1b までの SM 癌でリンパ節転移を伴った例はなく，外科的治療の適応になるのは sm1c 以深の SM 深部浸潤癌である．内視鏡治療後に SM 深部浸潤癌で

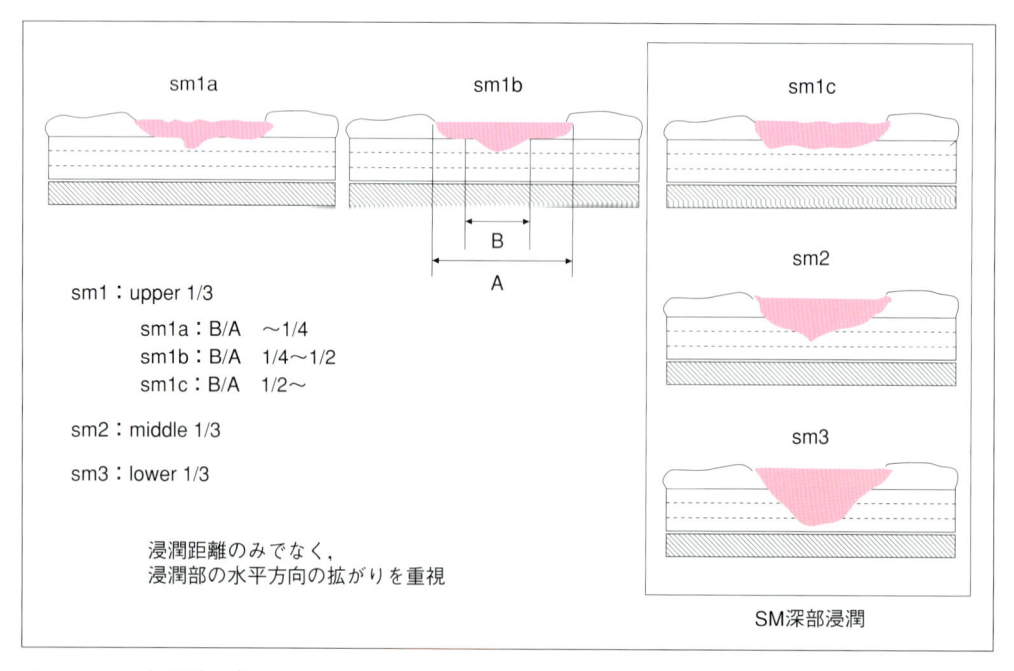

図 6-1　SM 浸潤度分類

sm1：upper 1/3
　　sm1a：B/A ～1/4
　　sm1b：B/A 1/4～1/2
　　sm1c：B/A 1/2～
sm2：middle 1/3
sm3：lower 1/3

浸潤距離のみでなく，
浸潤部の水平方向の拡がりを重視

SM深部浸潤

あった場合は外科的追加切除の適応となる．

　内視鏡治療を行う際は，SM 深部浸潤癌が強く疑われる場合ははじめから外科的治療が選択されることもあるが，内視鏡治療を先行するのであれば，正確な病理組織診断が得られるような標本を得ることがもっとも重要であり，可能なら EMR による一括切除，それが不可能であれば病変のなかでもっとも深いと思われる部位を分割しないような計画的分割切除を行う必要がある．

III. V$_I$ 型 pit pattern 軽度不整/高度不整

　V$_I$ 型 pit pattern を呈する病変には M 癌，SM 癌，さらに一部には腺腫も混在するため，いかにこのうち SM 深部浸潤癌を見つけるかが重要となってくるが，V$_I$ 型を不整の程度で軽度不整，高度不整と分けることで，ある程度，SM 微小浸潤と深部浸潤の判定が可能となっている．

　V$_I$ 型 pit pattern は腺管の構造異型を反映しているため，腺管の構造異型が軽度であれば，表層の腺管を反映する pit pattern の不整の程度は軽度であり，構造異型が高度であれば pit pattern の不整の程度も高度である．第 3 章において前述されたように 2001 年 4 月～2008 年 12 月までに切除された SM 癌のうち治療前に V$_I$ 型 pit pattern と診断された病変 246 病変について，pit pattern の不整の程度と SM 浸潤度を検討した（第 3 章 25, 26 頁，表 3-1, 2）．内腔狭小，辺縁不整のいずれかの所見を認めるとき V$_I$ 型高度不整と決めた場合の感度は 78.9％ であり，特異度は 77.5％ であった．肉眼形態で隆起型，平坦型，陥凹型に分けて検討した場合，とくに陥凹型では非常に高い感度（92.1％）と特異度（85.7％）を示しており，pit pattern 診断は SM 浸潤度の見極めに非常に有用である．V$_I$ 型 pit pattern を見たときは必ずクリスタルバイオレット染色を行って，内腔狭小，辺縁不整等の所見がないか注意深く観察して治療方針の決定にあたることが肝要である．

IV. 正確な深達度診断のために

　III$_S$ 型 pit pattern は陥凹型腫瘍に特徴的な pit pattern である．III$_S$ 型 pit pattern を呈する病変の 24.7％ が M 癌，2.2％ が SM 癌であった（表 6-1）．SM 癌の割合は低いが，しばしば V$_N$ 型 pit pattern を伴った癌であることがある．また IV 型 pit pattern は，しばしば V$_I$ 型や V$_N$ 型 pit pattern を伴い SM 癌であることもある．このように pit pattern が混在してみられる場合，悪性度の高い pit pattern を重視して治療方針の決定にあたる．このため正確な深達度診断を行うには，病変全体の慎重な観察が必要となる．

　腫瘍径の大きな隆起型腫瘍では病変の裏まで必ず観察し，形態の変化しているところや色調の異なる部分があれば必ず拡大観察を行う．LST（laterally spreading tumor）でも広範に拡がる腫瘍であれば大腸のひだに隠れて観察しづ

らい部位が生じるため，ひだを押さえてひだ裏まで綿密に観察する必要がある．当院ではクリスタルバイオレットを撒布したのち，撒布チューブ（non-traumatic catheter[2]，オリンパス製）を鉗子孔から挿入したまま病変の観察を行うが，チューブの先端に丸みがあり，そしてチューブに適度なたわみが出るため，病変や周囲の粘膜を傷つけることなく観察を行うことができる．また，呼吸性の変動や心臓の拍動をある程度抑えることができるため，ブレの少ない写真を撮ることができる．

第7章
拡大内視鏡診断に基づく治療方針

　大腸腫瘍に対する基本的な治療方針はストラテジー（第4章60頁，図4-5，図7-1）に示すとおりである．治療方針の決定には，まず肉眼形態（発育形態分類に従う）を診断することが重要であり，さらに拡大観察によるNBI（Narrow Band Imaging）およびpit pattern診断を行うことにより質的さらには量的診断（深達度診断）が可能となる．深達度がSM深部浸潤（≧sm1c, 1,000μm）以深と診断された病変に関しては，リンパ節郭清を伴う腹腔鏡下手術の適応となり，SM微小浸潤（＜sm1a, b, 1,000μm）より浅層の病変であれば，基本的には内視鏡治療の適応となる．しかし深達度診断に迷う病変も存在し，その場合は診断的治療目的で内視鏡切除を行う場合もある．ただ，一括切除もしくは正確な病理組織学的検索が可能な分割切除でなければ，治癒切除かどうかの判断が厳しくなるため，慎重に内視鏡治療の決定がなされることが望ましい．内視鏡治療といっても，polypectomy，内視鏡的粘膜切除術（EMR），内視鏡的粘膜下層剥離術（ESD）と手法はさまざまであり，肉眼形態，大きさ，占居部位によりどの治療方法が適切なのか選択する必要がある．また肉眼形態によりその病理組織学的特徴が大きく異なるため，これらをすべて把握したうえで拡大内視鏡観察による深達度診断に基づき最終的な治療方針を決定されるべきである．

I. EMR, ESDの適応

　大腸ESD標準化検討部会では，ESDがなされる病変はEMRで一括切除が不可能であることを前提とし，
　① V$_I$型pit patternを呈する病変
　② LST-NGとくにpseudo depressed type（PD）
　③ SM軽度浸潤と予想される病変
　④ Non lifting sign positive
以上の病変がESDの適応とされている．当施設においては②，③，④が適応と

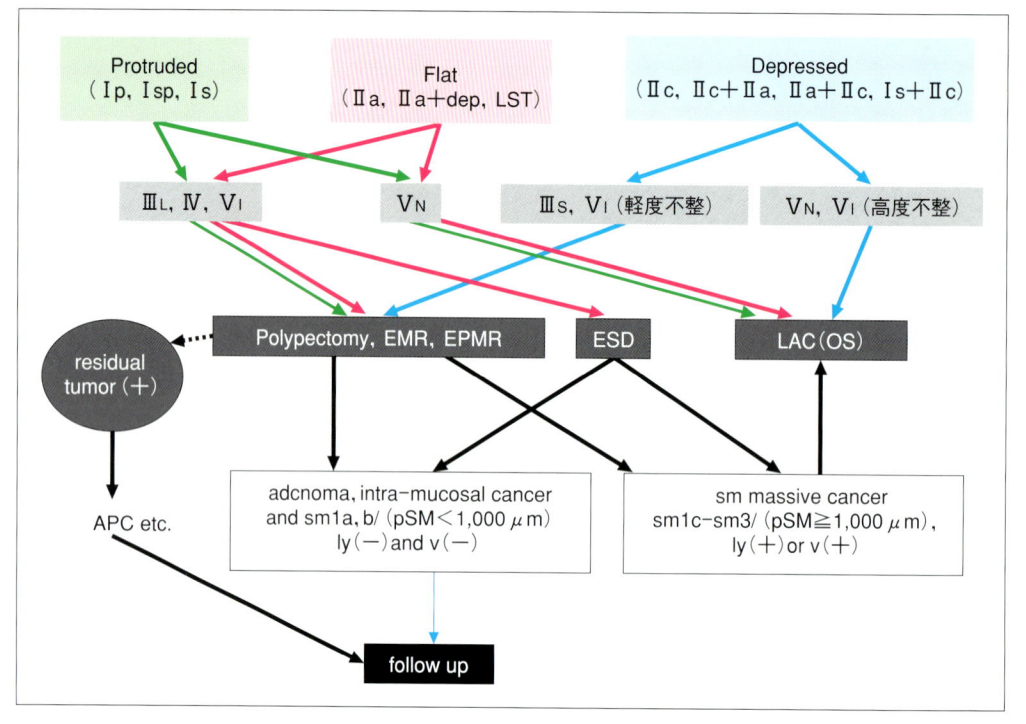

図 7-1 当センターでの大腸腫瘍性病変の治療方針

される病変と考えている．また，一括切除が困難な病変であるが，その病変の質的診断が可能で，計画的な分割切除が容認される病変においてはEPMRが容認されると考えている．しかし，V_I型 pit pattern を示す粗大結節を有しており，SM浸潤の可能性が高く，またその領域がスネアにて一括切除できない病変においては相対的適応としてESDも施行している．ゆえにわれわれは肉眼形態としては，一部のLST-G（nodular mixed type）病変や腫瘍径の大きいIs病変などもESDの相対的適応病変として考えている[1,2]．

II. NBI拡大観察による腫瘍・非腫瘍の鑑別

当施設においては，すべての病変に対し色素拡大内視鏡観察を施行しているが，検査手順の観点から，色素拡大観察の前にNBI拡大観察による腫瘍・非腫瘍の鑑別診断を行っている．normal, faint pattern と診断した場合は非腫瘍性病変であることがほとんどであるが，一部の serrated adenoma などの腺腫を除いては，基本的に経過観察としている．network, dense, irregular, sparse pattern と診断した場合は，腫瘍性病変であるため色素拡大内視鏡観察を行う．とくにirregular, sparse pattern と診断した病変は，SM癌の可能性があるためクリスタルバイオレット染色による詳細な拡大観察が必要となる．詳細については第4章を参照していただきたい．

III. pit pattern 診断からみた治療方針

1．I 型 pit pattern

基本的には治療適応はない．カルチノイドや非上皮性病変が疑われた場合は，生検により組織診断をし，また EUS などの検査も追加し，総合的に治療が必要であるかを検討する．

1）カルチノイド

腫瘍径 10 mm 以下で陥凹，びらんを伴っていなければ ESMR-L 法（endoscopic submucosal resection with a ligation device）もしくは ESD の適応である．切除検体においては詳細な病理学的評価を行い，病理学的断端陽性ないし脈管侵襲陽性なら外科的切除を追加する．

2）悪性リンパ腫

化学療法が第一選択で，大腸に限局していれば外科手術を先行し術後化学療法を行う．

3）GIST（gastrointestinal stromal tumor）

外科手術による原発巣の切除が第一選択で，肝転移などを伴っていれば化学療法を行う．

4）肛門管癌

さまざまな組織型を示し，大腸癌研究会の報告では，腺癌（直腸由来/肛門腺由来；52.1/14.7%），扁平上皮癌（14.7%），痔瘻癌（6.9%），悪性黒色腫（3.9%），類基底細胞癌（1.6%），腺扁平上皮癌（1.0%）となっている[3]．直腸由来の腺癌においては pit pattern 診断により深達度診断が可能であるため，治療方針は前述のとおりである．しかし肛門腺由来の腺癌は粘膜面に癌組織がほとんど認められないため深達度診断が困難である．基本的には腹会陰式直腸切断術（abdominoperineal resection；APR）の適応である．最近では周囲組織への浸潤を認めない症例に対し自然肛門の温存を目的とした肛門温存内肛門括約筋切除術（intersphincteric resection；ISR）が試みられている．扁平上皮癌，類基底細胞癌は放射線化学療法（chemoradiationtherapy；CRT）の治療成績が手術と同等，肛門温存が可能，salvage 手術も可能ということで根治的 CRT が選択される．そのほかの組織型では，肛門腺由来腺癌と同様に深達度診断が困難であること，CRT の効果があまり期待できないことから外科的切除が基本となる．内視鏡治療の適応に関しては，直腸由来腺癌以外は深達度診断が困難であるため，多くは診断的治療となる[4,5]．

5）その他の非上皮性病変

病理組織診断で悪性所見を認めなければ治療適応はないが，腫瘍径が大きく，便通障害や腹部症状を伴っていたり，びらん・潰瘍を伴い血便の原因となるようであれば治療を考慮する．

2．II型 pit pattern

非腫瘍性病変，とくに過形成性ポリープの多くがこの pit pattern を示す．基本的には治療適応はないが，serrated adenoma の一部（約 15％）に II 型 pit pattern を示す病変もあり注意を要する．また II 型 pit pattern を示す病変に sessile serrated polyp/adenoma や large hyperplastic polyp などの大腸鋸歯状病変が挙げられるが，治療適応については今後議論される課題である．

3．III_L 型 pit pattern

III_L 型 pit pattern においては，当施設では SM 癌は 1 例も認めておらず，肉眼形態，腫瘍径にかかわらずすべて内視鏡治療により治癒切除が可能である（第 6 章 75 頁，表 6-1）．

4．III_S 型 pit pattern

III_S 型 pit pattern を呈する病変においては，まず EMR などの内視鏡治療が考慮される．陥凹型腫瘍がほとんどであり，その生物学的特徴から，一括切除が望まれ，詳細な病理学的な検索が必要である．LST-NG（PD）のような病変においては，一括切除の必要性から ESD が推奨される．

5．IV型 pit pattern

IV 型 pit pattern においては，当施設では約 3.0％に SM 癌を認めている．その肉眼形態は Ip，Isp などの隆起型が大半を占めており，polypectomy や EMR などの内視鏡治療を行う．

6．V_I 型（軽度不整）pit pattern

V_I 型軽度不整 pit pattern においては，約 10％に SM 深部浸潤癌を，約 17％に SM 微小浸潤癌を認めている（表 7-1）．SM 癌を分割切除した場合，治癒切除の判定が困難になることもあり慎重に治療方法を選択すべきである．陥凹型，LST-NG は V_I 型（軽度不整）pit pattern でも SM 癌の可能性が高く，とくに正確な病理診断が必要となるため，基本的には EMR による治療が第一選択だが，多分割切除となり正確な診断ができないことが予想される場合には ESD も考慮する．LST-G，隆起型は M 癌であることがほとんどで，粗大結節がよほど大きくないかぎりにおいては EMR/EPMR にて治療が可能である．

表 7-1　V_I 型 pit pattern における病理組織診断

	adenoma, M (%)	SM-S (%)	SM-M (%)	計
V_I 型軽度不整	173 (73.3)	39 (16.5)	24 (10.2)	236
V_I 型高度不整	14 (10.6)	14 (10.6)	104 (78.8)	132

7. V_I型（高度不整）pit pattern

V_I型高度不整 pit pattern においては，約80%に SM 深部浸潤癌を，約11%に SM 微小浸潤癌を認めている．SM 癌の確率が高く基本的には腹腔鏡による外科手術が適応である．しかし隆起型は V_I型（高度不整）pit pattern で M 癌であることも少なからずあるため，そのような病変に対し外科手術を行えば over surgery となってしまうため，一括切除を前提とした診断的治療目的の内視鏡切除も許容される．ただ分割切除になった場合，I s 型は深部断端の評価が困難になることも多いため慎重な判断が必要とされる．

8. V_N型 pit pattern

V_N型 pit pattern においては，箱根合意以降，ほぼ全例で SM 深部浸潤を認めるため腹腔鏡による外科手術の適応である．

IV. 肉眼形態（発育形態分類に準ず）からみた治療方針

1. 隆起型（Is, Isp, Ip）

当施設においては，5 mm 以下の微小病変では，陥凹型腫瘍では 6.3% に SM 癌が認められたのに対し，隆起型腫瘍においては特殊な I p 型（陥凹を伴うもの）を除き，SM 癌は 1 例も認めていない（表7-2）．したがって III_L 型を呈する微小な隆起性病変は早急な内視鏡治療の対象にならないものと考えている．腫瘍径が増大するほど SM 癌率が上昇する傾向があるが，III_L 型 pit pattern であれば SM 癌の可能性はきわめて低く，内視鏡治療が選択される．IV, V_I型 pit pattern と診断された場合は，一部に SM 深部浸潤をきたす病変も確認されるが，over surgery を防ぐ観点から内視鏡治療（EMR, ESD）が容認される．切除検体に関しては詳細な実体顕微鏡により pit pattern 観察し，内視鏡医が病理割線を決定することが望まれる．V_N型 pit pattern と診断された病変はほとんどが SM 深部浸潤であり，腹腔鏡補助下腸切除が選択される．

表7-2 発育形態分類別にみた SM 癌率（進行癌を除く）

	Size（mm）					Total
	～5	6～10	11～15	16～20	21～	
Depressed type	2/32 (6.3%)	34/57 (59.6%)	37/41 (90.2%)	22/22 (100%)	13/14 (92.9%)	108/166 (65.1%)
Flat type	0/2,422 (0%)	9/805 (1.1%)	23/309 (7.4%)	27/196 (13.8%)	61/354 (17.2%)	120/4,086 (2.9%)
Protruded type	1/2,807 (0.03%)	46/2,707 (1.7%)	70/667 (10.5%)	58/326 (17.8%)	58/223 (26.0%)	233/6,730 (3.5%)
Total	3/5,261 (0.06%)	89/3,569 (2.5%)	130/1,017 (12.8%)	107/544 (19.7%)	132/591 (22.3%)	461/10,982 (4.2%)

（2001年4月～2008年12月）

表 7-3　LST 亜分類別にみた SM 癌率

	Size (mm)			Total
	10〜19	20〜29	30〜	
Granular type				
Homogeneous type	0/173 (0%)	1/101 (1.0%)	1/103 (1.0%)	2/377 (0.5%)
Nodular mixed type	4/33 (12.1%)	6/35 (17.1%)	21/75 (28.0%)	31/143 (21.7%)
Non-granular type				
Flat elevated type	17/302 (5.6%)	11/111 (9.9%)	15/61 (24.6%)	43/474 (9.1%)
Pseudo-depressed type	15/50 (30.0%)	21/53 (39.6%)	11/16 (68.8%)	47/119 (39.5%)

(2001 年 4 月〜2009 年 5 月)

2．平坦型（Ⅱa，LST）

平坦型病変の治療は EMR が行われることが多い．隆起型病変同様に 5 mm 以下の微小病変においては，SM 癌はきわめてまれであり，ⅢL 型 pit pattern 単独であれば早急な内視鏡治療の対象とはならない．つまり経過観察として問題はない．Ⅳ型や VI 型 pit pattern を認めた場合には，隆起型同様に over surgery を防ぐ観点から内視鏡治療（EMR, ESD）が先行される．VN 型 pit pattern を認めた場合は SM 深部浸潤を示唆する所見であり，腹腔鏡補助下手術が第一選択となる．LST については亜分類別に治療方針を以下に述べる．

1）LST-G（homogeneous type）

ほとんどすべての病変が EMR および EPMR による内視鏡治療の適応である．明らかな VN 型，VI 型（高度不整）pit pattern を認めなければ，SM 癌の頻度がきわめて低いことから（表 7-3），たとえ腫瘍径が大きくとも分割切除が容認される．

2）LST-G（nodular mixed type）

多くの病変で EMR および EPMR での治療が容認される．pit pattern 診断に基づき V 型（VN 型を除く）の部位（領域）をしっかり含むように計画的に切除するが，一部の症例で粗大結節部もしくはその近傍で SM 深部浸潤を認める場合があり，粗大結節部が分割切除になる可能性がある場合には ESD による一括切除が望まれる．

3）LST-NG（flat elevated type）

多くの病変で EMR および EPMR での治療が容認される．ⅢL 型，Ⅳ型 pit pattern を認めた場合には SM 癌の可能性がほとんどないため EMR の適応である．また腫瘍径が大きく，VI 型 pit pattern を認める病変は SM 癌率が高く，多分割切除では容認されない部分もあり，ESD が選択される場合がある．

4）LST-NG（pseudo-depressed type）

腫瘍径が小さくとも SM 癌率が高く，正確な病理組織学的検索が必要とされる．しかし EMR による一括切除は困難であるため，多くの病変が ESD の適応

となる．腫瘍径 30 mm 以上の病変では，60％以上の SM 癌率を認め，V_I 型（高度不整）pit pattern を伴う場合にはそれが 80％を超えるため，部位，操作性などから ESD も困難と予想される場合には腹腔鏡補助下手術も選択肢の一つである．

3．陥凹型（Ⅱc，Ⅱa＋Ⅱc，Ⅰs＋Ⅱc）

　隆起型，平坦型と比較し，悪性度の高い病変であり，大きさにかかわらず発見されれば必ず治療が必要である．Ⅲs 型，V_I 型（軽度不整）pit pattern であれば EMR の適応である．陥凹型腫瘍の SM 癌率は 64.6％，腫瘍径 6 mm 以上で 78.5％であり，正確な病理組織学的検索が必要であるため一括切除が望ましい．V_N 型 pit pattern ではもちろんであるが，V_I 型高度不整 pit pattern においてもほとんどの病変で SM 深部浸潤をきたしており，リンパ節郭清の必要性から腹腔鏡補助下大腸切除術が適応となる．

第8章
炎症性腸疾患における拡大内視鏡の役割

1 炎症性腸疾患の表面構造

　炎症性腸疾患（inflammatory bowel disease；IBD）は原因不明の疾患であり，再発を繰り返すことが特徴である．

　大腸内視鏡検査はIBDの診断，重症度，治療法の効果の判定などに有用であり，また生検が行えるため組織学的活動性を評価でき有用な手段である．

　潰瘍性大腸炎（ulcerative colitis；UC）では粘膜のleukocyte infiltration, surface erosion, crypt abscessから再発を予測できるという報告もあり[1]，生検での組織学的所見が再発を予測する良い指標となる可能性がある．通常内視鏡所見も直接粘膜の状態を評価でき，重症度を把握でき有用とされる．いくつかの通常内視鏡による分類が提唱されているが[2〜6]，その分類と病理学的所見が関連するかの結論は出ていない[2,3,7,8]．通常内視鏡では明らかな変化がみられないにもかかわらず，病理学的には炎症所見があることはよく経験されることである．では，拡大内視鏡観察はUCの診療に有用なのだろうか．

I. 拡大観察によるUC再発の予測

　拡大内視鏡の大腸腫瘍での有用性は前述のとおりであるが，UC患者でもいくつかの有用性が報告されている[9〜14]．報告の多くは拡大内視鏡と組織学的所見とを比較して，拡大観察で再発の予測が可能かを検討している．

1. network patternとcryptal opening

　Matsumotoら[9]は直腸の拡大内視鏡所見をnetwork pattern（NWP）とcryptal opening（CO）に分け，41人のUC患者を比較検討している．どちらか一方のみを呈する例では，臨床的重症度，内視鏡的重症度，組織学的活動性に有意差を認めなかったが，両所見を呈する例では臨床的重症度，組織学的活動性は有意に低かったと報告している．

2. 拡大内視鏡所見分類と Matts grade

　Fujiya, Saitoh らは UC 患者の拡大内視鏡所見として 5 つの所見は，① regular arranged crypt opening，② villous-like appearance，③ minute defects of epithelium（MDE），④ small yellowish spots（YS），⑤ coral reef-like appearance に着目して分類し，それらが活動性の評価や再発の予測に有用と報告している[10]．UC 患者 61 人で拡大内視鏡分類と病理学的所見を比較検討している．この拡大内視鏡分類は組織学的活動性（Matts 分類）とよく相関していた．

　さらに内視鏡的 Matts grade 1 であればすべて組織学的 Matts grade 1 であり，内視鏡的 Matts grade 3，4 であればすべて組織学的 Matts grade 3 かそれ以上であった．これらは正常，もしくは明らかな活動性があれば通常内視鏡で容易に判別できるが，わずかな炎症性変化は通常内視鏡で判別することは困難であるということを示している[2),3),8)]．

　regular arranged crypt opening もしくは villous-like appearance を示す 45 カ所のうち 37 カ所（82.2％）では組織学的 Matts grade 1 であった．MDE，YS，coral reef-like appearance を示す 71 カ所ではすべてが組織学 Matts grade 2 以上であった．この study では拡大内視鏡所見と組織学的活動性の関連性（$r^2=0.807$）のほうが通常内視鏡のそれ（$r^2=0.665$）より優れていた．MDE がみられた 74％ が半年以内に再発し，残りの 26％ は 10 カ月以内には再発した．逆に MDE がみられなかった症例では半年以内に 22％ しか再発せず，12 カ月以内でも 44％ しか再発しなかった．残りは観察中の 36 カ月間再発しなかった．MDE は短期間での再発を予測する指標と考えられた．

3. pit pattern 分類と MCS grade

　Ando, Nishio らは寛解期の 112 人の UC 患者に対し，拡大内視鏡検査を行い，pit pattern と組織学的活動性（Riley's histological grading），IL-8 activity を比較検討している[11),12),15)]．直腸の pit pattern を 3 つに分類し MCS（magnifying colonoscopy）grade 1 は pit が小さく，丸く，規則的なもの，grade 2 は pit がやや大きく，卵型で軽度不規則的なもの，grade 3 は pit の形態が多彩で，大きさもまばらで不規則的なものと定義している．患者は再発するまで，もしくは最大 12 カ月観察している．MCS grade と組織学的活動性，IL-8 activity は再発の予測因子として有用であり，multivariate proportional hazard model analysis では，MCS grade はそのなかでも有用な再発の予測因子であると示された．Kaplan-Meier estimate では 12 カ月間の再発率は MCS grade が上がるほど高くなるとされ，grade 1 では 0％，grade 2 では 19％，grade 3 では 43％ となった．MCS grade は組織学的活動性と相関するが，組織学的活動性は正確な再発予測因子とはならなかった．

表 8-1　Magnifying colonoscopic features in relation to histologic findings

Magnifying Colonoscopic Features	Matts Biopsy Grades			Total Number of Specimens
	Grade 1	Grade 2	Grade 3	
Normal pattern	211 (98)	4 (2)		215 (100)
Honeycomb-like appearance	4 (13)	25 (83)	1 (4)	30 (100)
Villi-like appearance		24 (83)	5 (17)	29 (100)
Small yellowish spots		2 (14)	12 (86)	14 (100)
Coral reef-like appearance		2 (13)	13 (87)	15 (100)

Values given as No.（%）.

〔Kunihiro M, et al：Inflamm Bowel Dis　2004：10：737-744[13]より引用〕

II．組織学的活動性の評価

　Kunihiro, Tanaka らは 60 人の UC 患者らを対象とし，拡大内視鏡所見，通常内視鏡所見 Matts grade と組織学的 Matts grade との間で関連性を検討している[13]．Saitoh と Fujiya の分類を改変し，① normal pattern, ② honeycomb-like appearance, ③ villi-like appearance, ④ small yellowish spots, ⑤ coral reef-like appearance, ⑥ polypoid mucosal tags の 6 つに分類している．

　結果，365 カ所で通常内視鏡，拡大内視鏡検査が行われ，その後，生検し組織学的検討がなされた．通常内視鏡所見で Matts 2 の粘膜では normal pattern 1％，honeycomb-like appearance 27％，villi-like appearance 33％，small yellowish spots 19％，coral reef-like appearance 20％と，さまざまな所見が得られた．通常内視鏡では内視鏡的 Matts 2 の粘膜を拡大内視鏡所見のようにしっかりと区別するのは困難であった．内視鏡的 Matts 3 の粘膜では 27％が small yellowish spots を，61％が coral reef like appearance を示した．内視鏡的 Matts 4 の粘膜では coral reef-like appearance と polypoid mucosal tags が 50％ずつであった．内視鏡的 Matts 1，2 の 303 カ所で検討すると，normal pattern の粘膜では crypt の開口はほぼ正常であり，分岐を認めなかった．また，ほとんど炎症細胞浸潤を認めなかった．

　honeycomb-like appearance では軽度の goblet cell hyperplasia と炎症細胞浸潤を認めた．villi-like appearance では明らかな goblet cell hyperplasia，多方向に分岐する crypt，中等度の炎症細胞浸潤を認めた．small yellowish spots では炎症細胞浸潤を伴う部分的な crypt の破壊を認めた．coral reef-like appearance では明らかな炎症細胞浸潤，crypt の破壊，goblet cell の減少を認めた．polypoid mucosal tags では著明な炎症細胞浸潤を伴った潰瘍や細胞壊死を認めた．これらの拡大内視鏡所見は大腸での各部位の間で違いを認めなかった．拡大内視鏡所見と組織学的 Matts grade の結果は表 8-1 に示すとおりであった．拡大内視鏡は通常内視鏡に比べ有意差をもって組織学的活動性を評価できると考えられた．

　Hurlstone らは，通常内視鏡では炎症の範囲や再発の予測に対して適しておら

ず，組織学的に重要な再発所見である微小な crypt abscess の形成，ムチンの減少はとらえられないとし，拡大内視鏡による組織学的活動性の評価と病変の範囲を検討している[15]．すでに UC と診断されている 300 人の患者に大腸内視鏡検査を行い，盲腸，上行，横行，下行，S 状結腸と直腸の 6 つの領域において，通常観察と色素拡大内視鏡，そして生検を行っている．活動性の評価は Baron の分類を，拡大内視鏡所見は Saitoh の分類を改変したものを，組織学的評価は Matts 分類を用いた．1,800 個の生検組織を検討した．カッパ統計量で Saitoh の内視鏡分類[16]（改変）grade 1/2，3/4，5/6 と組織学的 Matts 分類 1/2，3a/b，4/5 との一致率は，それぞれ 0.96，0.62，0.51 であった．拡大観察所見は通常観察所見より病気の程度を予測するのに有意に優れていた．色素拡大内視鏡所見は virtual biopsy として優れており，簡単な再発予測因子となり，正確な診断のための生検の個数を減らすことができ，コスト削減できるとしている．

拡大内視鏡は通常内視鏡よりも詳細な組織学的活動性を評価でき，有用性が期待される．しかし，UC においての拡大内視鏡所見分類は確立されておらず，再発予測因子も不明瞭である．今後もさらなる検討が必要である．

クローン病では拡大内視鏡観察の有用性に関する報告はほとんどない．

2 炎症性腸疾患関連癌の表面構造

潰瘍性大腸炎（UC）患者においては，経過とともに大腸癌が高率に発生してくる．UC 発症後 10 年での癌合併率は 2.1% であり，発症後 30 年での癌合併率は 17.8% に達するといわれる[17]．本邦の UC 患者は急速に増加しており，すでに 10 万人を超えている．それに伴う大腸腫瘍の発生も大幅に増えていくと考えられる．

一方，colitic cancer の初期像が不明確なためにその早期発見は容易ではない．これまで，UC 関連癌の早期発見の方法として，発症から 8 年以上経過した UC 患者に対し 10 cm ごとに 2 または 4 カ所からの step biopsy を行うことが提唱されている[18),19)]．しかし，これらの方法では無駄が多く，発見率が低いため内視鏡診断学の進歩がまったく反映されていない．しかも 1 例発見に何千万円もの費用がかかることになり，対費用効果が悪い[20),21)]．一方，UC 非合併の大腸腫瘍性病変の内視鏡診断には，拡大観察による pit pattern 分類がきわめて有効であり[22),23)]，UC に伴う dysplasia，癌の診断においても有効性が報告されてきている[24),25)]．

I. 肉眼所見と拡大所見

dysplasia，癌の発見の契機となる存在診断の内視鏡所見には，領域をもった隆起，発赤，血管像の乱れ，狭窄などがある．疑わしい所見があれば，色素撒布して拡大観察を行う．

味岡らは，切除標本に対する実体顕微鏡観察から，進行癌随伴 dysplasia の pit pattern は乳頭状，樹枝状，棍棒状，楕円形（Ⅳ型，ⅢL型，ⅢS型）を示したと報告している[26]．同時に，ⅢL型，Ⅳ型を呈しながら非腫瘍であった症例を示し，ⅢL型，Ⅳ型の必要性を提起している．

藤盛らは腫瘍性病変の pit pattern は，類円形，棍棒状，樹枝状，絨毛状とさまざまであったが，非腫瘍性粘膜においても，円形のほか，同様のさまざまな形態がみられ，pit の形態のみからでは腫瘍・非腫瘍の鑑別は困難であったが，腺管密度は腫瘍性病変で高い傾向があり，これが診断に有用であったとしている[27]．

長廻らは，平坦型 dysplasia における溝紋様変化が特徴的であると述べている[28]．

佐野らは，溝紋様やビロード様の領域に不整 pit が開口する場合に dysplasia の可能性が高いとしている[29]．

五十嵐らは，m 癌と dysplasia において，Ⅳ型，ⅢL型，ⅢS型を呈するものが多かったが，通常の大腸腫瘍のものに比べ，pit が疎であったとしている[30]．

岩男らは，早期癌と dysplasia において，ほとんどが，Ⅳ型，ⅢL型であったが，同時に，いわゆる腫瘍性 pit を示さない dysplaisa が存在し，さらにⅢL型，Ⅳ型類似の pit pattern を呈する再生性過形成性変化があることを述べている[31]．

いずれにしても，本邦を含め colitic cancer の拡大所見については明確な指標がほとんどないといってよい．

II. UC の腫瘍性 pit pattern：NPUC

そこで，2005 年 12 月に厚生労働省班会議工藤班（「大腸腫瘍性病変における腺構造の診断学的意義の解明に関する研究」班），日比班（難治性疾患克服研究事業「難治性炎症性腸管障害に関する調査研究会」班）合同 pit pattern meeting にて colitic cancer の拡大 pit pattern 所見が検討された（表 8-2）．

dysplasia，早期癌 40 例の大多数はⅣ型 pit pattern を呈していた．そしてⅣ型 pit pattern はさらに樹枝状（Ⅳ branched），絨毛状ないし松毬様（Ⅳ villous），シダ様（Ⅳ serrated）に分けられた（図 8-1）．colitic cancer のⅣ型の 60％は villous な pattern を示していた．UC における pit pattern の特徴としては，pit pattern 分類のⅣ型が重要であり，Ⅳ型のなかで villous pattern を示すⅣV が重要であることが示された（表 8-3）．そのほかⅢS，ⅢL型は少なく癌においてはⅤI が多く認められた（表 8-2）．

表 8-2 組織型と pit pattern

	I	IIIs	IIIL	IV	VI	VN	計
LGD	1	1	11	15	1		29
HGD			1	4			5
M癌				4	2		6
SM以深癌			2	2	1	3	8
計(%)	1	2	13(27)	25(52)	4(9)	3(6)	48

LGD：low grade dysplasia
HGD：high grade dysplasia
〔日比班・工藤班合同 Colitic Cancer Pit Pattern ミーティング（熱海ミーティング）から〕

IV branched type　　IV serrated type　　IV villous type

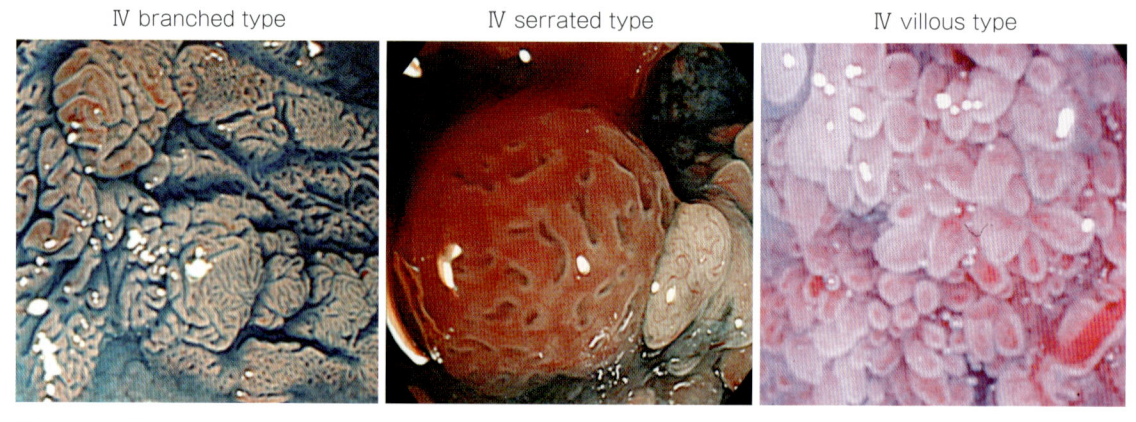

図 8-1　IV型 pit pattern における NPUC

表 8-3　組織型と IV型 pit pattern

	IV型			計
	branched	serrated	villous	
LGD	7	1	6	14
HGD	2		2	4
M癌	1	1	3	5
SM以深癌			2	2
計	10	2	13	25

LGD：low grade dysplasia
HGD：high grade dysplasia
〔日比班・工藤班合同 Colitic Cancer Pit Pattern ミーティング（熱海ミーティング）から〕

　このような UC における腫瘍性 pit pattern を，neoplasitc pit pattern of ulcerative colitis（NPUC）と呼び，非腫瘍性の pit pattern である non-neoplastic pit pattern of ulcerative colitis（non NPUC）と比較して検討した（図 8-2）．その結

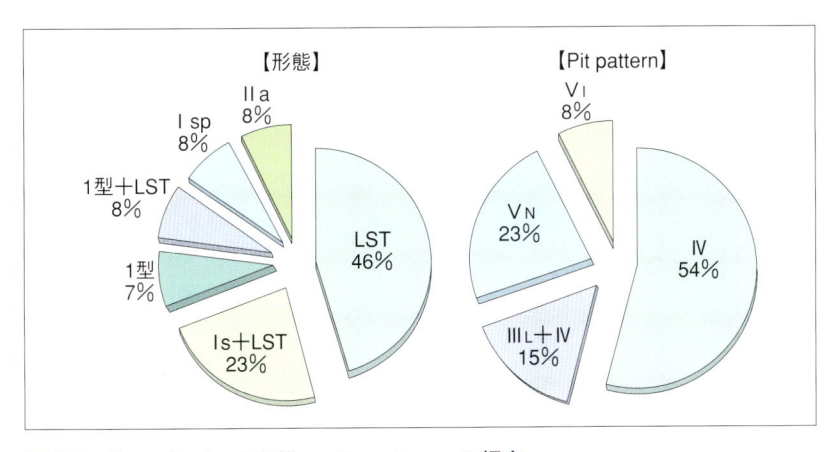

図 8-2 Dysplasia の形態，pit pattern の頻度

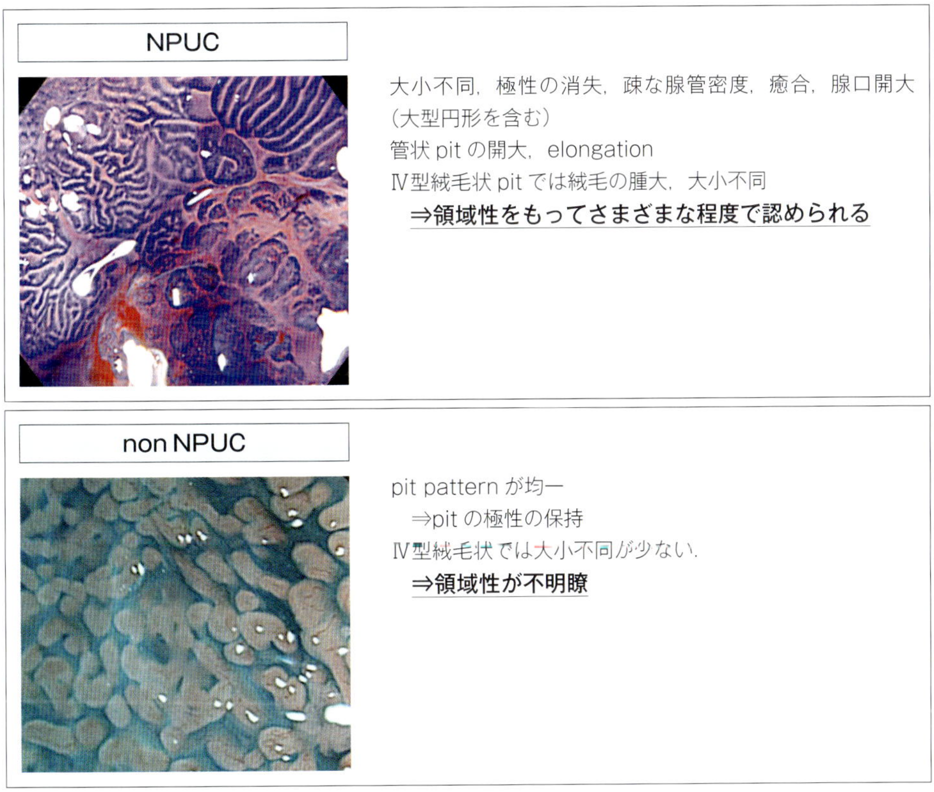

図 8-3 NPUC と non NPUC の鑑別点

果，NPUC の特徴はⅣ型を中心として，ⅢL，ⅤI，ⅤN 型を呈するといったことであり，色素撒布にてそれを確認することが重要である．

またnon NPUC との鑑別点として，NPUC では，不整が目立ち，大小不同，pit の極性の消失，領域性，疎な腺管密度，大型円形を含む腺口開大，pit の癒合といった pit 所見が重要である．それに対し non NPUC 所見としては一見Ⅳ型様を呈していても，大小そろった大きさ，均一，pit の極性の保持といった点が特徴的であ

る（図 8-3）．さらにインジゴカルミン（indigocarmine）撒布のみでは不十分で，クリスタルバイオレット染色の必要性が指摘された．とくにIV型 pit pattern やVI pit の確認において染色方法はきわめて重要である．非腫瘍性病変がIV型類似の pit pattern に見えることもあり，クリスタルバイオレット染色を行い注意深く観察することが重要である．

III．今後の課題

　NPUC の診断には通常観察による，存在診断が重要である．さらにIV型やVI型 pit pattern を呈する NPUC においては深達度診断が難しい例がある．診断を困難にする原因として，UC においては，繰り返す炎症により背景粘膜が修飾を受けていることがあげられる．UC 非合併の散発性大腸腫瘍では背景粘膜が正常であり，存在診断や範囲の特定は容易であるが，UC の活動期においては腫瘍と非腫瘍の差異がわかりにくく，さらに境界の不明瞭な症例も存在する．いずれにしても通常内視鏡のみでの診断は容易ではないために，寛解期に pit pattern の十分な観察を行う必要がある．

　また，深達度診断が困難なことがあるという問題がある．その要因として，粘膜病変を残したまま深部浸潤していることがあり，表面構造が必ずしも腫瘍全体を表現しているわけではないこと，また隆起病変直下が必ずしも腫瘍最深部ではないことがあげられる[32]．

　そのほか，散発性腫瘍と UC 癌関連のものとの鑑別が問題となる．病理標本では，dysplasia の Ki-67 染色での増殖動態の変化や p53 の陽性率が高いなどの指摘がある[33]．

おわりに

　通常観察，色素観察，そして拡大観察を併用することにより UC 関連の腫瘍性病変の検出能向上が期待されるが[34]，さらなる症例の集積と解析を進めていく必要がある．

第 9 章

症　　例

症例 1　45歳，女性．検査目的：便潜血反応陽性

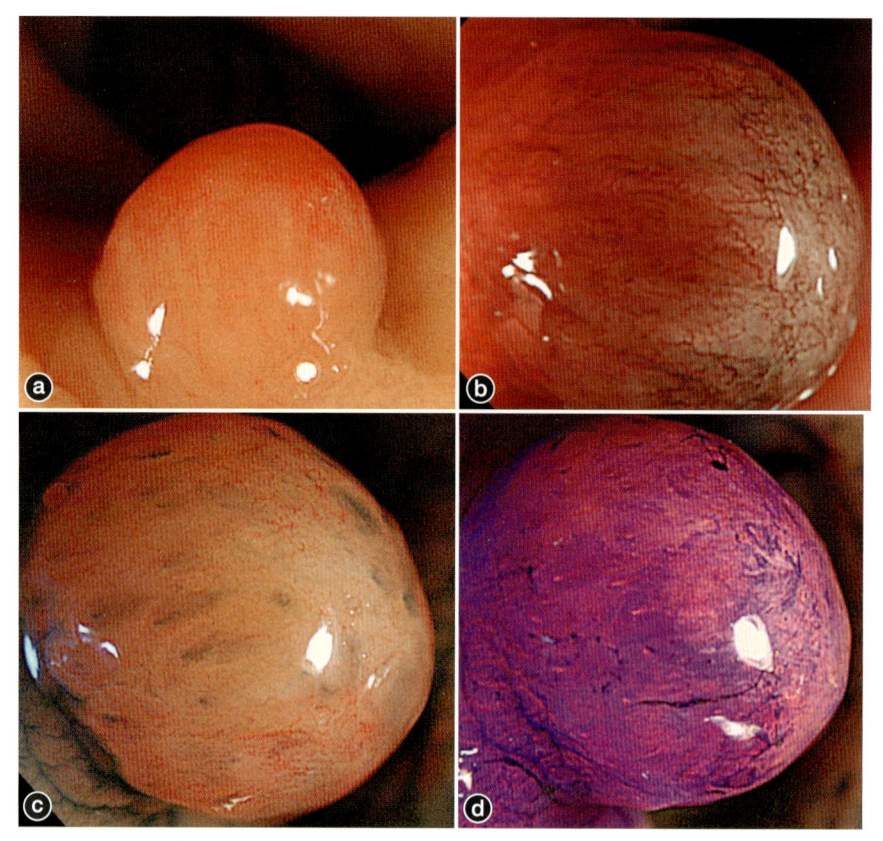

a：通常内視鏡観察では直腸に3mm大のやや発赤調の隆起性病変を認める．
b：NBIでは毛細血管の増生拡張を認める．
c：インジゴカルミン撒布後の拡大観察において，Ⅰ～Ⅱ型 pit pattern を認める．
d：クリスタルバイオレット染色後の拡大観察において，Ⅰ型類似の類円形 pit を認める．

肉眼形態	Ⅰs

pit pattern 診断 Ⅰ型 pit pattern

内視鏡診断	若年性ポリープ	治　療	polypectomy

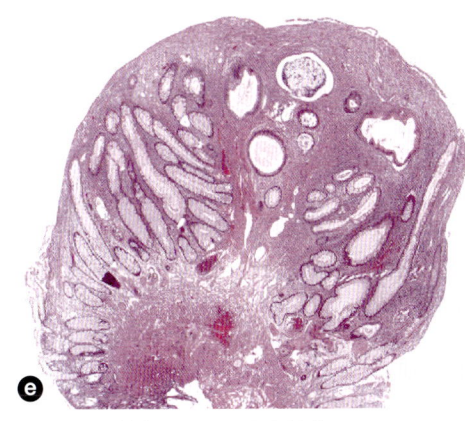

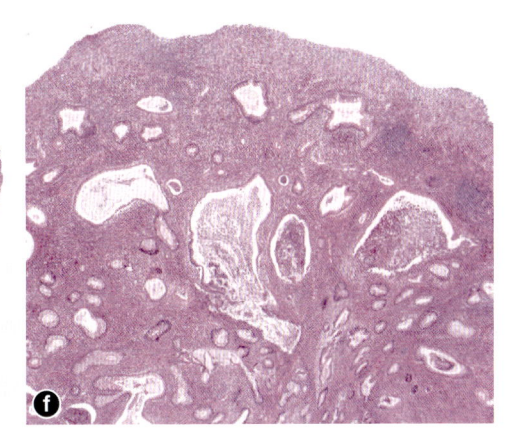

e：HE 弱拡大.　f：HE 中拡大.
病理組織学的所見は，囊胞状に拡張した腺管像を認め，間質には炎症細胞浸潤が目立つ.

病理組織診断 juvenile polyp

症例 2   33歳，男性．検査目的：便潜血反応陽性

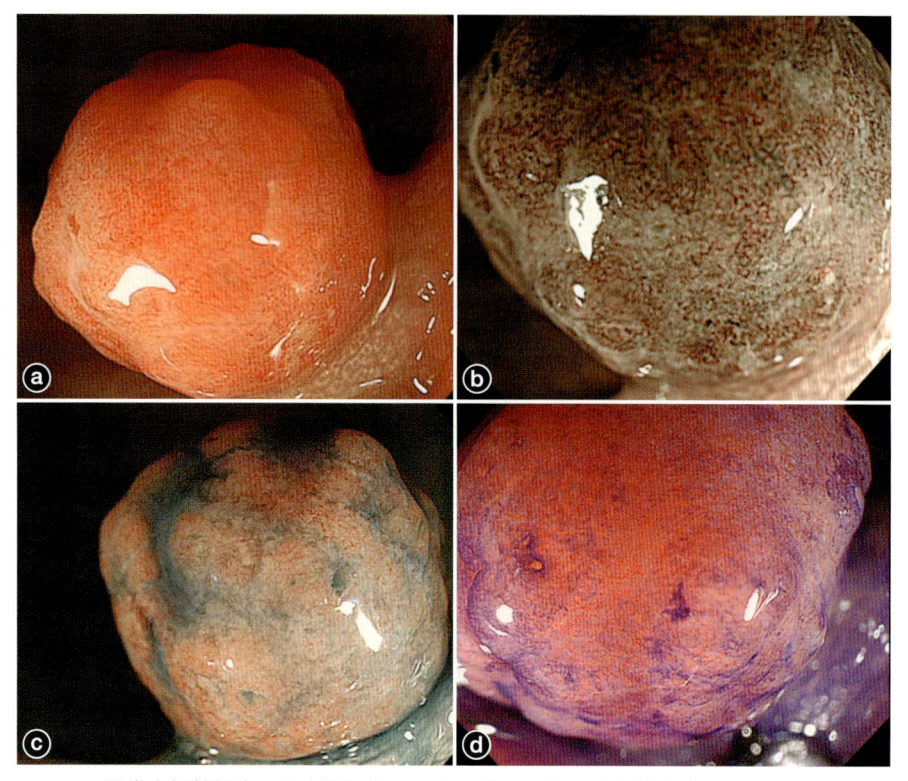

a：通常内視鏡観察では直腸に 7 mm 大の発赤の強い隆起性病変を認める．
b：NBI では毛細血管の増生拡張を認める．
c：インジゴカルミン撒布後の拡大観察において，Ⅰ型 pit pattern を認める．
d：クリスタルバイオレット染色後の拡大観察において，Ⅰ型類似の類円形 pit を認める．

肉眼形態	Ⅰs
pit pattern 診断	Ⅰ型 pit pattern
内視鏡診断	若年性ポリープ
治　療	polypectomy

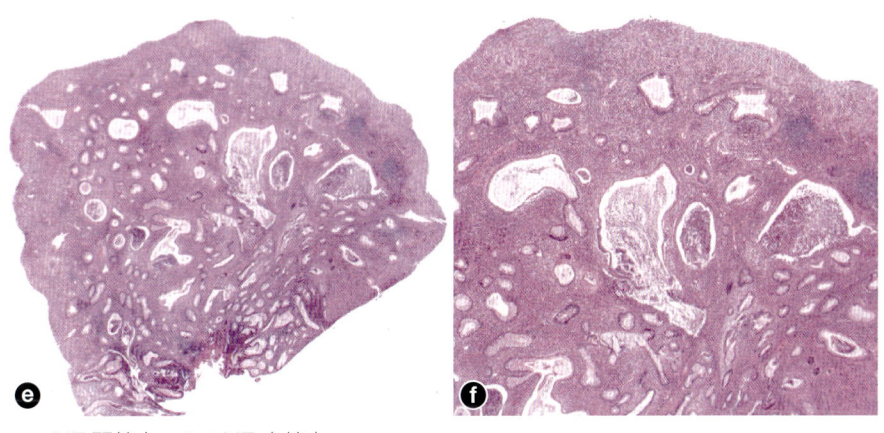

e：HE 弱拡大．　f：HE 中拡大．
病理組織学的所見は，囊胞状に拡張した腺管像を認め，間質には炎症細胞浸潤が目立つ．

病理組織診断	juvenile polyp

■解　説■　症例1・症例2：若年者に多くみられるポリープであるが，成人にもみられる．部位的には直腸に多くみられる．形態的には有茎性のものが多いが，小さなものでは無茎性のものも認める．通常観察では発赤調を呈し，表面に粘液の付着を認めることが多く，びらんを形成することもある．拡大観察では，Ⅰ型 pit pattern に類似するが，pit の大きさは大小不同で類円形から桿状の歪んだ形を呈する．間質が浮腫状に拡張しているため，pit は疎に存在している．病理組織像は異型のない腺管が囊胞状に拡張し，間質は浮腫状で血管拡張や炎症細胞浸潤を認める．

> **症例 3** 60歳,男性.検査目的:検診でポリープを指摘された.

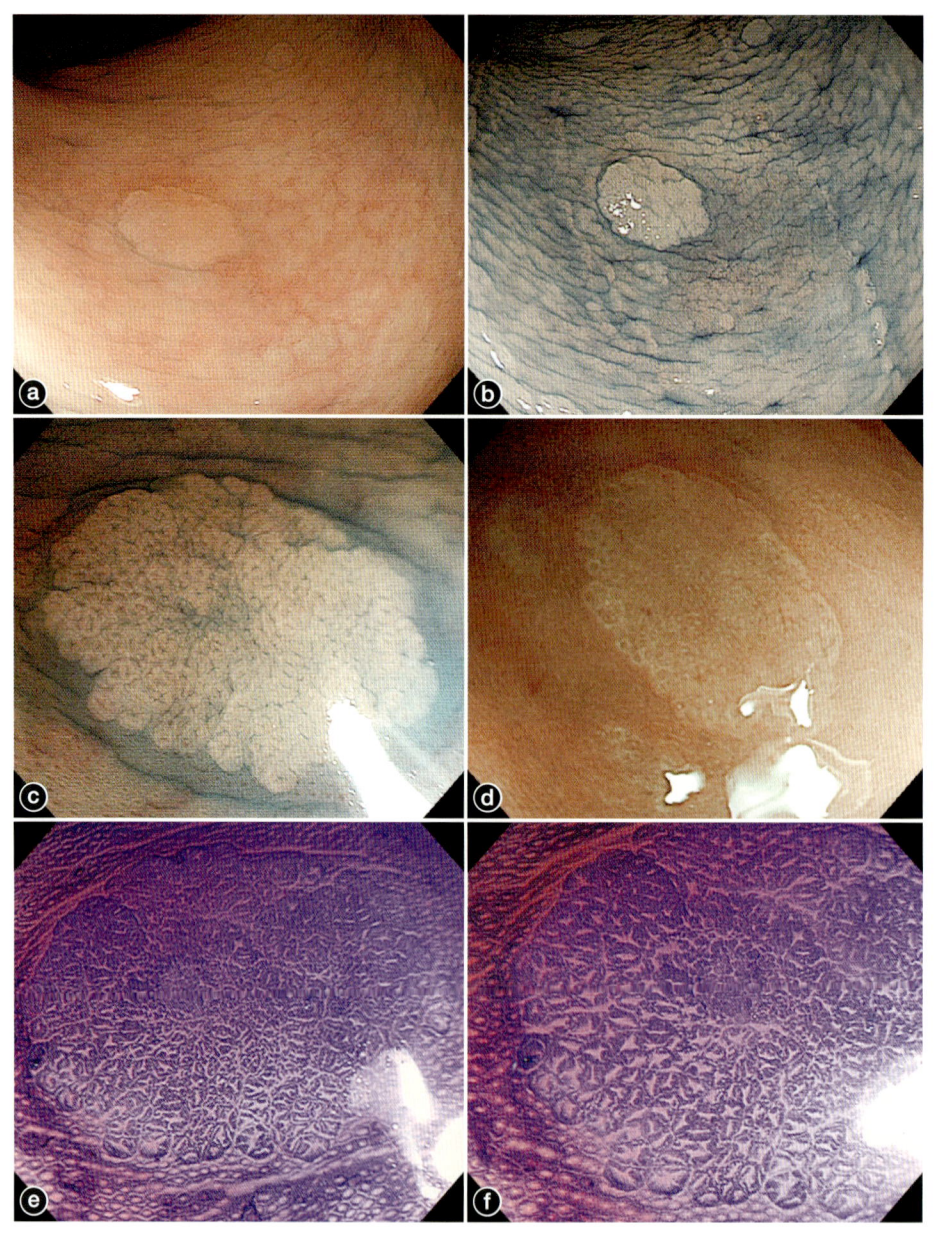

a〜c:通常像・インジゴカルミン撒布像.直腸 Rb に 5 mm 大の正色調の病変を認めた.
色素撒布で周囲の正常粘膜と境界明瞭な隆起を認め,Ⅱa 型病変と判断した.
　d:NBI 観察像.血管を認識できず faint pattern と判断した.
e,f:クリスタルバイオレット染色像.隆起部に一致して星芒状のⅡ型 pit pattern を認めた.

肉眼形態	Ⅱa
pit pattern 診断	Ⅱ型 pit pattern
内視鏡診断	hyperplastic polyp
治療	EMR

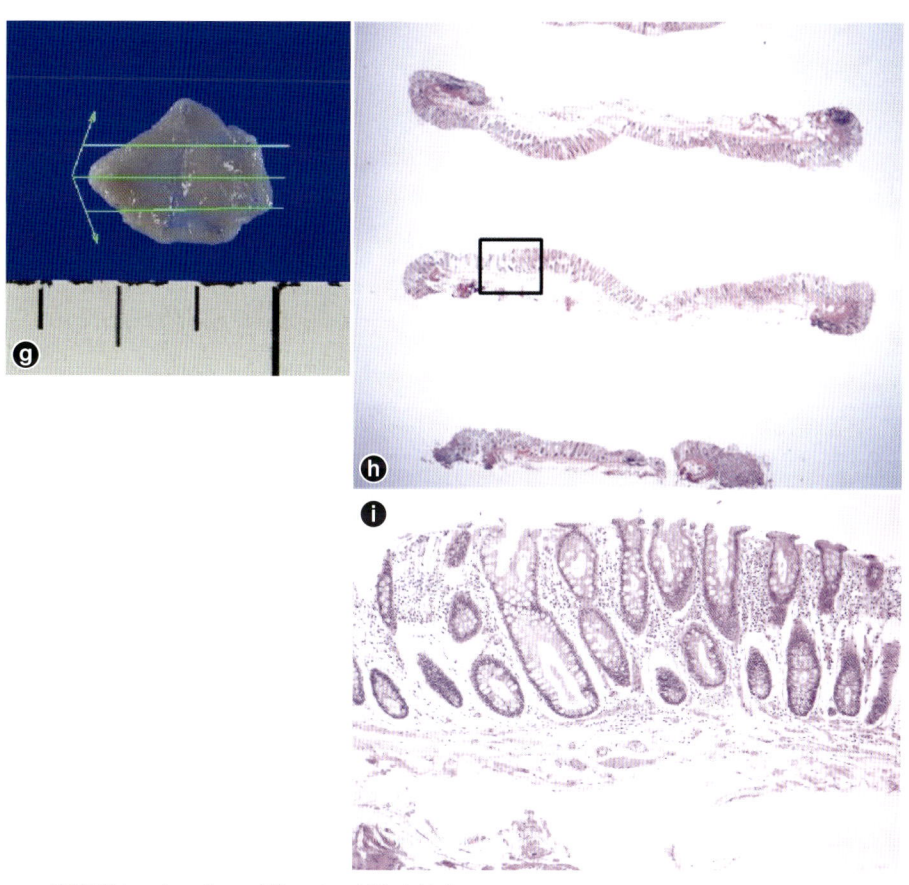

g：切除標本. h：ルーペ像. i：HE 中拡大.

病理組織診断 Rb, Ⅱa, 5 mm, hyperplastic polyp, HM0

■解説 NBI 観察では faint pattern を呈し，インジゴカルミン撒布後の観察では近接することでⅡ型 pit pattern を確認できた．クリスタルバイオレット染色後の拡大観察でも同様に星芒状のⅡ型 pit pattern を認めた．患者の強い希望があり EMR にて一括切除された．組織学的に強拡大像では異型のない鋸歯状を呈した腺管を認めた．

症例 4   44歳，男性．検査目的：S状結腸癌術後経過観察

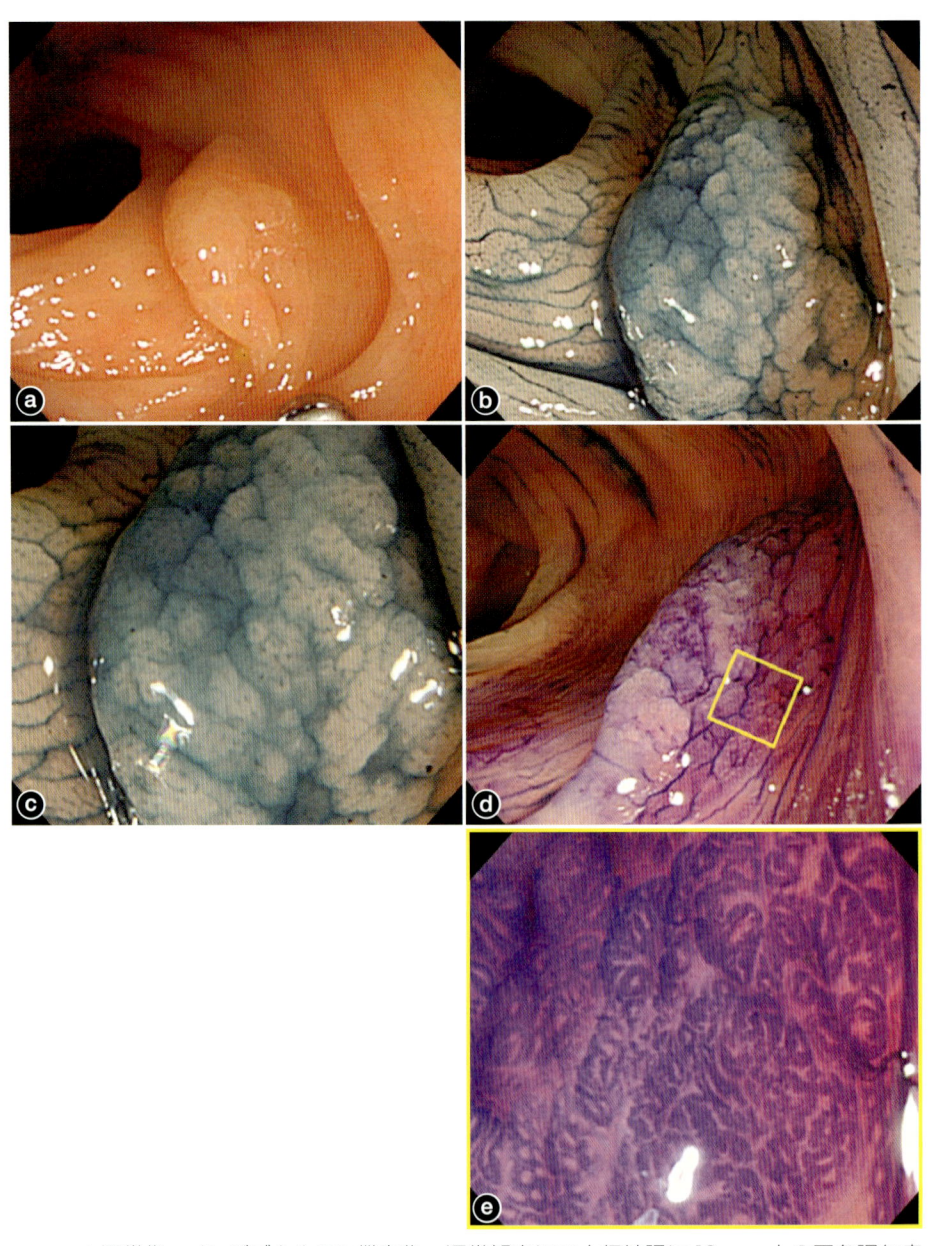

a～c：通常像・インジゴカルミン撒布像．通常観察にて上行結腸に 13 mm 大の正色調な病変を認めた．インジゴカルミン撒布後の観察では粘液付着が目立つ．正常粘膜との境界は不明瞭な扁平隆起性病変であった．通常倍率でもⅡ型 pit pattern が確認できた．

d，e：クリスタルバイオレット染色像．拡大観察で星芒状のⅡ型 pit pattern を認めた．

肉眼形態	Ⅱa
pit pattern 診断	Ⅱ型 pit pattern
内視鏡診断	hyperplastic polyp
治 療	EMR

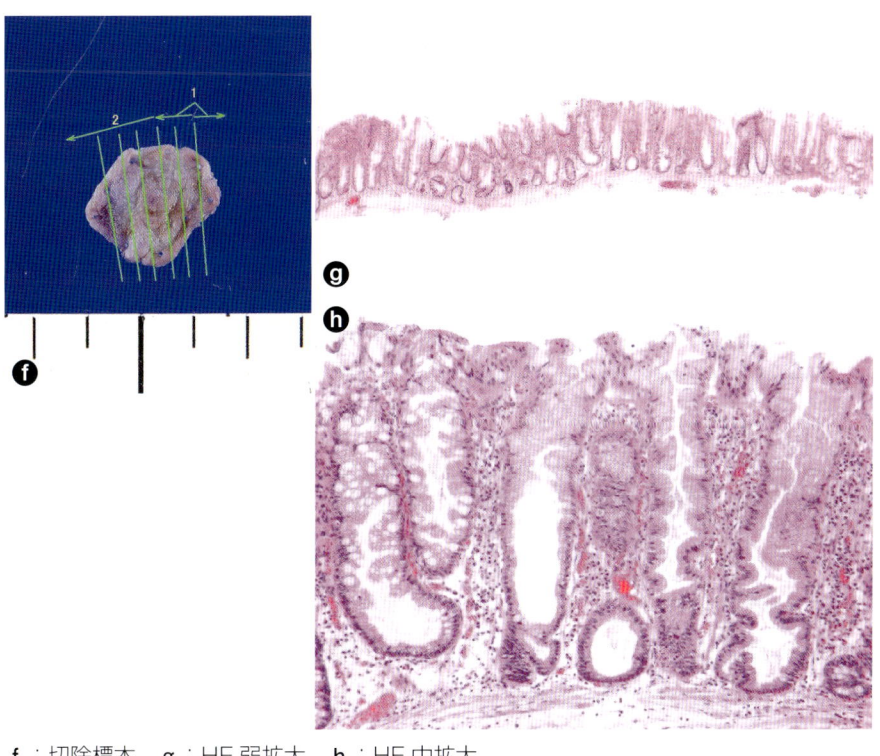

f：切除標本． g：HE 弱拡大． h：HE 中拡大．

病理組織診断 A, Ⅱa, 13 mm, hyperplastic polyp, HM0

解 説 インジゴカルミン撒布後の観察，クリスタルバイオレット染色後の拡大観察で星芒状のⅡ型 pit pattern を認めた．large hyperplastic polyp と診断し EMR を施行した．組織学的に強拡大像では鋸歯状腺管の増生を認めた．鋸歯状腺管の密度は低く構造の異常も目立たない．以上より hyperplastic polyp（過形成性ポリープ）と診断された．

症例 5 62歳，女性．検査目的：EMR 後経過観察目的

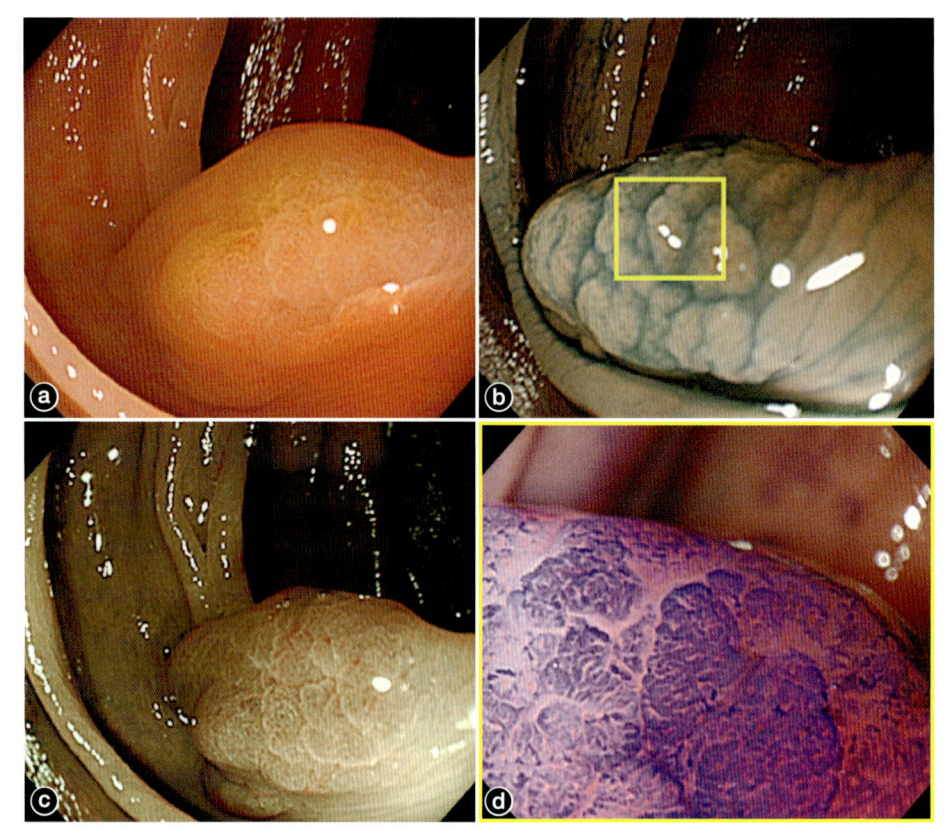

a，b：通常像・インジゴカルミン撒布像．上行結腸に 15 mm 大のやや褪色調の病変を認めた．色素撒布により，周囲の正常粘膜と明瞭な段差を有する平坦隆起性病変と判断した．通常倍率でもⅡ型 pit pattern が確認できた．

c：NBI 観察像．血管を認識できない faint pattern を認めた．

d：クリスタルバイオレット染色像．拡大像・強拡大像では星芒状のⅡ型 pit pattern を認めた．

肉眼形態	Ⅱa
pit pattern 診断	Ⅱ型 pit pattern
内視鏡診断	atypical hyperplastic polyp
治療	EMR

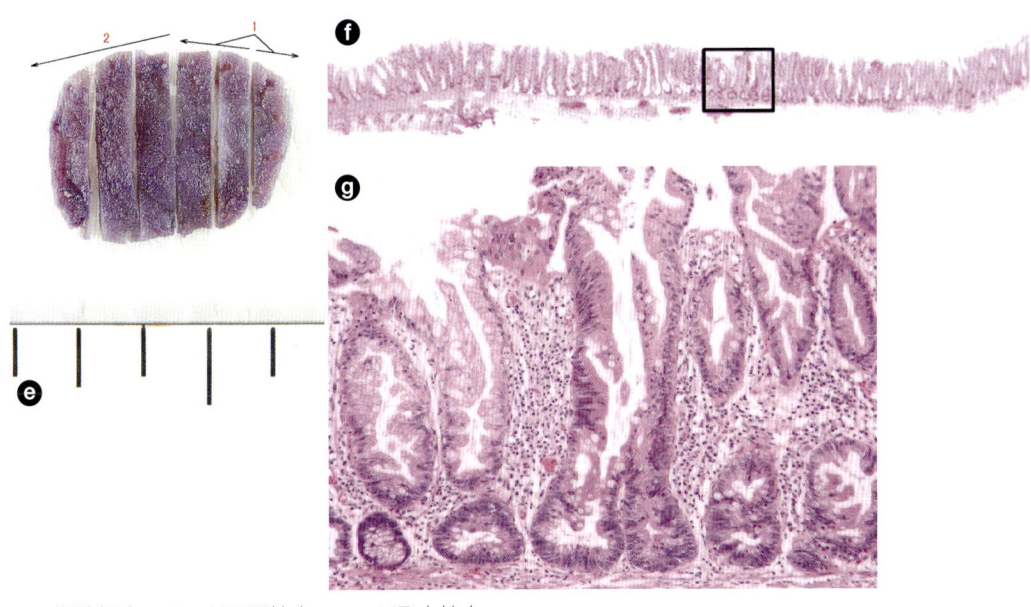

e：切除標本． f：HE 弱拡大． g：HE 中拡大．

| 病理組織診断 | A, Ⅱa, 15 mm, atypical hyperplastic polyp, HM0 |

■解　　説■　インジゴカルミン撒布後の観察，クリスタルバイオレット染色後の拡大観察で星芒状のⅡ型 pit pattern を認めた．large hyperplastic polyp と診断し，EMR を施行した．組織学的に，病変部の強拡大像では鋸歯状腺管が密に増生していた．鋸歯状腺腫の成分や悪性所見は認めなかった．病変の一部では底部のみならず，表層付近まで分枝傾向を示す腺管像を認めた．いわゆる atypical hyperplastic polyp の所見と考えられた．

| 症例 6 | 69 歳，男性．検査目的：血便の精査 |

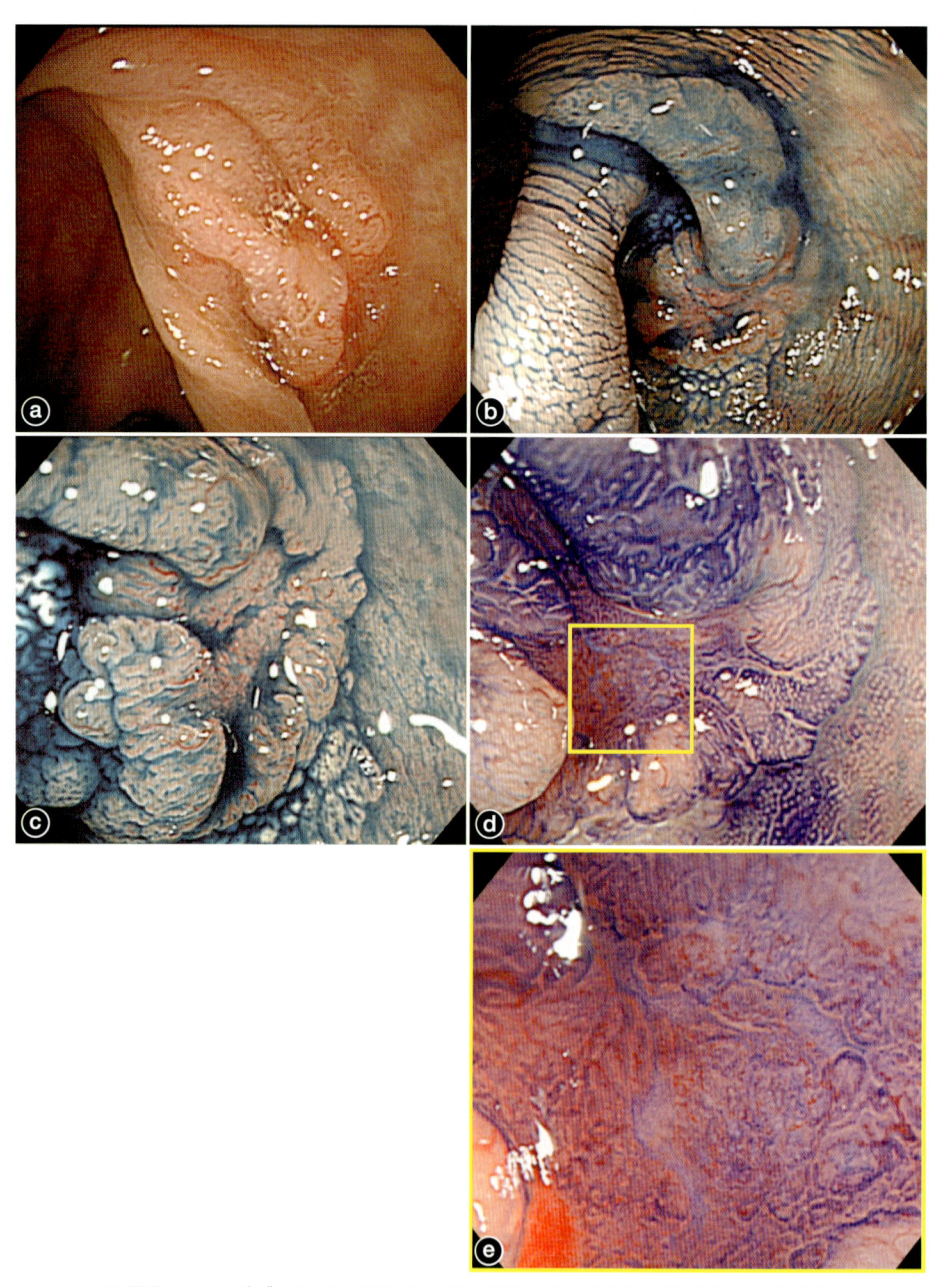

a〜c：通常像・インジゴカルミン撒布像．通常観察では横行結腸に 22 mm 大の軽度の発赤と粘膜不整像を認めた．インジゴカルミン撒布像では発赤部に陥凹局面を認めた．
d，e：クリスタルバイオレット染色像．拡大観察像では辺縁隆起部はⅡ型 pit pattern で占められており，陥凹面では，V_I 型高度不整 pit pattern を認めた．

肉眼形態	LST-NG（PD）
pit pattern 診断	V₁型高度不整 pit pattern, II型 pit pattern
内視鏡診断	SM深部浸潤癌（in atypical hyperplastic polyp）
治　療	surgery（LAC）

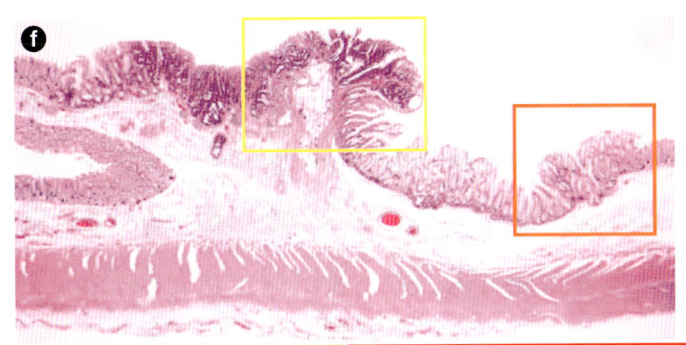

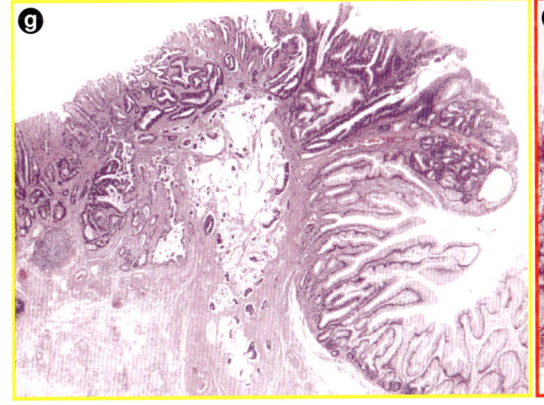

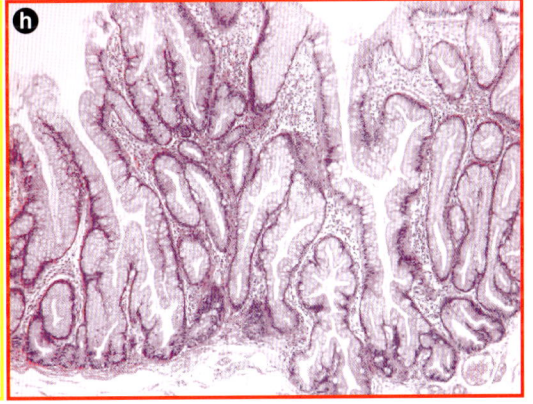

f：HE 弱拡大．　g：HE 中拡大．　h：HE 中拡大．

病理組織診断　T, LST-NG（PD）, 22×20 mm, moderately differentiated adenocarcinoma, sm2（pSM 1,800 μm）, ly0, v1, pN0, pDM0, pPM0

■解　説■　右側結腸に位置するLST-NG（PD）病変であり，拡大内視鏡観察では，偽陥凹部でV₁型高度不整のpit patternを示し，辺縁部ではシダ状の所見を呈していた．V₁型高度不整を示す偽陥凹部に一致して，SM深部浸潤をきたす中分化腺癌であり，辺縁は腺管底部で基底膜の分枝が存在し，表層部まで細胞分化が成熟したatypical hyperplastic polypの組織像を認めた．なお，非癌部にserrated adenomaの成分は認めなかった．

症例 7　75歳，男性．検査目的：EMR後経過観察目的

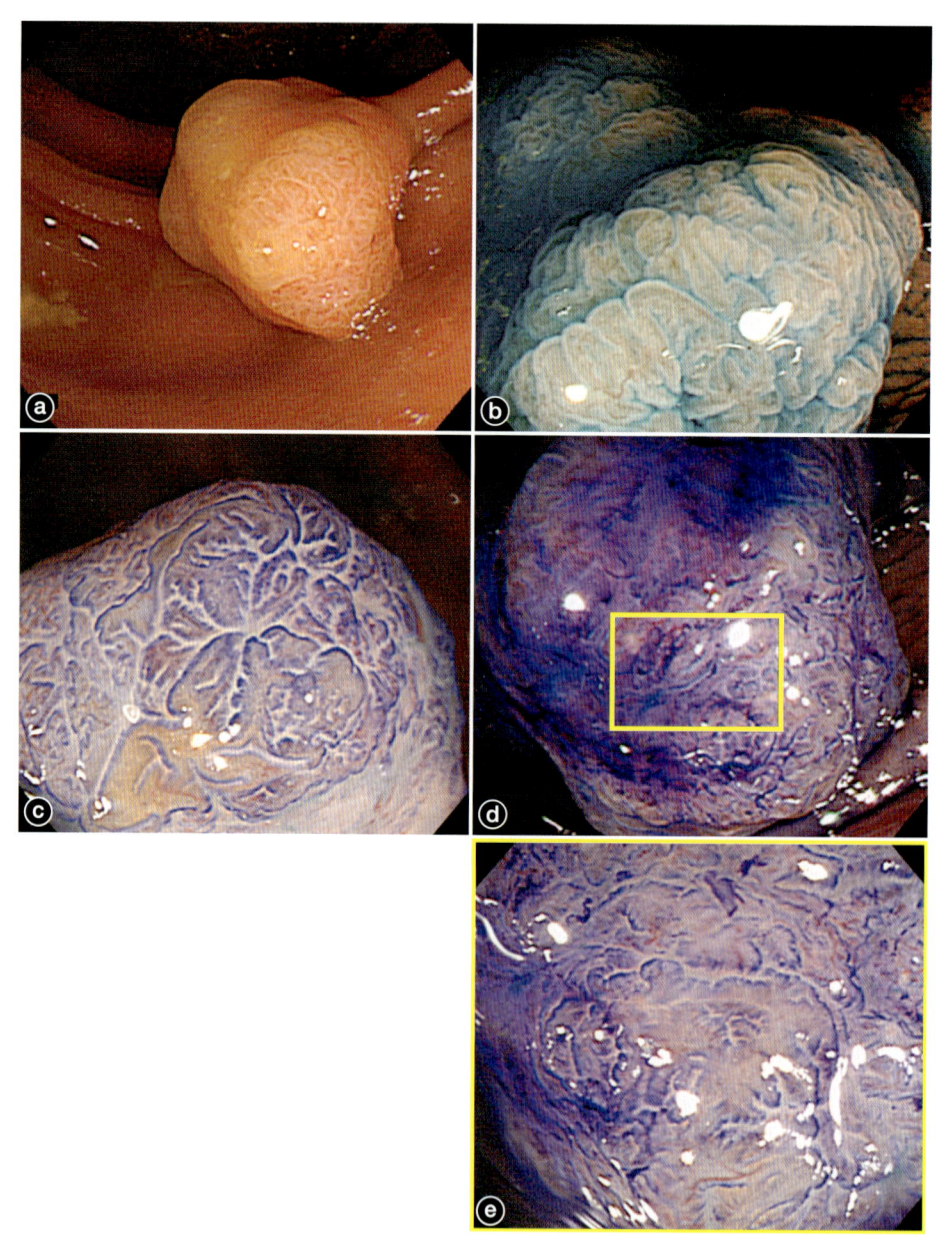

a, b：通常像・インジゴカルミン撒布像．上行結腸に13 mm大の軽度発赤調の有茎性病変を認めた．インジゴカルミン撒布像では絨毛状のpit patternを呈していた．
c〜e：クリスタルバイオレット染色像．拡大像にて鋸歯状所見を認めた．シダ状のserrated adenomaと診断された．一部でⅥ型pit patternを呈した．

|肉眼形態| Ip
|pit pattern 診断| serrated pattern, VI型軽度不整 pit pattern
|内視鏡診断| M癌（in serrated adenoma）　　　|治療| EMR

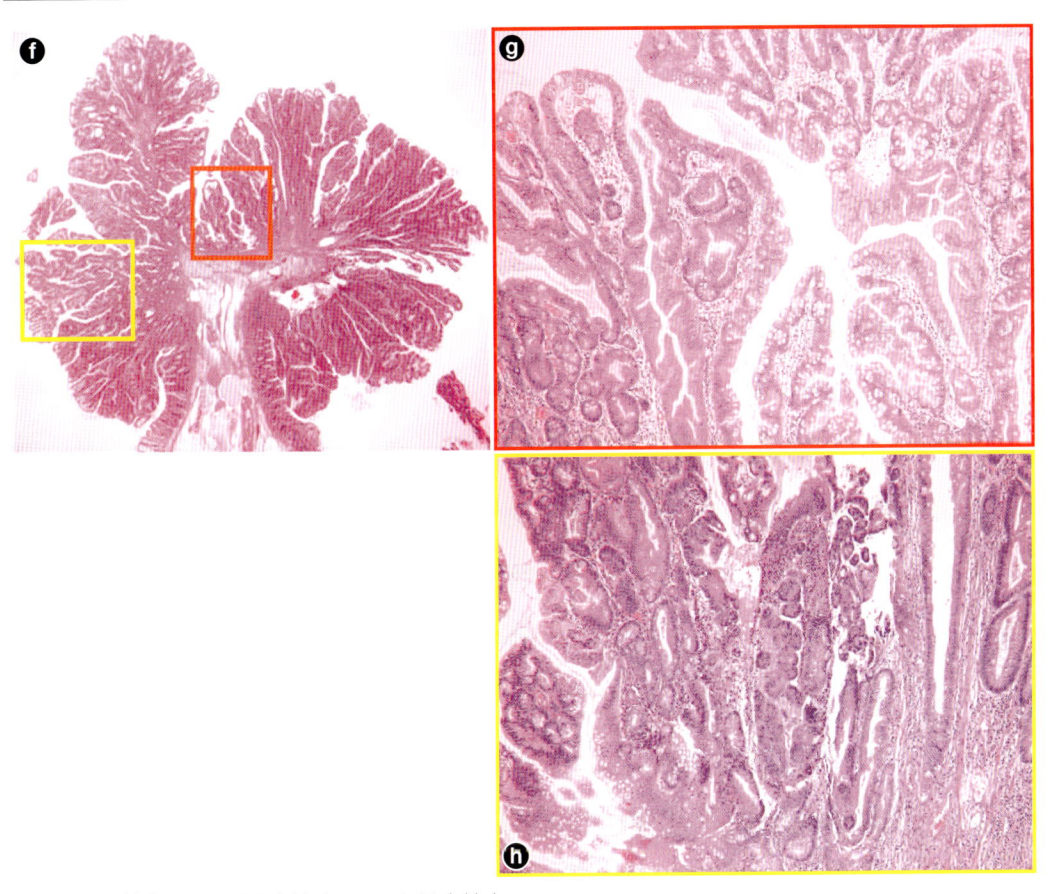

f：HE 弱拡大． g：HE 中拡大． h：HE 中拡大．

|病理組織診断| A, Ip, 13 mm, well differentiated adenocarcinoma, pM, ly0, v0, HM0, VM0

■解　説　　上行結腸のIp病変である．通常光観察・色素撒布後の観察では絨毛状様のIV型 pit pattern を呈する有茎性病変であるが，クリスタルバイオレット染色後の拡大像にて鋸歯状所見を認め serrated adenoma と診断した．一部でVI型 pit pattern を呈するが粘膜内癌と診断し EMR を施行した．
　組織学的には腫大した核をもつ異型細胞が serrated pattern をとり増殖していた．所々で細胞および構造異型の強い高分化な adenocarcinoma の部位を認めた．明らかな粘膜下層への浸潤はなかった．

| 症例 8 | 47歳，男性．検査目的：他院の注腸検査でポリープを指摘された．|

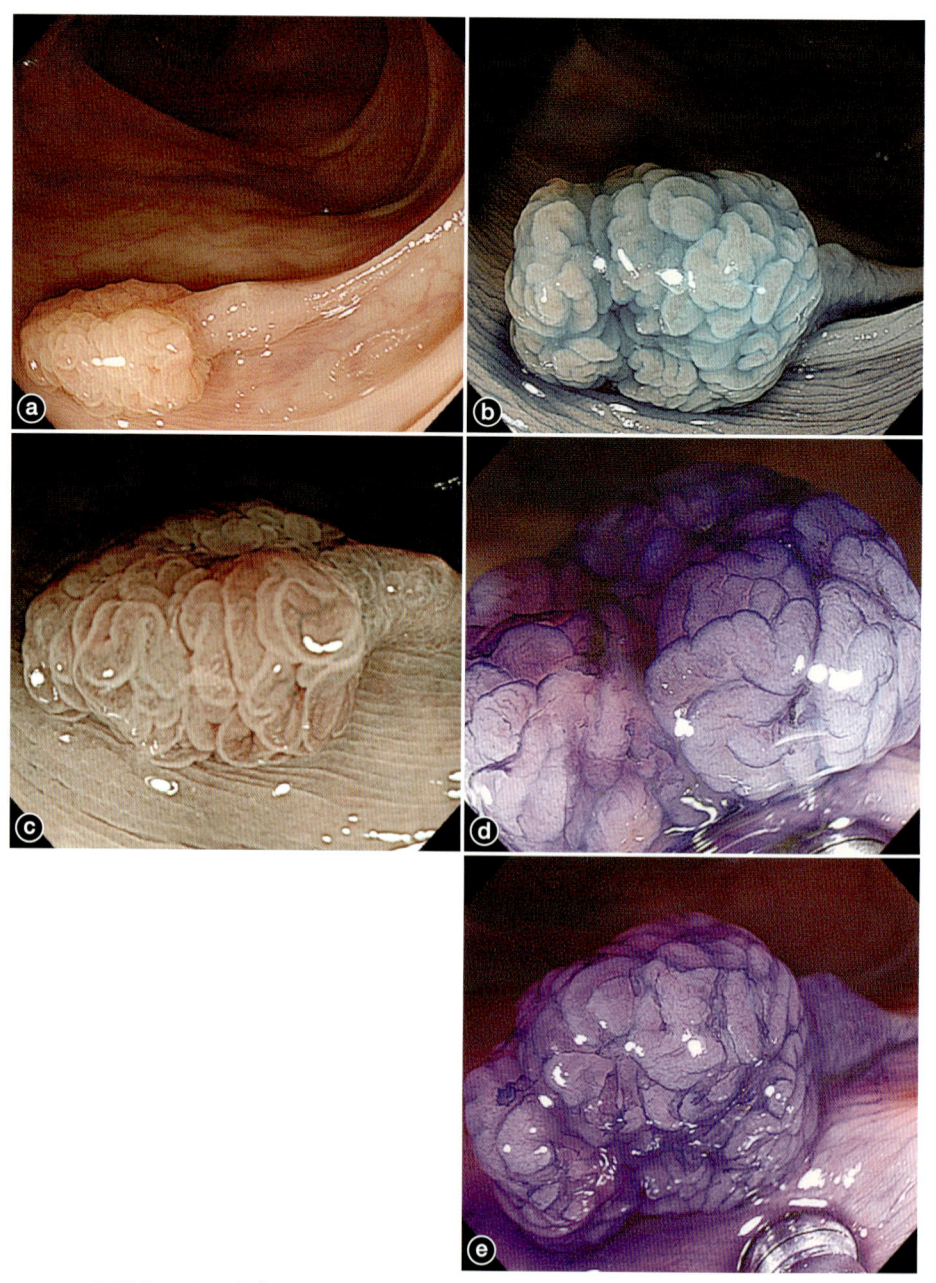

a，b：通常像・インジゴカルミン撒布像．下行結腸に 10 mm 大で軽度発赤調の有茎性病変を認めた．また，インジゴカルミン撒布像では絨毛〜松毬様の pit pattern を認めた．
  c：NBI 観察像．血管は太く密集しており，dense pattern を呈した．
d，e：クリスタルバイオレット染色像．拡大観察では鋸歯状変化を確認できる．

肉眼形態	Ip
pit pattern 診断	serrated pattern
内視鏡診断	serrated adenoma

| 治　療 | EMR |

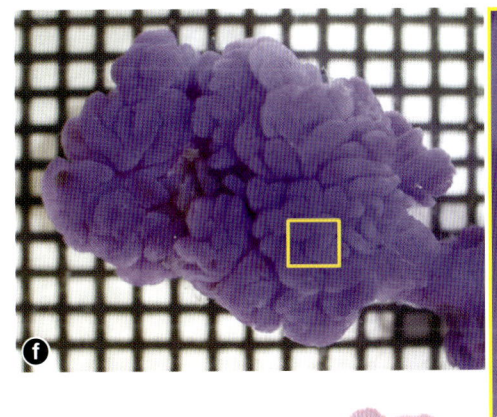

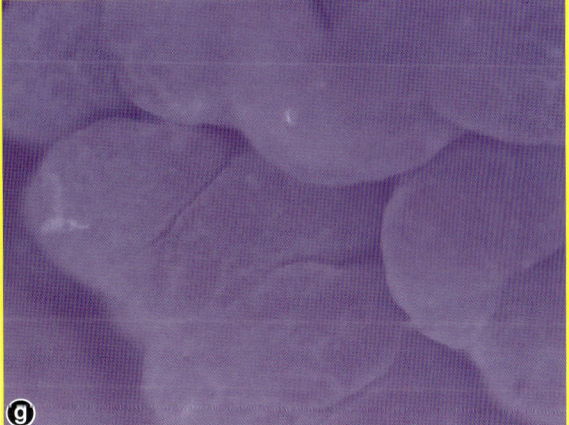

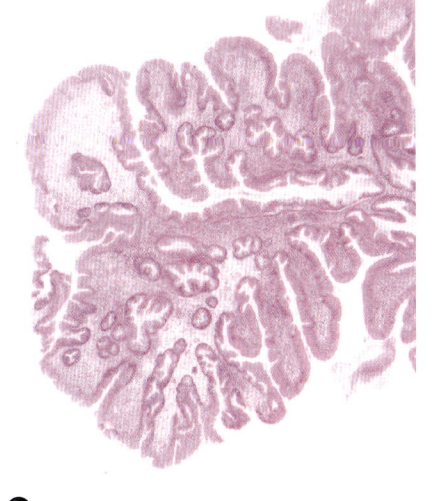

f：実体顕微鏡像．　g：実体顕微鏡拡大像．　h：HE 弱拡大．

| 病理組織診断 | D，Ip，10 mm，serrated adenoma，low grade，HM0 |

| ■解　　説 | 下行結腸のIp，serrated adenoma である．クリスタルバイオレット染色後の拡大観察で松毬状の serrated pattern が観察され，serrated adenoma と診断し EMR を施行した．組織像では好酸性の細胞質を呈し，細胞異型を伴う鋸歯状変化を認めた． |

| 症例9 | 62歳，男性．検査目的：便潜血反応陽性 |

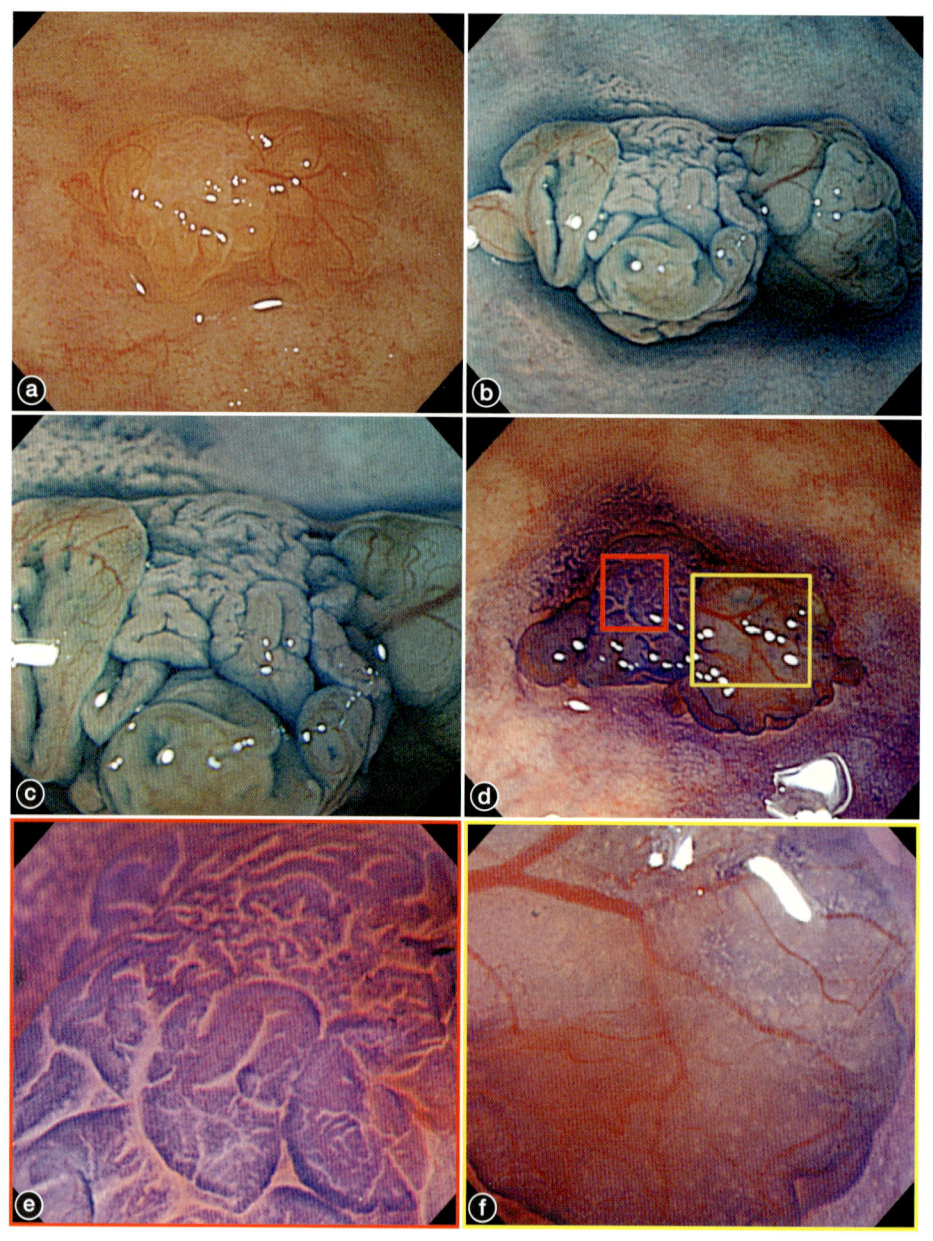

a～c：通常像・インジゴカルミン撒布像．直腸 RS に 6 mm 大，軽度発赤調の隆起性病変を認めた．インジゴカルミン撒布後の観察では周囲粘膜との境界が明瞭になり，病変はⅢ_L・Ⅳ_V 様の変化を認めた．さらに近接することで鋸歯状 pit pattern を観察することができた．

d～f：クリスタルバイオレット染色像．インジゴカルミン撒布像と同様に，拡大観察で鋸歯状変化を確認できた．

肉眼形態	Ⅱa
pit pattern 診断	serrated pattern
内視鏡診断	serrated adenoma
治療	EMR

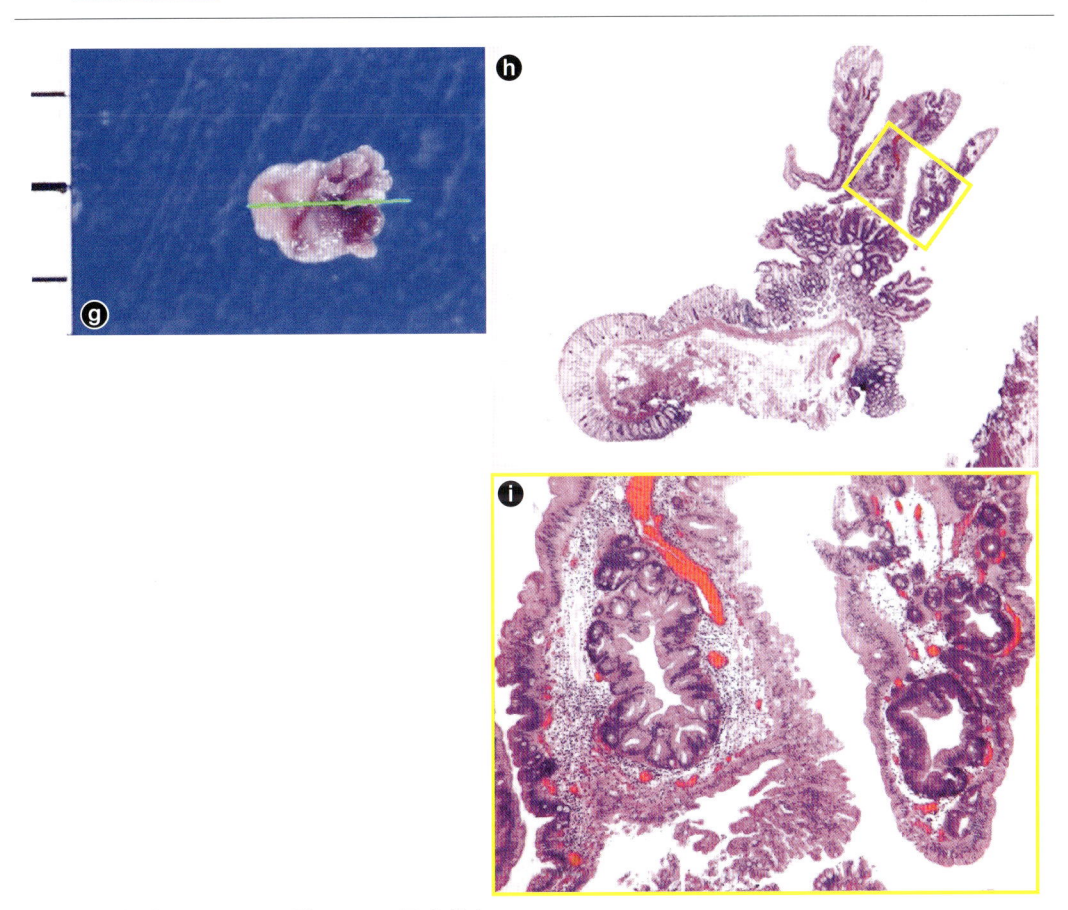

g：切除標本．h：ルーペ像．i：HE 中拡大．

病理組織診断 RS，Ⅱa，6 mm，serrated adenoma，low grade，HM0

■解　説■ 直腸 RS の serrated adenoma である．インジゴカルミン撒布後とクリスタルバイオレット染色後の拡大観察で鋸歯状変化を確認することができた．松毬状およびシダ状の鋸歯状腺腫と診断した．組織学的には好酸性の細胞質を呈し，細胞異型を伴う鋸歯状変化を認めた．

症例10 62歳，男性．検査目的：他院より内視鏡的切除目的のため紹介された．

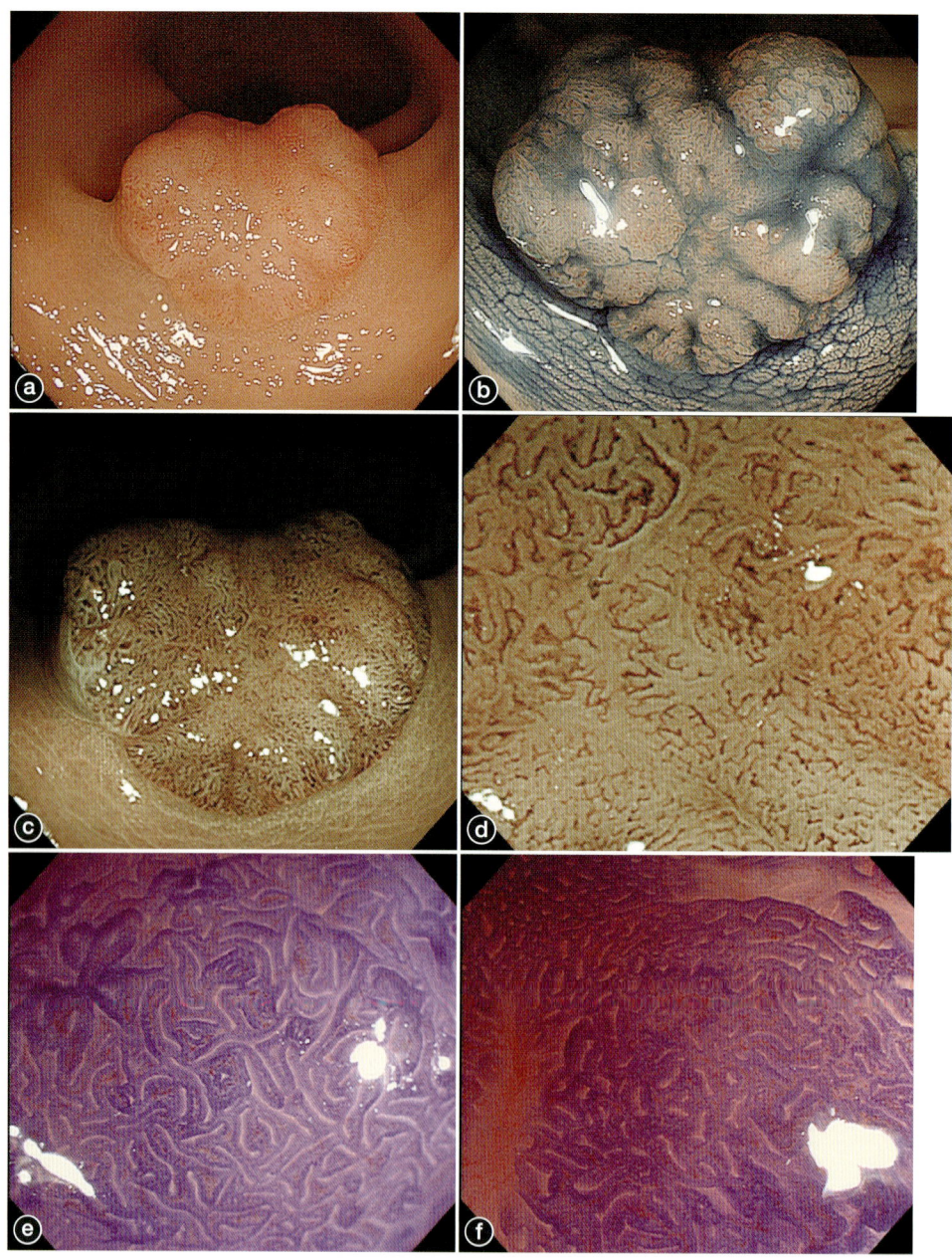

a, b：通常像・インジゴカルミン撒布像．直腸（Rb）に20 mm大の一部発赤調で，表面に凹凸を伴う無茎性隆起性病変を認めた．色素撒布し病変を拡大観察すると，管状のpitを認めた．

c, d：NBI観察像．病変部は，太さのそろった血管がpitを取り巻くように走行しており，network patternと診断した．

e, f：クリスタルバイオレット染色像．管状pitが主体で一部分岐を伴い，III_L・IV_B型pit patternを呈した．

|肉眼形態| Ⅰs
|pit pattern 診断| ⅣB型 pit pattern, ⅢL型 pit pattern
|内視鏡診断| 腺腫〜M癌　　　　　|治　療| EMR

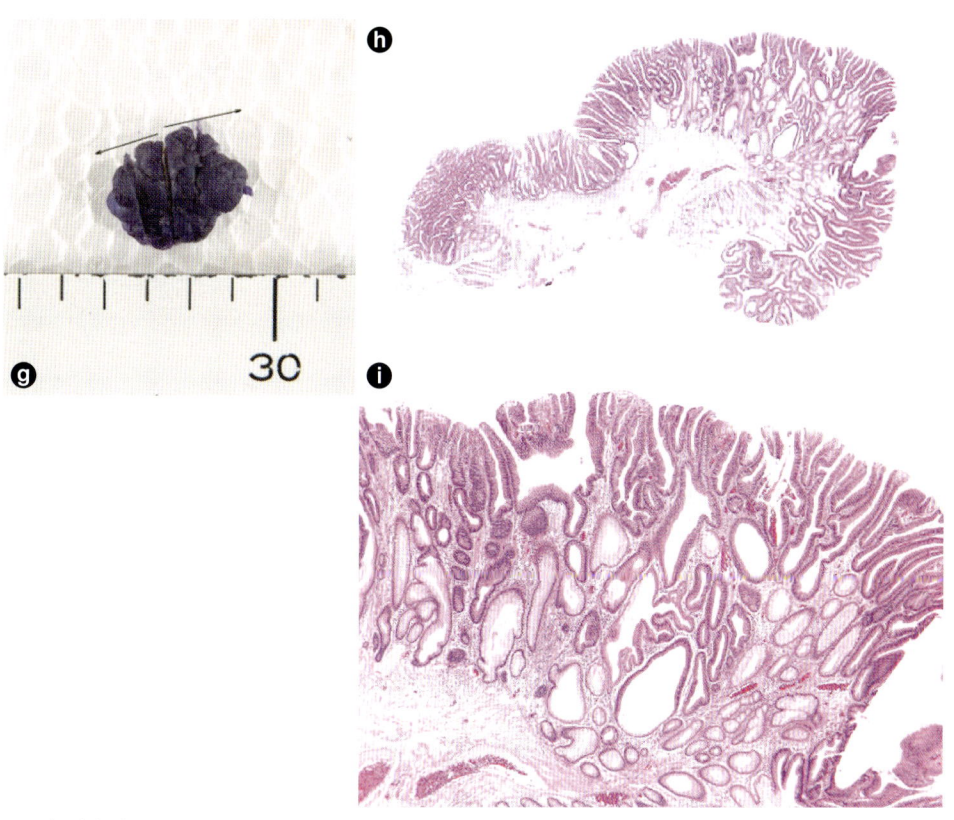

g：切除標本. h：ルーペ像. i：HE 中拡大.

|病理組織診断| Rb, Ⅰs, 20 mm, tubulovillous adenoma, high grade, HM0

|解　説| 直腸(Rb)の20 mm 大のⅠs 病変．通常観察像ではM癌も予想されるが，NBI/クリスタルバイオレット拡大観察より，腺腫までの病変と診断した．

症例 11 53歳，男性．検査目的：スクリーニング

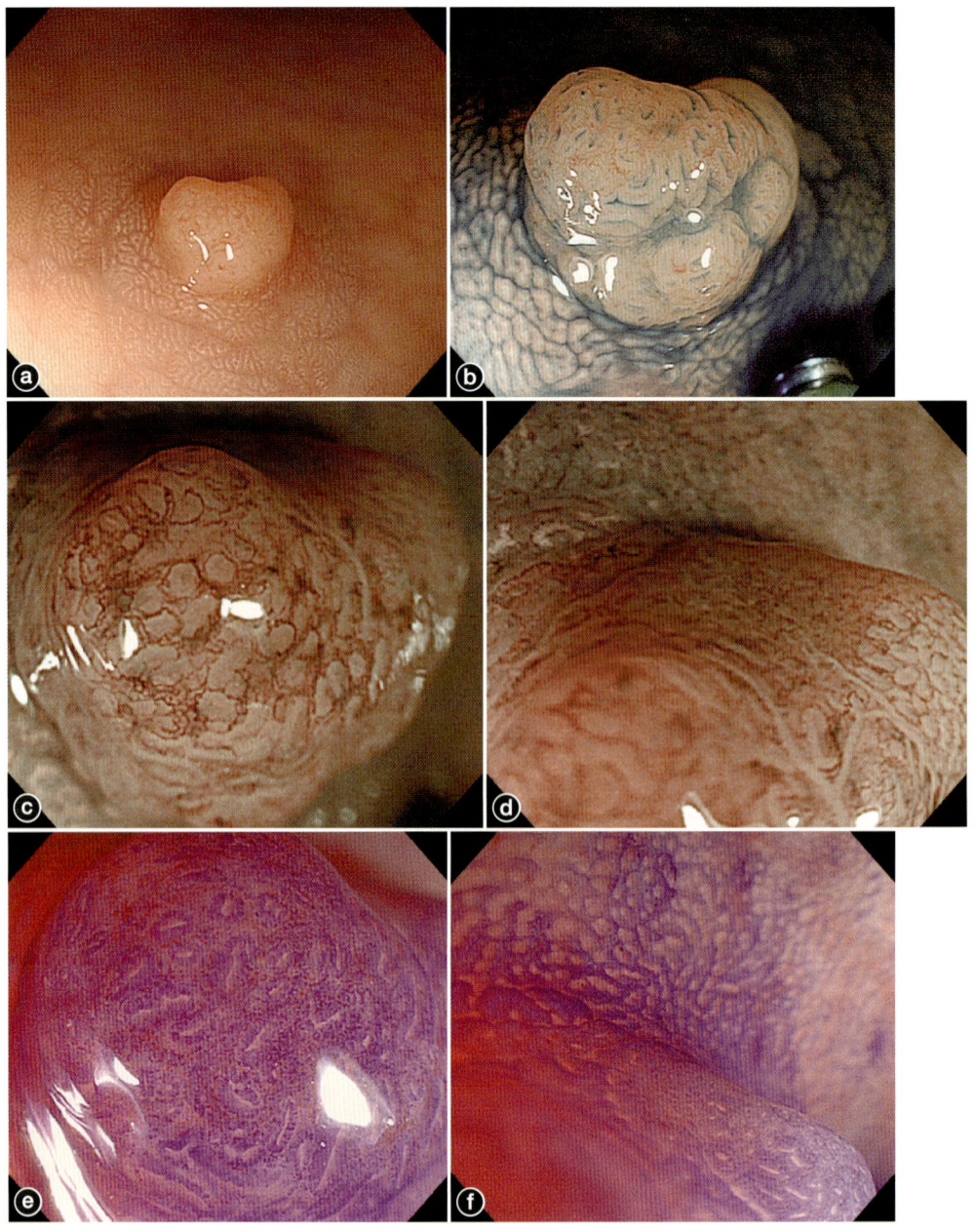

a, b ：通常像・インジゴカルミン撒布像．直腸（Rb）に5mm大の無茎性隆起性病変を認めた．表面は軽度発赤調だが，一部発赤の強い部位を認めた．また，病変周囲には白斑が認められた．色素を撒布し拡大観察を行うとⅢ_L型 pit pattern を認めた．

c, d ：NBI観察像．病変の一部に口径不同・蛇行が強く連続性の追いにくい血管を認め，irregular pattern と診断した．

e, f ：クリスタルバイオレット染色像．Ⅲ_L型 pit pattern が主体であるが，口側面で辺縁の不整な pit を認め，pit pattern はV_I型軽度不整と診断した．

肉眼形態	Ⅰs

pit pattern 診断	Ⅵ型軽度不整 pit pattern，ⅢL型 pit pattern

内視鏡診断	腺腫〜M癌	治療	EMR

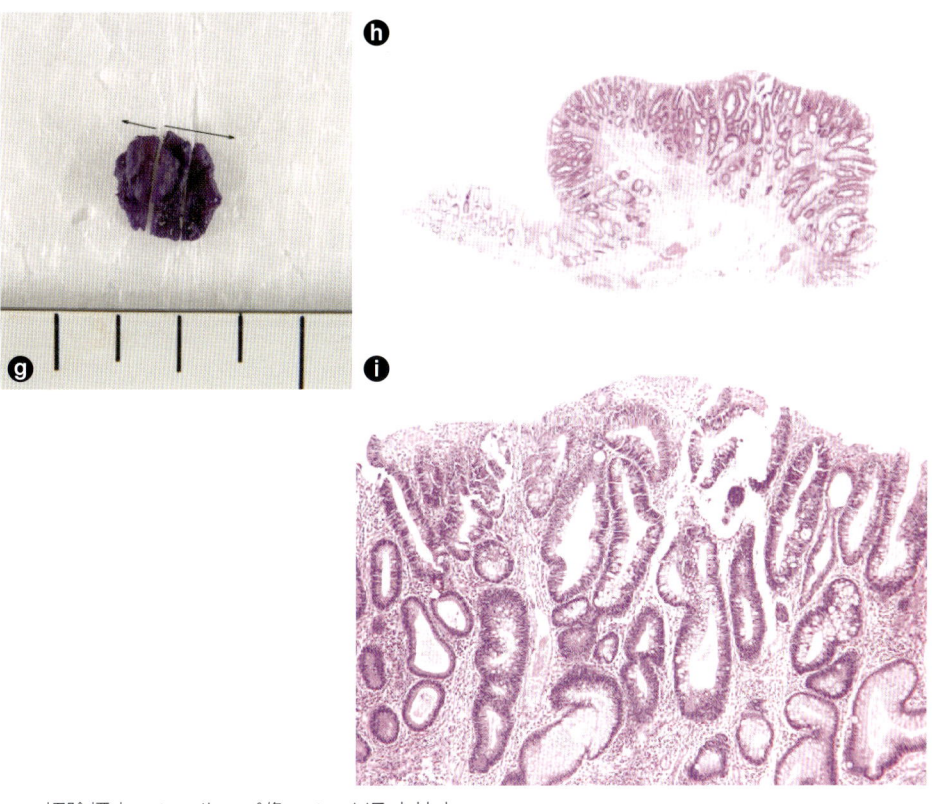

g：切除標本．　h：ルーペ像．　i：HE 中拡大．

病理組織診断	Rb，Ⅰs，5 mm，adenocarcinoma (tub1) with adenoma, pM, ly0, v0, HM0

■解　　説	直腸（Rb）の 5 mm 大と小さな Ⅰs 病変．病変口側に，NBI/クリスタルバイオレット拡大観察において irregular pattern Ⅵ型軽度不整を認め，粘膜内癌の可能性を考え，EMR を施行した症例である．

症例 12　72歳，男性．検査目的：他院より，内視鏡的切除目的のため紹介された．

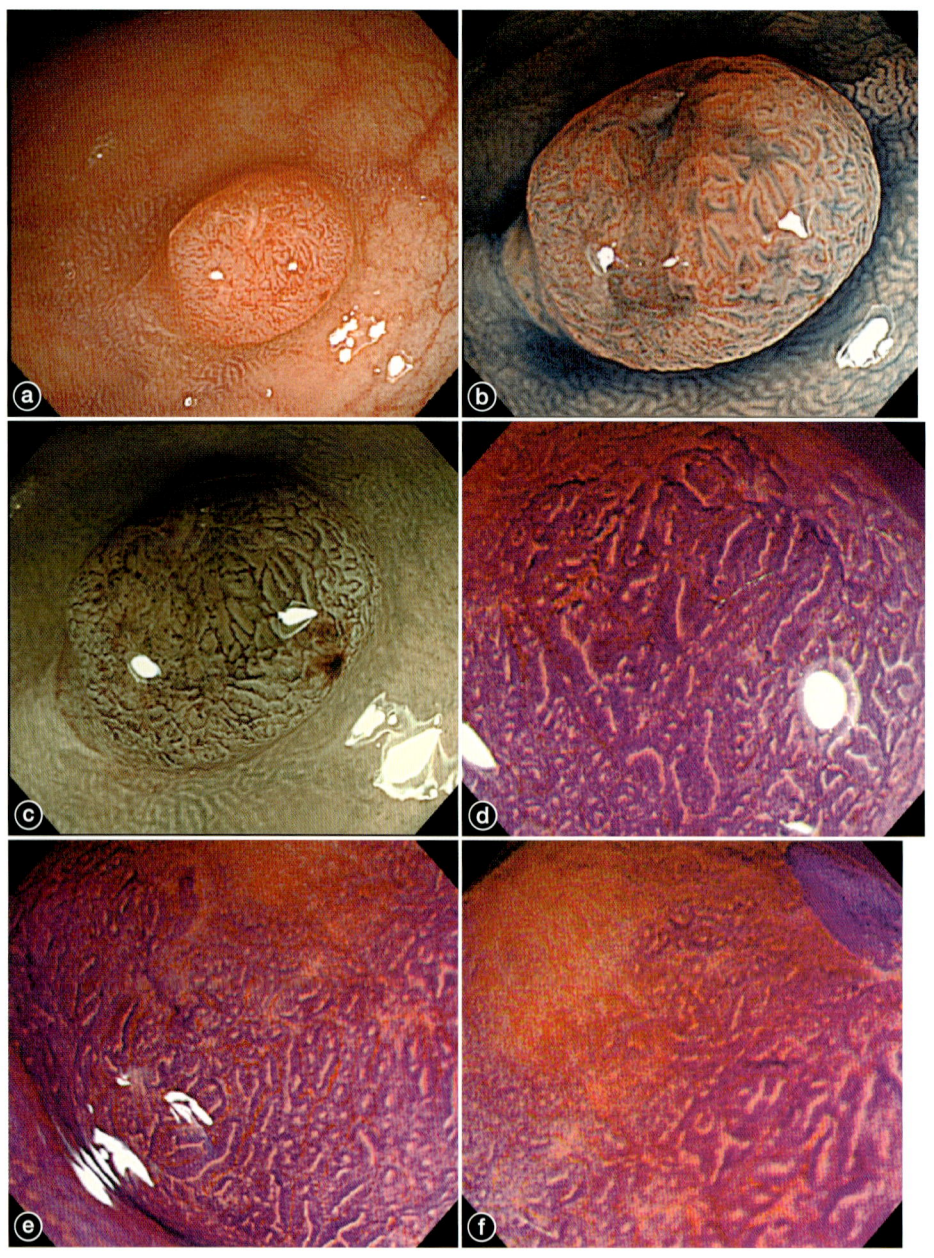

a，b：通常像・インジゴカルミン撒布像．S状結腸に無茎性隆起性病変を認めた．表面は淡い発赤を呈する隆起性病変で，生検の影響と考えられる凹みはあるが，明らかな陥凹局面は認められなかった．色素撒布し拡大観察を行うとⅢLもしくはⅣB型の管状 pit を認めた．

c：NBI観察像．network pattern が主体であったが，その血管には口径不同や走行の乱れを認め，一部 irregular pattern も認めた．

d～f：クリスタルバイオレット染色像．Ⅳ型様の長い管状 pit と小型ⅢL様の短い pit が混在していたが，一部 pit の内腔が狭小しⅥI型高度不整を疑う領域を認めた．

肉眼形態	Ⅰs
pit pattern 診断	Vɪ型高度不整 pit pattern，ⅣB型 pit pattern，ⅢL型 pit pattern
内視鏡診断	M〜SM 深部浸潤癌
治療	EMR

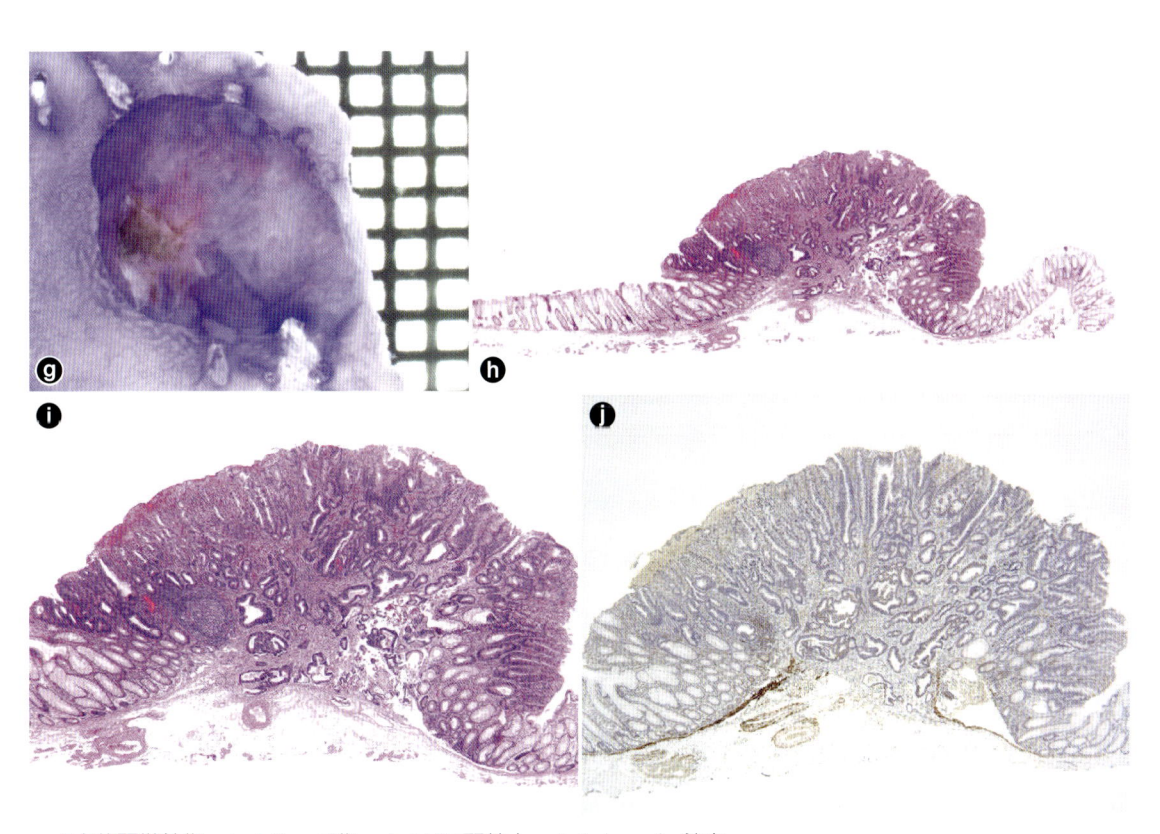

g：実体顕微鏡像．h：ルーペ像．i：HE 弱拡大．j：desmin 染色．

病理組織診断 S，Ⅰs，6×5 mm，adenocarcinoma (tub1)，sm1c，(pSM 2,450 μm)，ly1，v0，pN1，HM0，VM0

解説 S状結腸の5mm大と小さなⅠs病変である．M〜SM slight の癌と考えられるが，SM massive も否定できない病変と考え，完全生検目的に EMR が施行された．病理組織標本では，EMR 検体では全体が高分化型腺癌であり，腺腫成分は認められなかった．腫瘍の中央部では粘膜筋板が完全に断絶しており，先進部ではリンパ管侵襲と軽度の簇出が認められた．追加腸切除が施行され，EMR 後瘢痕部に腫瘍遺残はなかったが，1群リンパ節に転移が認められた．

症例 13   66歳，女性．検査目的：他院より内視鏡的切除目的のため紹介された．

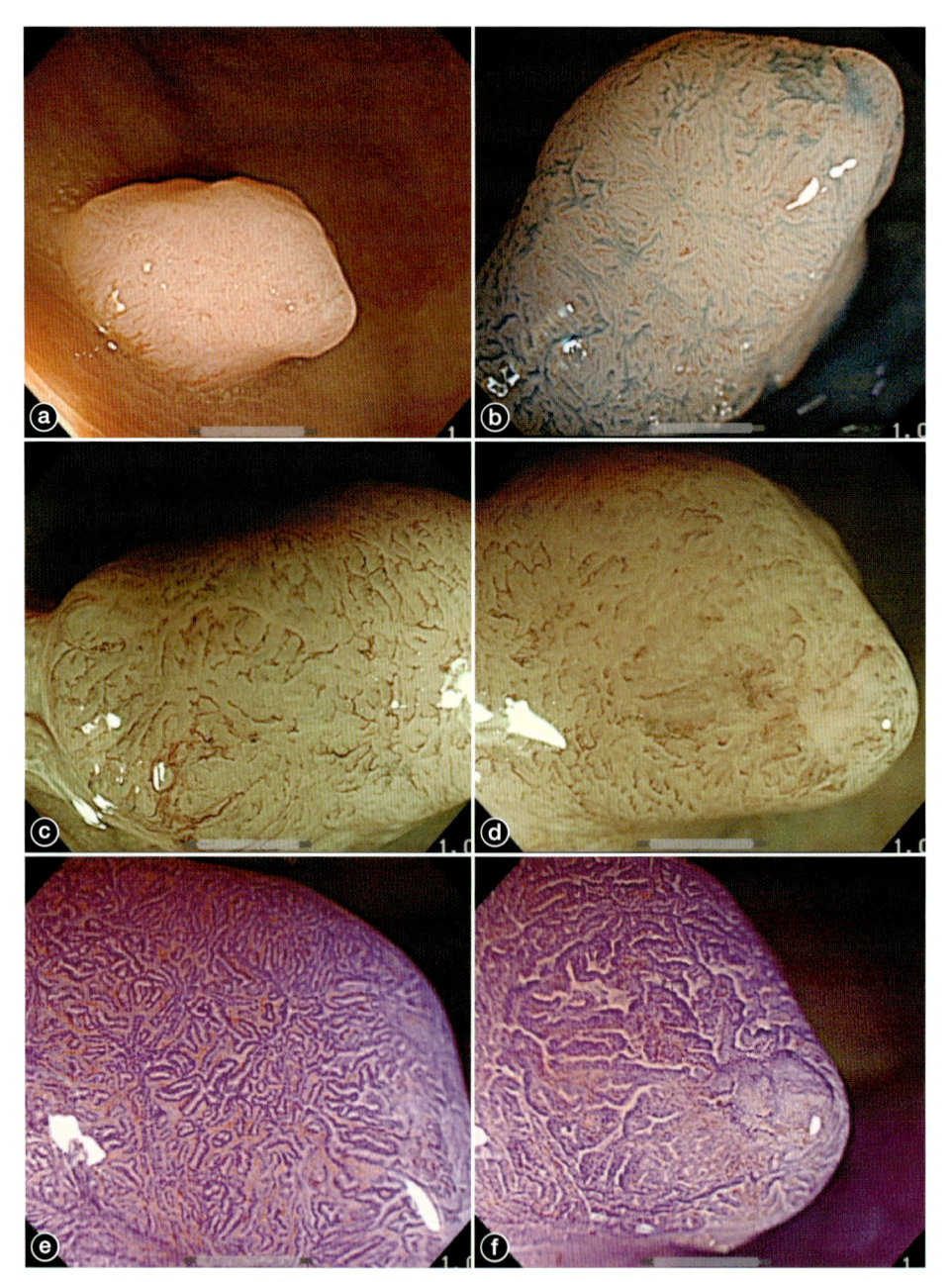

a, b：通常像・インジゴカルミン撒布像．S状結腸に無茎性隆起性病変を認めた．表面は褪色調で，周辺粘膜に白斑を認めた．色素撒布し拡大観察を行うと一部不整を伴うpitを認めた．

c, d：NBI観察像．network pattern主体であるが，病変の先端部ではsparse patternを呈していた．

e, f：クリスタルバイオレット染色像．複雑に分岐した辺縁不整なpitが密在しており，病変の先端部ではとくに著明であり，pit patternはV$_I$型軽度不整と診断した．

肉眼形態	Is
pit pattern 診断	V₁型軽度不整 pit pattern
内視鏡診断	SM 微小〜深部浸潤癌
治療	EMR

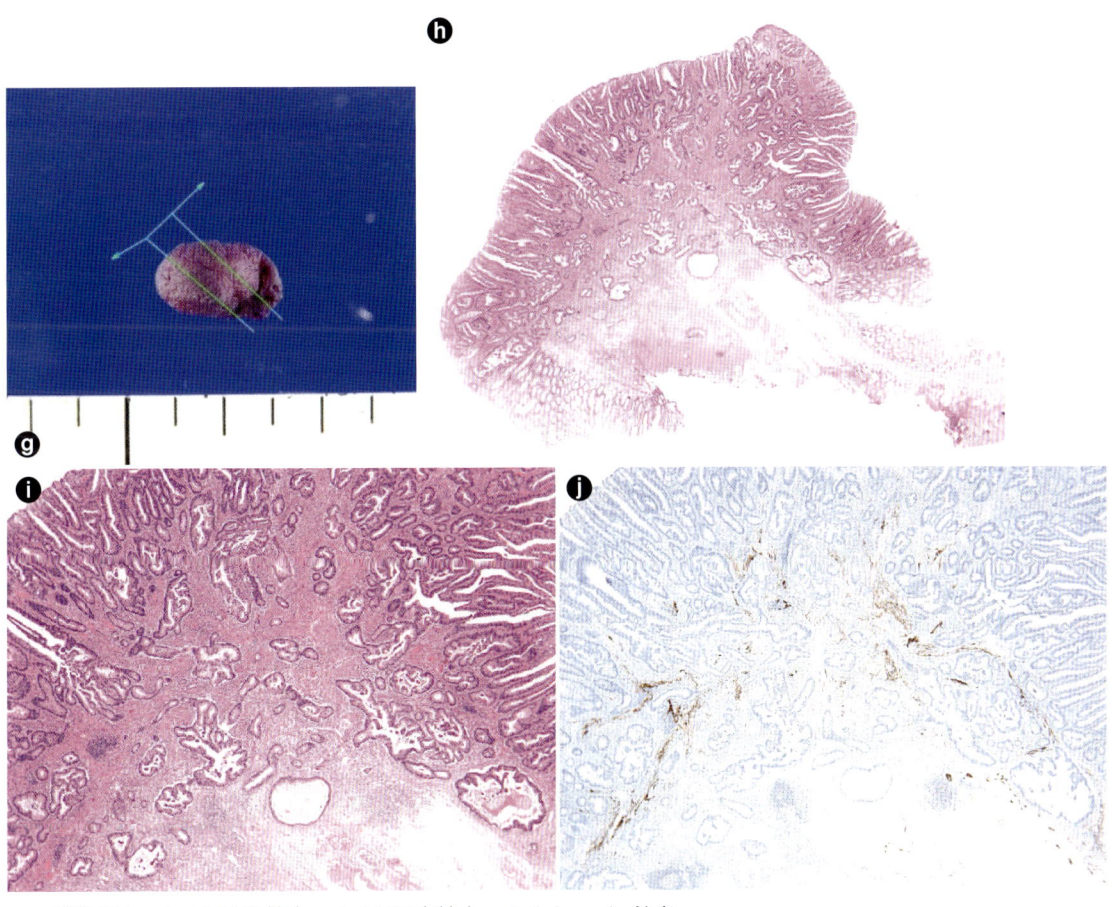

g：切除標本． h：HE 弱拡大． i：HE 中拡大． j：desmin 染色．

病理組織診断 S, Is, 10 mm, adenocarcinoma (tub1), sm2 (pSM 4,050 μm), ly1, v0, pN0, HM0, VM0

解説 S 状結腸の 10 mm 大と比較的小さな Is 病変である．SM massive も否定できない病変と考え，完全生検目的に EMR が施行された．病理組織標本では，病変中心部では，表層の垂直な管状構造を保ちつつ，SM 領域の横幅広く認められ，深部浸潤していた．また，癌浸潤先進部では簇出を認め，仮想筋板線から計測した浸潤実測値は 4,050 μm であった．追加腸切除が施行されて，EMR 後瘢痕部に腫瘍遺残はなく，リンパ節に転移も認めなかった．

| 症例 14 | 45歳，男性．検査目的：便潜血反応陽性 |

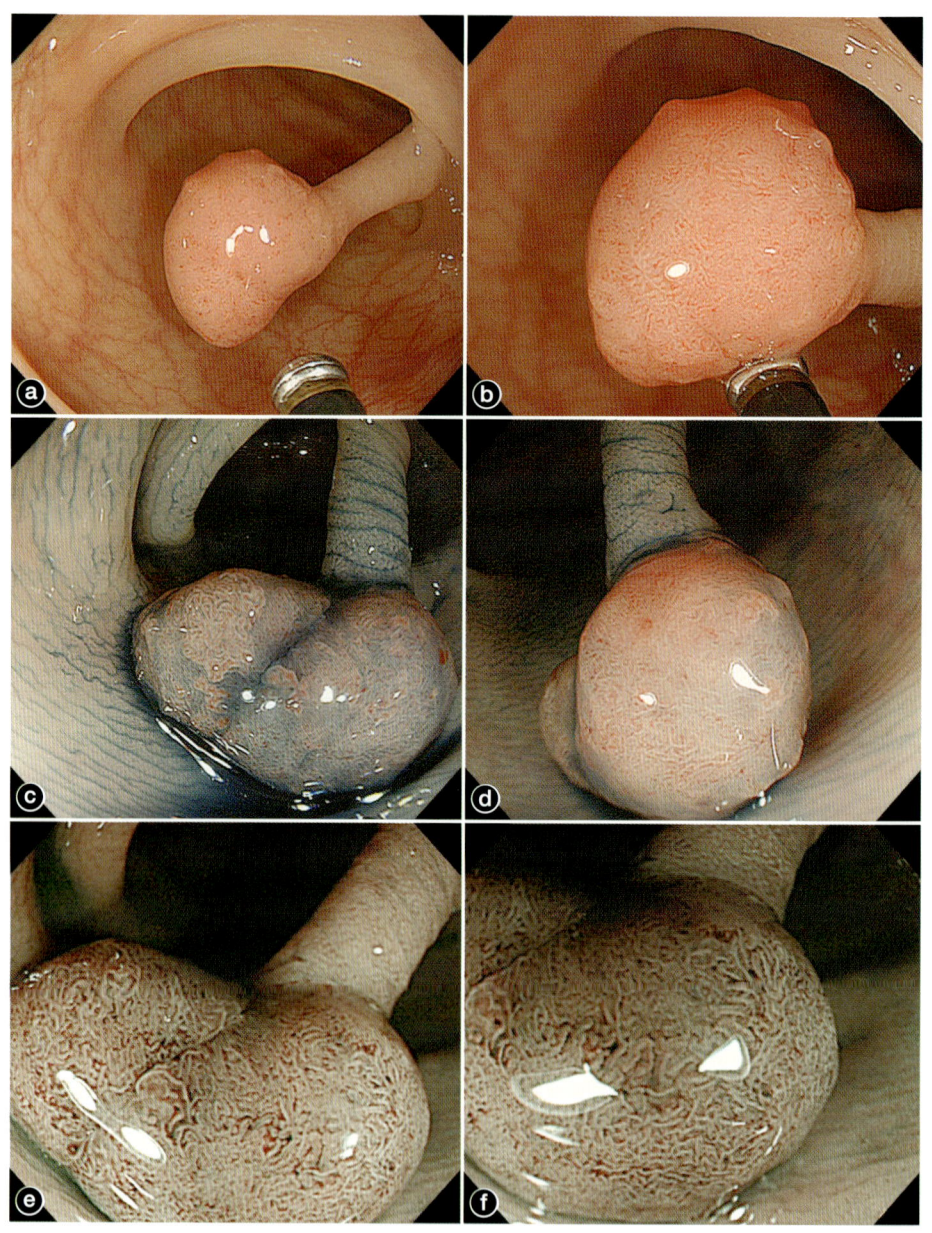

a〜d：通常像・インジゴカルミン撒布像．横行結腸に，軽度発赤の 10 mm 大で長い茎を有するポリープを認めた．インジゴカルミン撒布により pit 構造が明瞭となった．ⅢL 型 pit pattern 主体だが，一部 ⅣB 型 pit 領域を認めた．

e，f：NBI 観察像．管状 pit を取り囲むように太さの揃った血管が走行する network pattern が認められた．

肉眼形態	Ip
pit pattern 診断	IVB型 pit pattern, IIIL型 pit pattern
内視鏡診断	腺腫
治療	polypectomy

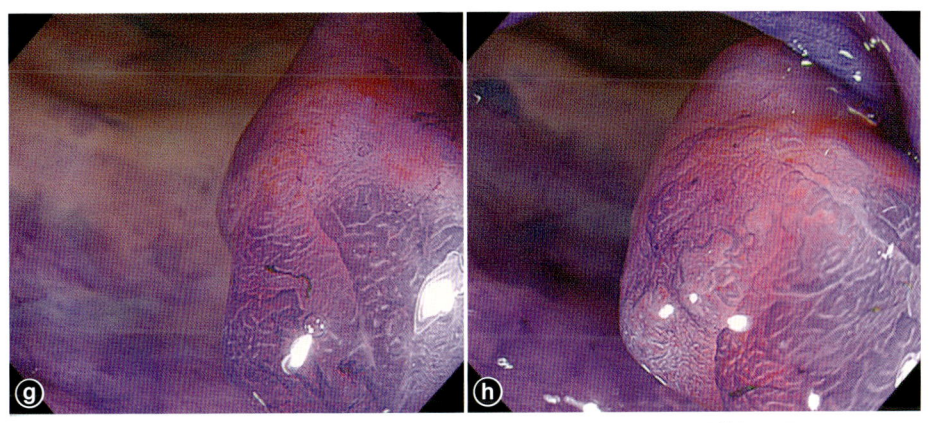

g, h：クリスタルバイオレット染色像．インジゴカルミン撒布像と同様に，IIIL型とIVB型 pit pattern を呈した．明らかなV型 pit pattern は認めなかった．

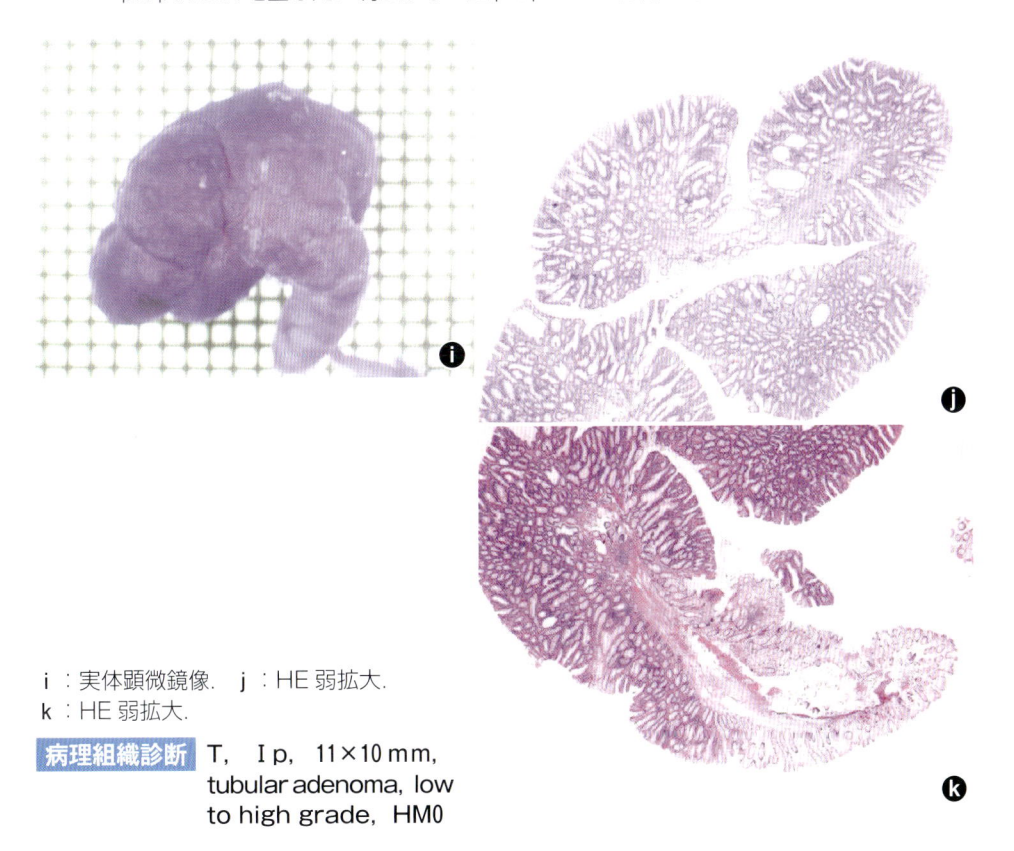

i：実体顕微鏡像． j：HE 弱拡大．
k：HE 弱拡大．

病理組織診断　T, Ip, 11×10 mm, tubular adenoma, low to high grade, HM0

■解　説■　インジゴカルミン撒布像とクリスタルバイオレット染色拡大観察において，III型・IV型 pit pattern を呈しており，腺腫相当の病変と判断し polypectomy を行った．病理診断は，高〜低異型度腺腫であった．

症例 15　50歳，男性．検査目的：便潜血反応陽性

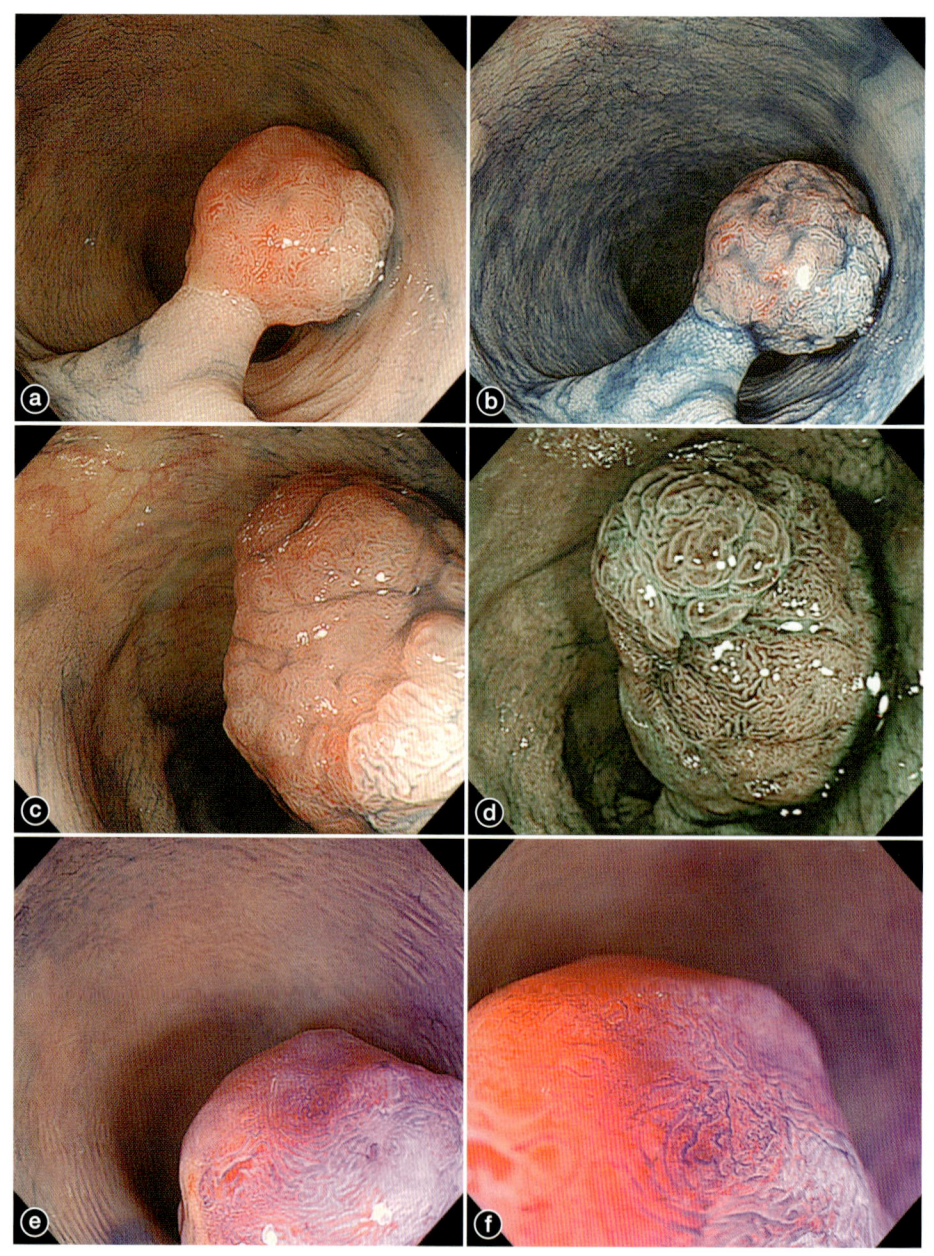

a〜c：通常像・インジゴカルミン撒布像．S状結腸に12 mm大の発赤を伴うⅠp型ポリープを認めた．インジゴカルミンを撒布すると，病変の表面構造が明瞭となった．ⅢL型 pit pattern が主体となり，病変頂部にはⅣv型 pit pattern を認めた．
d：NBI観察像．頭部には dense pattern と network pattern を認める．
e，f：クリスタルバイオレット染色像．頭部の一部に周囲と異なる軽度の大小不同と異常分岐を伴う pit を認め，pit pattern はⅥI型軽度不整と診断した．

肉眼形態	Ip
pit pattern 診断	V₁型軽度不整 pit pattern
内視鏡診断	M癌	治療	polypectomy

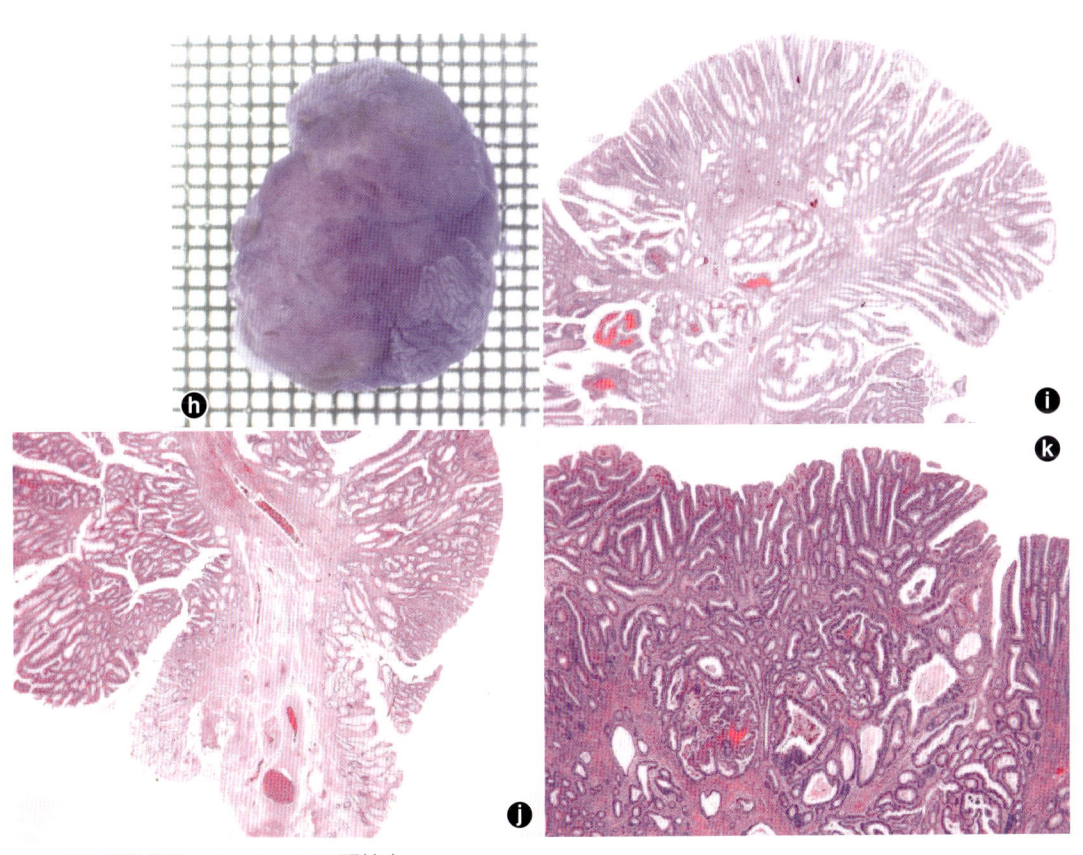

h：実体顕微鏡像．　i〜k：HE 弱拡大．

病理組織診断　S，Ip，12 mm，adenocarcinoma (tub1) in adenoma，pM，ly0，v0，HM0

■解説　S状結腸の約12 mm大のIp，V₁型軽度不整 pit pattern の症例である．病理像では管状絨毛腺腫を背景として，限局的に異型度の増強した領域を認め，同部を高分化腺癌と判断した．癌部は粘膜内に限局し，明らかな脈管侵襲は伴わず，切除断端も陰性であったため追加腸切除は行わなかった．

症例 16　68歳，女性．検査目的：他院よりポリープ加療目的で紹介

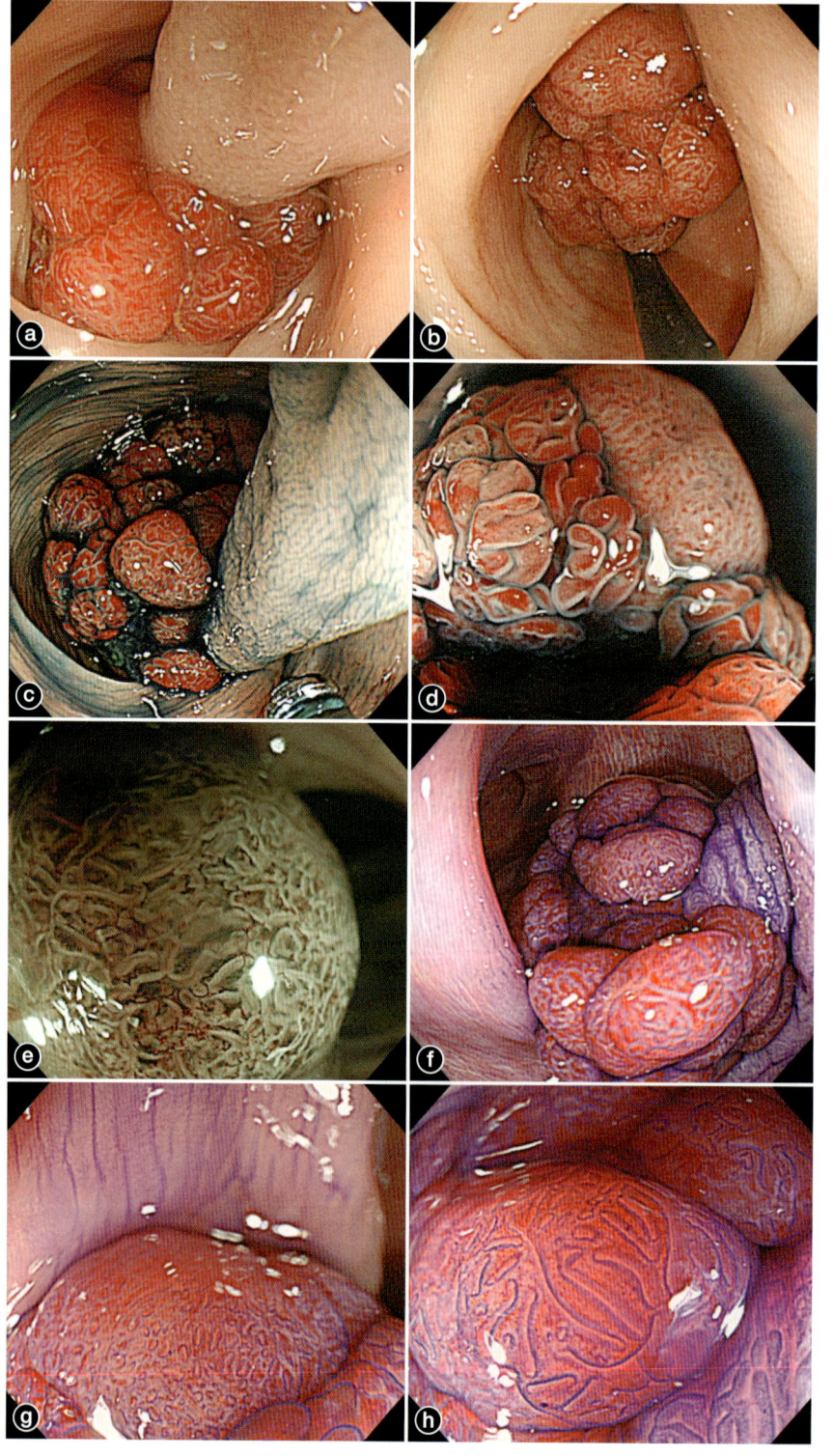

a〜d：通常像・インジゴカルミン撒布像．S状結腸に23 mm大で発赤調の有茎性ポリープを認めた．インジゴカルミン撒布にてⅢL型とⅣv型 pit pattern の混在した病変であることがわかった．

e：NBI観察像．一部にnetwork pattern を伴うが，主として dense pattern を呈していた．

f〜h：クリスタルバイオレット染色像．インジゴカルミン撒布像同様に，ⅢL型とⅣv型 pit pattern を認めたが，明らかなV型 pit pattern の領域は認めなかった．

肉眼形態	Ip
pit pattern 診断	Ⅳv型 pit pattern, ⅢL型 pit pattern
内視鏡診断	腺腫〜M癌	治療	polypectomy

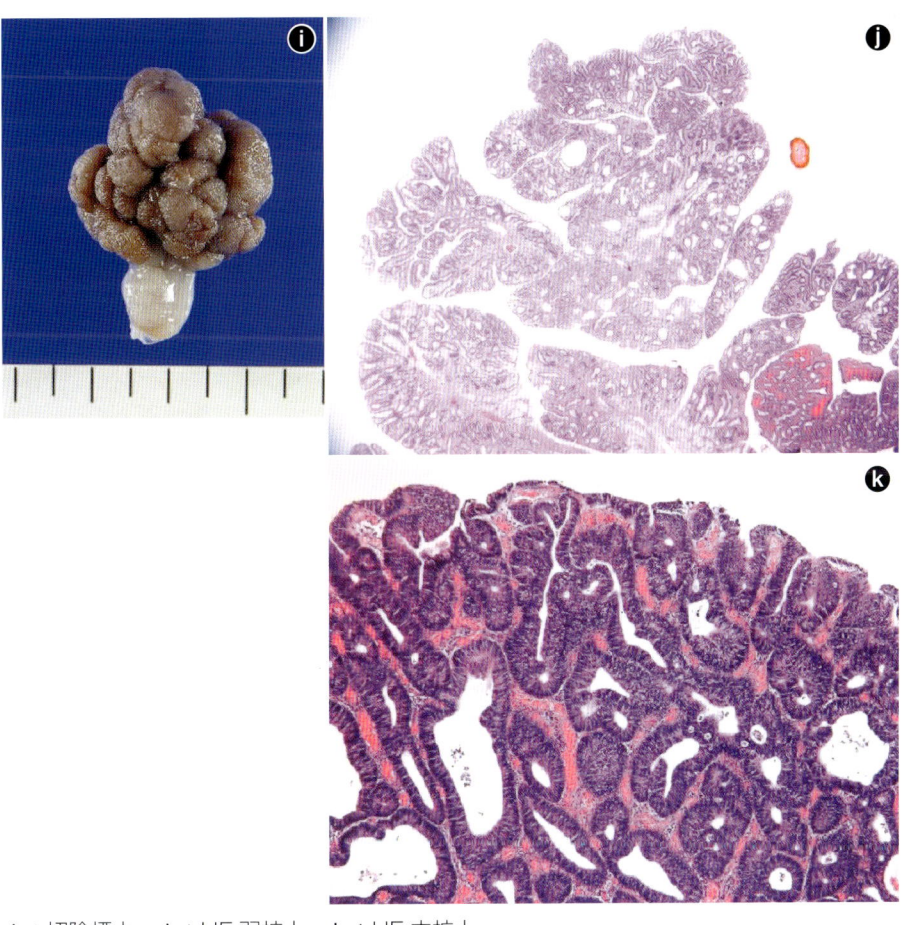

i：切除標本． j：HE 弱拡大． k：HE 中拡大．

病理組織診断 S, Ip, 23 mm, adenocarcinoma (tub1) in adenoma, pM, ly0, v0, HM0

■解 説■ 23 mm 大の有茎性粘膜内癌（M 癌）の症例である．内視鏡観察時，腸管屈曲部にはまり込むように存在し，かつ茎部も長く観察が困難であった．このように比較的大きな有茎性ポリープは観察に苦慮するケースが少なくない．その場合も，体位変換や色素撒布チューブなどを用いて，ポリープの頂部も含めしっかり観察し，病変の全体像を捉えたうえで適切な治療方針を選択することが大切である．本症例では，明らかなV型 pit pattern を認めず，かつ茎部の太まりも認めず，腺腫〜M 癌相当の病変と考えて polypectomy を選択した．組織学的には，管状腺腫を背景として，部分的に異型度の増強した高分化腺癌の所見を認めるが，癌は粘膜内にとどまる病変であった．

症例 17 48歳，男性．検査目的：ポリープ切除後 follow up 目的

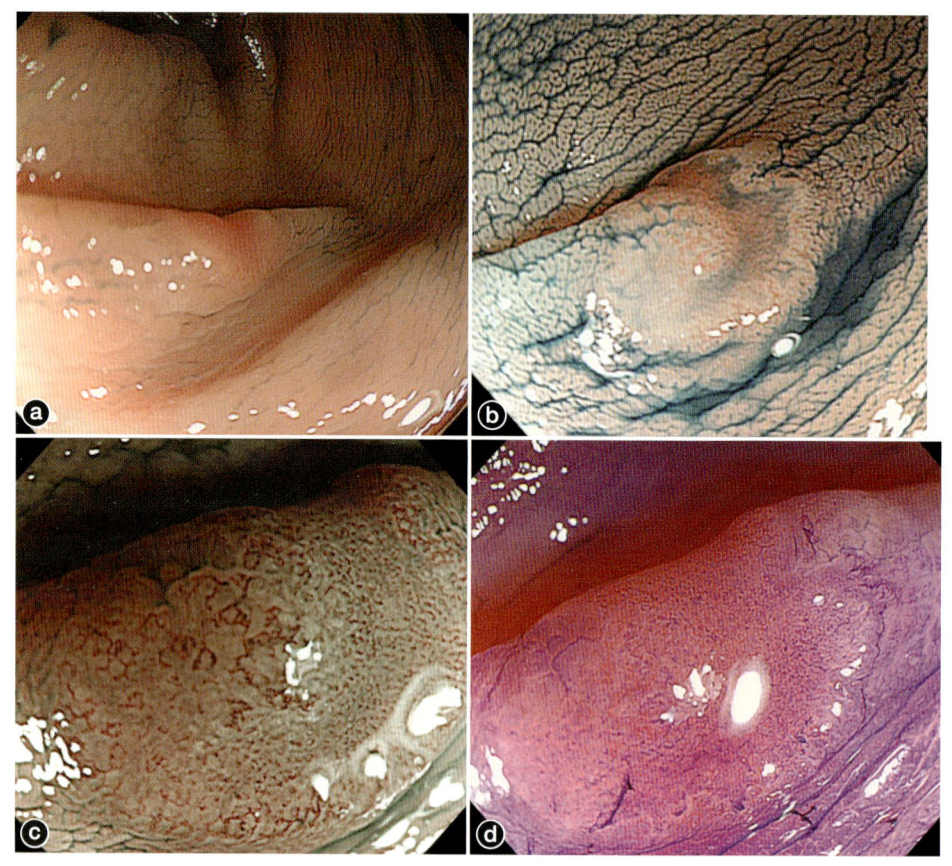

a，b：インジゴカルミン撒布像．横行結腸に発赤調の 6 mm の病変を認めた．病変部は明らかな陥凹局面は呈さず辺縁は棘状不整としてみられ，肉眼形態は Ⅱa＋dep 型と判断した．

c：NBI 観察像．辺縁は normal pattern，内腔では network pattern を呈していた．

d：クリスタルバイオレット染色像．辺縁隆起部は Ⅰ型 pit pattern，内腔は ⅢL-2 型 pit pattern であった．

肉眼形態	Ⅱa+dep
pit pattern 診断	ⅢL-2型 pit pattern
内視鏡診断	腺腫
治　療	EMR

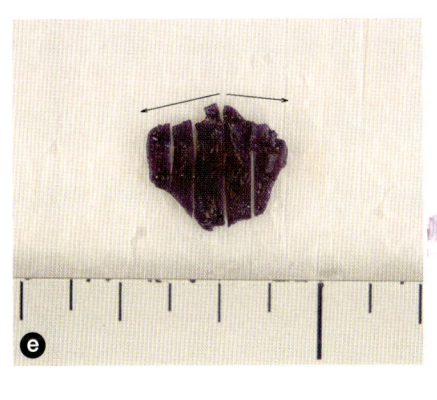

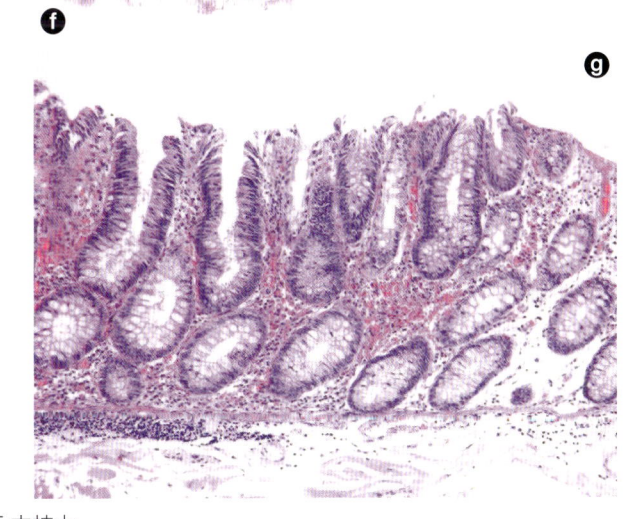

e：切除標本．　f：ルーペ像．　g：HE 中拡大．

病理組織診断　T，Ⅱa+dep，6mm，tubular adenoma，low grade，HM0

解　説　病変はわずかに発赤を伴った部位として認められ色素撒布にて明瞭となった．病変部は正常粘膜よりわずかに高くなっており相対陥凹を呈していた．一部に色素貯留を認めるものの明らかな局面は有さず陥凹型病変とは区別される．標本は相対陥凹部を通る箇所で割線が入っており，いずれも管状腺腫との結果であった．

| 症例 18 | 42歳，女性．検査目的：他院にてⅡc+Ⅱa病変を指摘され切除依頼で受診 |

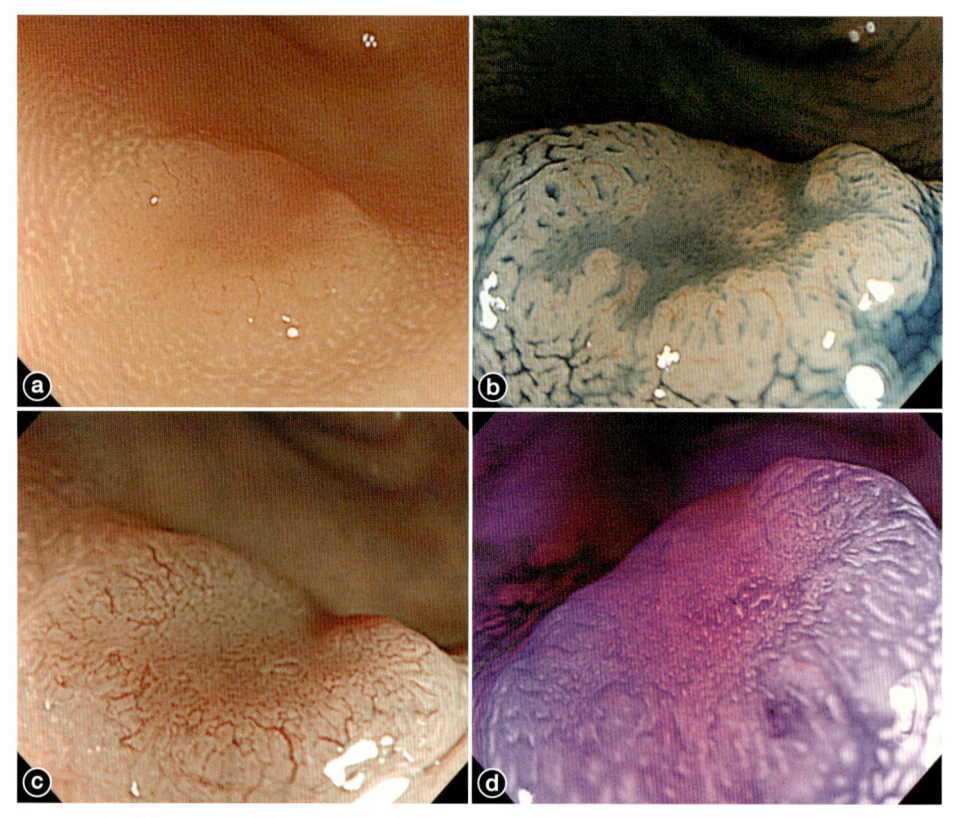

a，b：通常像・インジゴカルミン撒布像．S状結腸に，周囲に白斑を伴うわずかに発赤調を呈する病変を認めた．色素撒布にて陥凹が認められたが棘状不整であり，明らかな陥凹局面はみられず，肉眼形態はⅡa+dep型である．
c：NBI観察像．内腔ではnetwork patternがみられた．
d：クリスタルバイオレット染色像．辺縁ではⅠ型，病変内部では小型のⅢL型 pit patternが観察された．

肉眼形態	Ⅱa+dep
pit pattern 診断	ⅢL型 pit pattern
内視鏡診断	腺腫
治　療	EMR

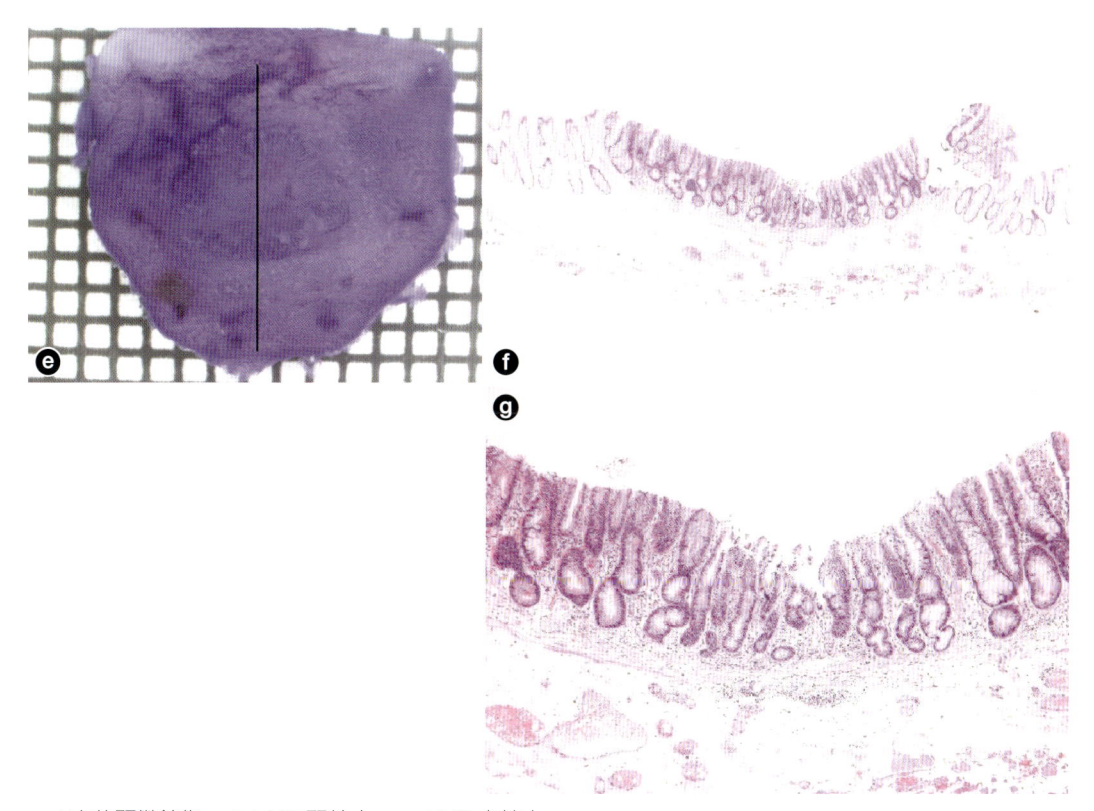

e：実体顕微鏡像．　f：HE 弱拡大．　g：HE 中拡大．

病理組織診断　S，Ⅱa＋dep，6 mm，tubular adenoma，low grade，HM0

■解　説　通常像では白斑を伴い発赤調の粘膜はわずかに陥凹しているようであった．同部位に色素貯留も認められたため前医で陥凹型病変との判断に苦慮したと推測される．明らかな面状不整は呈しておらず，また pit 構造もⅢsではなくⅢL型を呈していたことよりⅡa＋dep 型と判断した．実体顕微鏡像でも病変部はⅢL型として観察され，病変中央にて割線を入れ観音開きとして標本を作製した．病理組織の結果は管状腺腫であった．

| 症例 19 | 58歳，男性．検査目的：上行結腸M癌切除後のfollow up目的 |

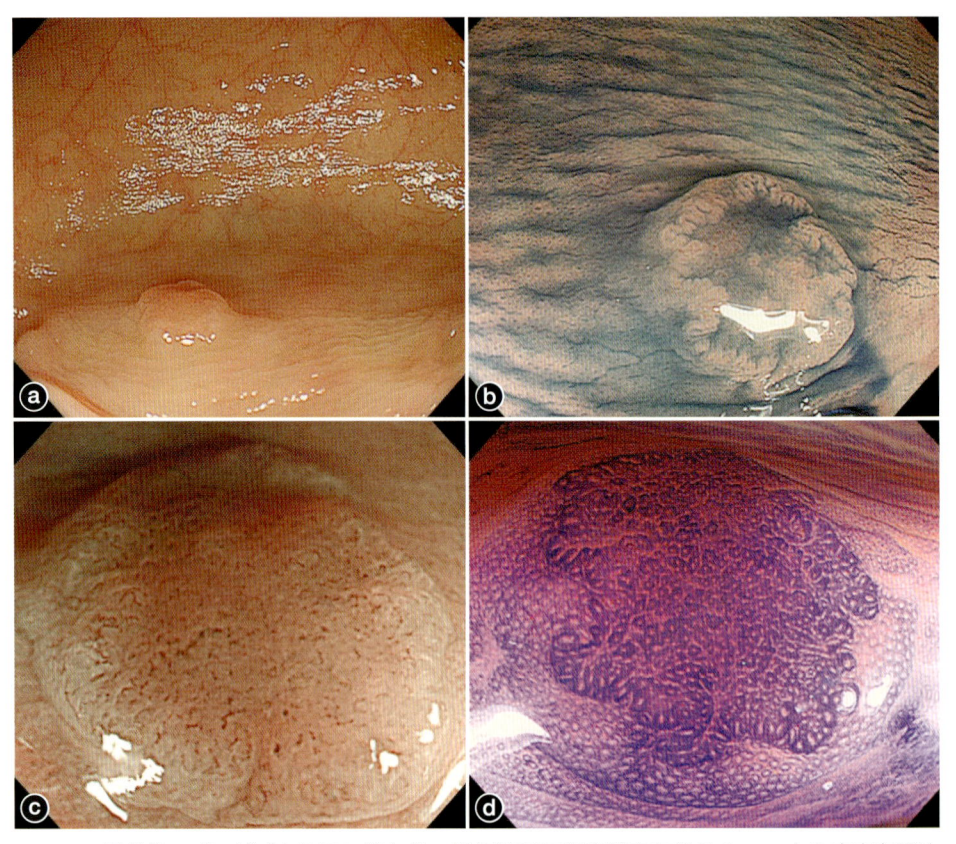

a，b：通常像・インジゴカルミン撒布像．横行結腸に軽度発赤を伴う4mm大の病変を認めた．病変部に色素貯留はみられるものの明らかな陥凹局面は呈さず，辺縁は棘状不整であり肉眼形態はⅡa+dep型であった．

c：NBI観察像．辺縁は周囲と同様のnormal patternであり，内部ではnetwork patternがみられた．

d：クリスタルバイオレット染色像．辺縁はⅠ型pit patternであり病変内部はⅢsではなくⅢL型pit patternを呈していた．

肉眼形態	Ⅱa+dep
pit pattern 診断	ⅢL-2型 pit pattern
内視鏡診断	腺腫
治 療	EMR

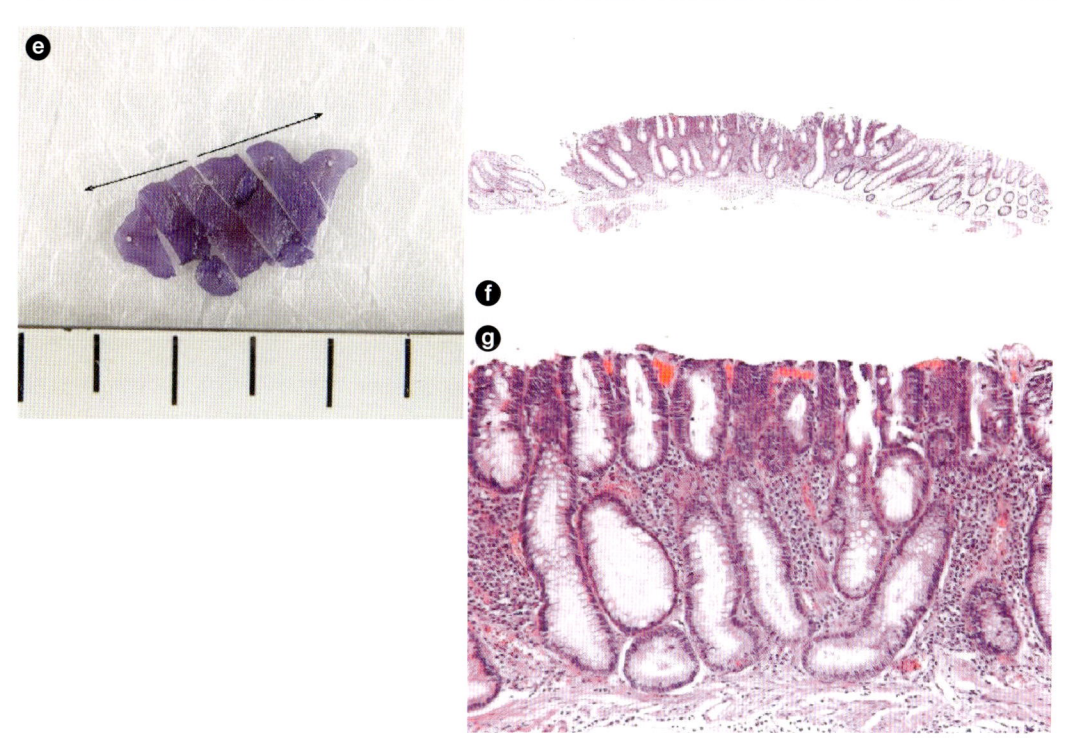

e：切除標本像． f：HE 弱拡大． g：HE 中拡大．

病理組織診断	T, Ⅱa+dep, 4 mm, tubular adenoma, low grade, HM0

■解　説■　病変はわずかな発赤調を伴っており色素撒布により明瞭となった．辺縁のⅠ型 pit に囲まれ内腔はⅢL-2型構造であり，典型的なⅡa+dep 型を呈していた．NBI 所見でも辺縁は周囲と同様の normal pattern であり内部のⅢL-2型 pit と一致する部位は network pattern として区別して観察された．腺腫を疑い EMR を施行し病変中央を通る部位で標本を作製，管状腺腫との診断結果であった．

| 症例 20 | 85歳，男性．検査目的：大腸ポリープ切除後経過観察 |

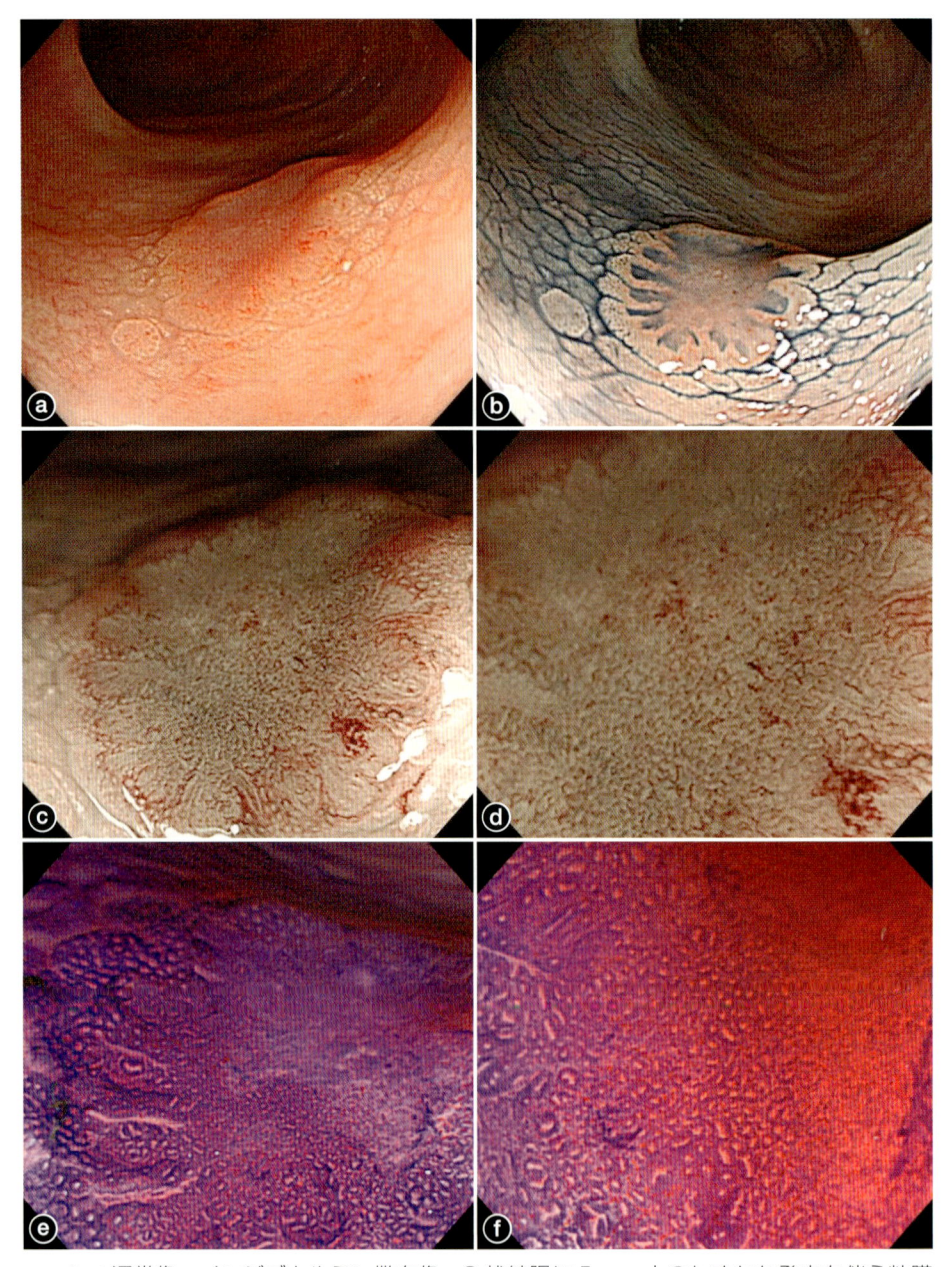

a，b：通常像・インジゴカルミン撒布像．S状結腸に5mm大のわずかな発赤を伴う粘膜不整像を認めた．病変周囲には白斑が認められた．インジゴカルミン撒布で周囲の正常粘膜と明らかな段差を有した星芒状の陥凹局面を認め，Ⅱc型病変と判断した．
c，d：NBI観察像．陥凹面に一致してnetwork patternを認めた．
e，f：クリスタルバイオレット染色像．一部染色不良域を認めるが，陥凹面のpitはほぼすべて小型類円形のⅢs型pit patternであった．Ⅴ型pit patternは認めなかった．

肉眼形態	Ⅱc
pit pattern 診断	Ⅲs型 pit pattern
内視鏡診断	M〜SM 微小浸潤癌
治療	EMR

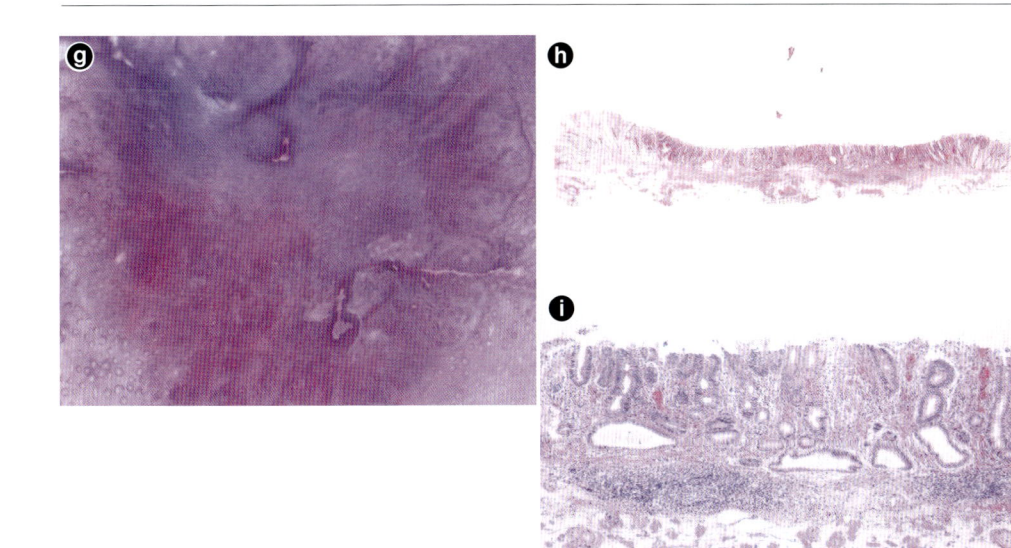

g:実体顕微鏡像. h:ルーペ像. i:弱拡大.

病理組織診断 S, Ⅱc, 5mm, adenocarcinoma (tub1), pM, ly0, v0, HM0

■解説■ S状結腸のⅡc型粘膜内癌である．通常観察像ではSM深部浸潤を示唆する所見はなく，クリスタルバイオレット染色拡大観察においても陥凹面にはⅢs型pit patternのみを認めたため，粘膜内癌を疑いEMRを施行した症例である．組織学的には陥凹面と周囲の正常粘膜が明瞭な段差を有する陥凹病変であり，小型の腺口を有する腺管が粘膜筋板に対しほぼ垂直に向かう低異型度高分化腺癌の所見であった．

症例 21　56歳，男性．検査目的：他院でⅡc病変を指摘され精査加療目的で当科紹介となった．

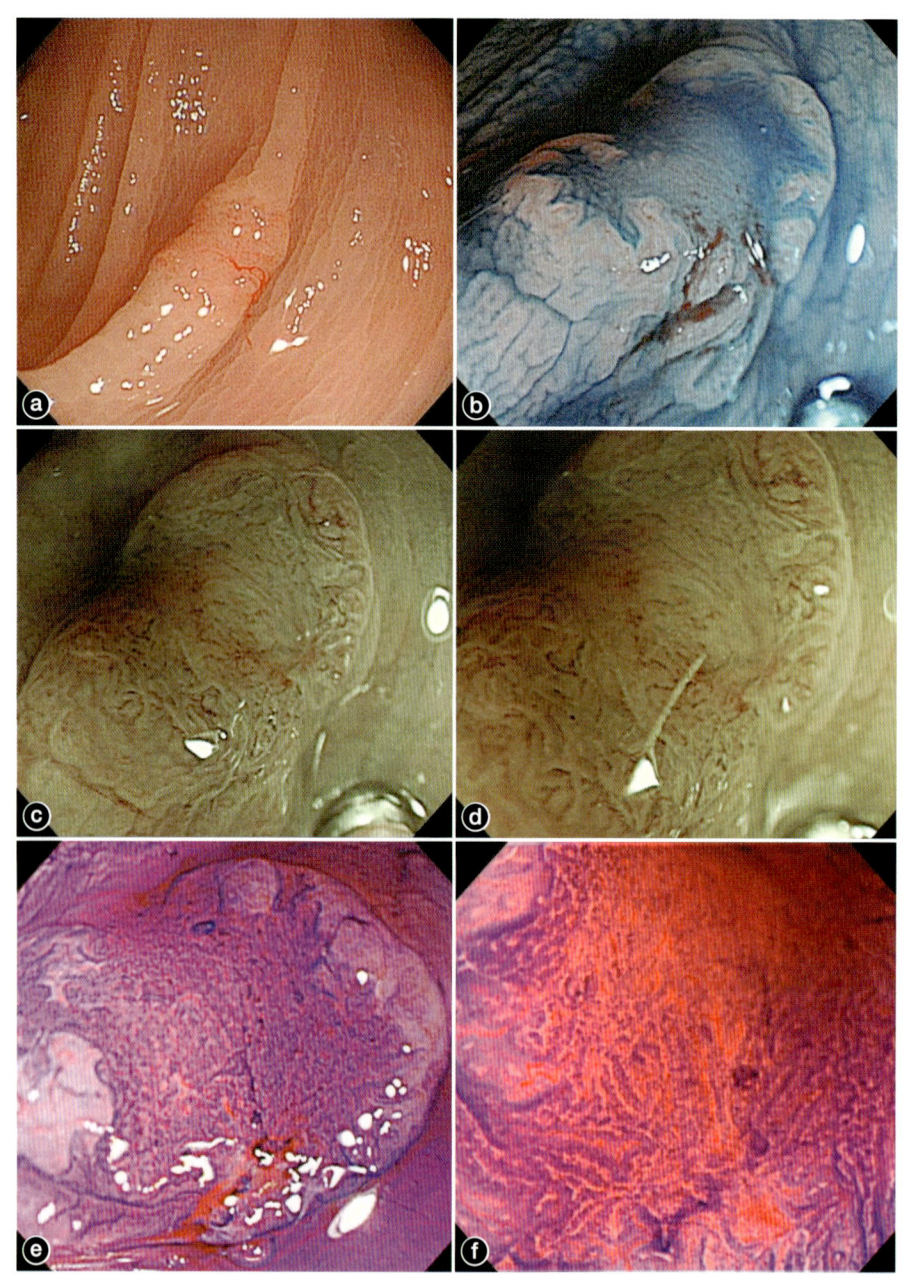

a，b：通常像・インジゴカルミン撒布像．通常観察ではS状結腸に5mm大の軽度発赤と粘膜不整像と，ごく軽度の壁変形を認めた．インジゴカルミン撒布にて周囲の正常粘膜と明瞭な段差を有する星芒状陥凹局面が明らかになった．肉眼形態はⅡc型病変である．

c，d：NBI観察像．陥凹内には不整で断片化した血管が疎に分布したsparse patternを認めた．

e，f：クリスタルバイオレット染色像．陥凹面のpitは不整を認め，個々のpitは辺縁不整・内腔狭小像を呈していた．pit patternはⅤ_I型高度不整と診断した．

肉眼形態	Ⅱc
pit pattern 診断	V_I型高度不整 pit pattern
内視鏡診断	SM 深部浸潤癌
治　療	EMR

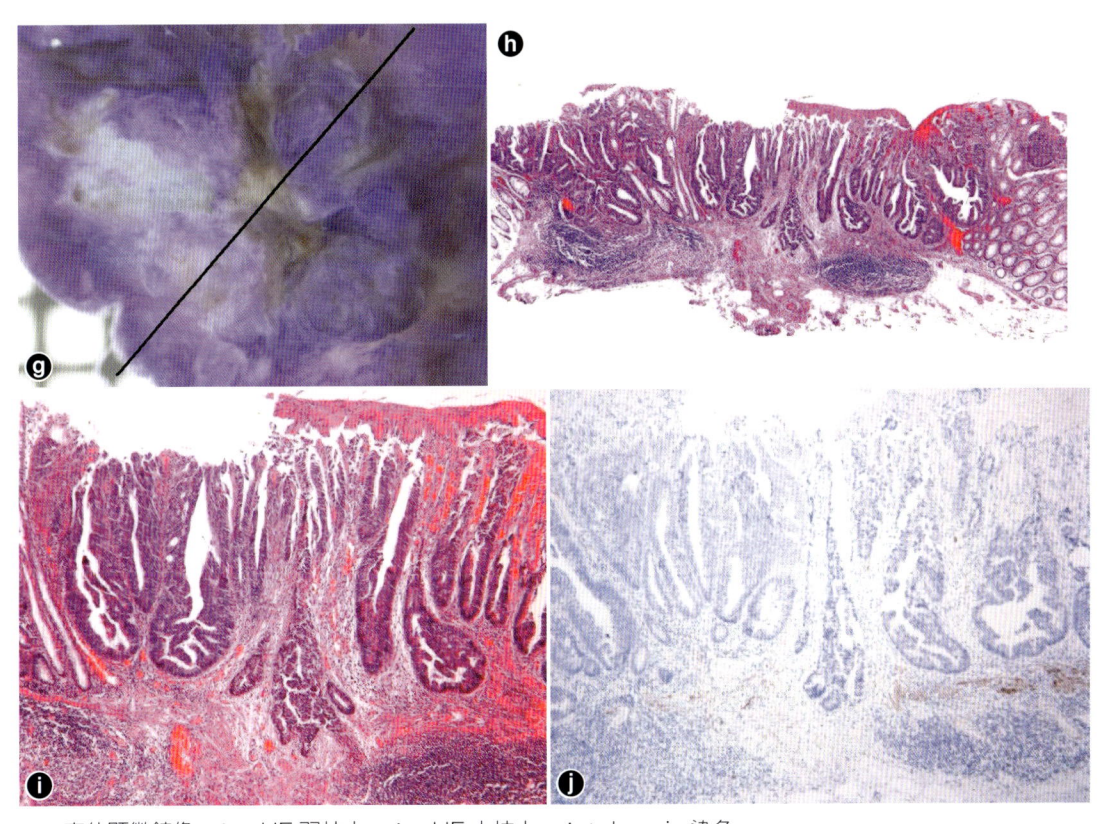

g：実体顕微鏡像．　h：HE 弱拡大．　i：HE 中拡大．　j：desmin 染色．

病理組織診断　S，Ⅱc，4 mm，adenocarcinoma（tub1），sm1a（pSM 150 μm），ly0，v0，HM0，VM0

解　説

S 状結腸のⅡc 型 SM 微小浸潤癌である．通常観察像ではやや粘膜不整像を認め，ごく軽度の壁不整を認めた病変であり，通常観察では SM 浸潤を否定できない所見であった．クリスタルバイオレット拡大観察においてV_I型高度不整 pit pattern を呈しており，SM 深部浸潤癌を強く疑ったが，病変が小さいこと，リフティングが良好であったことから total biopsy 目的に EMR を施行した．組織割面においても陥凹性に発育する腫瘍を認め高分化腺癌の像であった．病変の多くは粘膜内に限局しているが，デスミン染色を併用した結果，一部で粘膜筋板をわずかに越え，粘膜下層に浸潤している像であった．陥凹型腫瘍でV_I型高度不整を呈する病変の多くは SM 深部浸潤を認めるが，本症例は例外的な症例であった．脈管侵襲を伴わない SM 微小浸潤癌であり，追加腸切除は行わず経過観察している．

症例 22　74歳，男性．検査目的：大腸ポリープ切除後経過観察

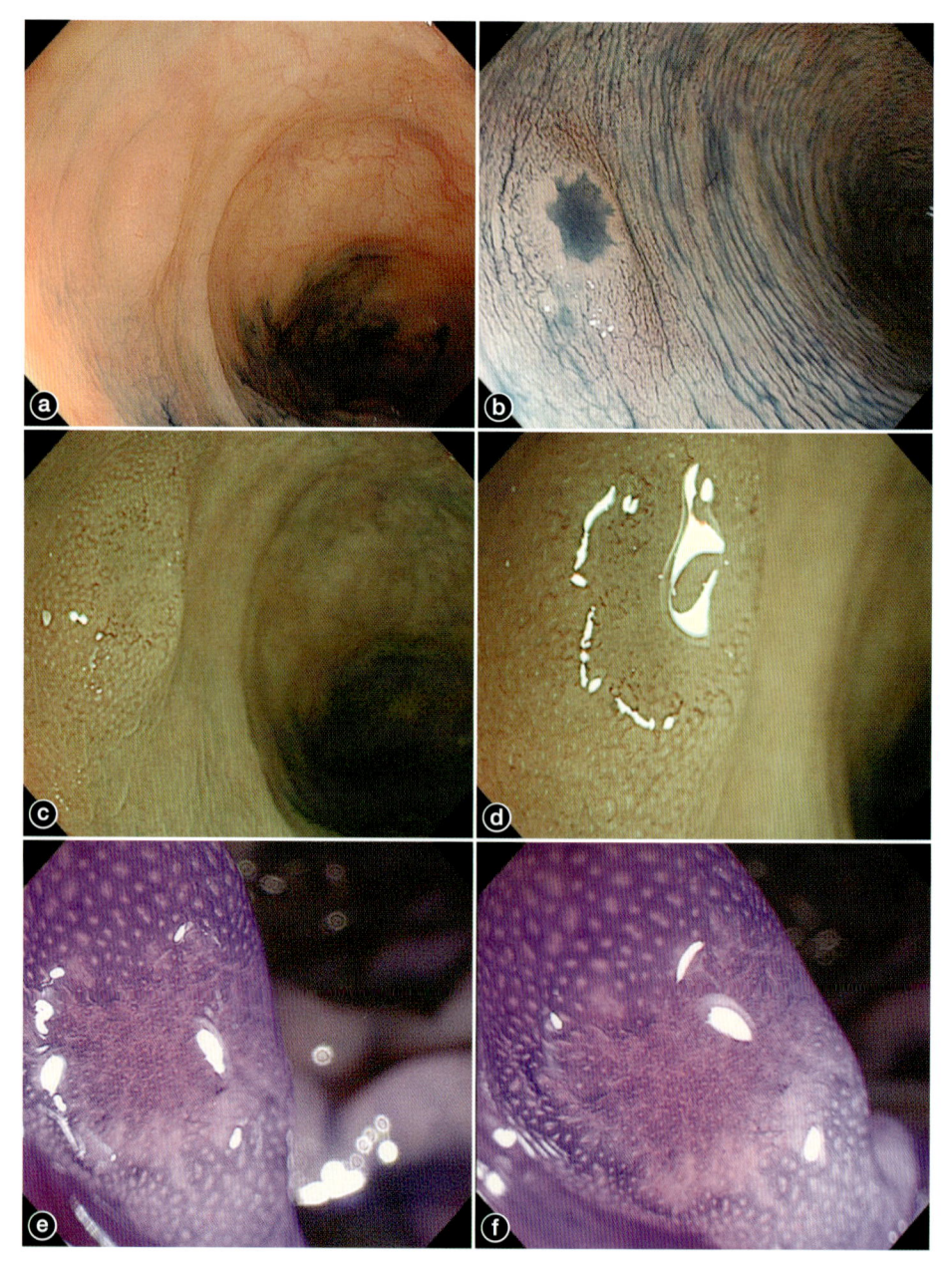

a，b：通常像・インジゴカルミン撒布像．横行結腸に 4 mm 大でやや褪色調の粘膜不整像を認めた．インジゴカルミンを撒布すると，周囲の正常粘膜と明瞭な段差を有する星芒状陥凹局面が明らかになった．肉眼形態は，Ⅱc 型病変である．
c，d：NBI 観察像．陥凹面に一致して network pattern を認めた．
e，f：クリスタルバイオレット染色像．陥凹面の pit は小型類円形のⅢs 型 pit pattern であった．Ⅴ型 pit pattern は認めなかった．なお，辺縁 pit はⅠ型 pit pattern であった．

肉眼形態	Ⅱc
pit pattern 診断	Ⅲs 型 pit pattern
内視鏡診断	腺腫〜M 癌
治療	EMR

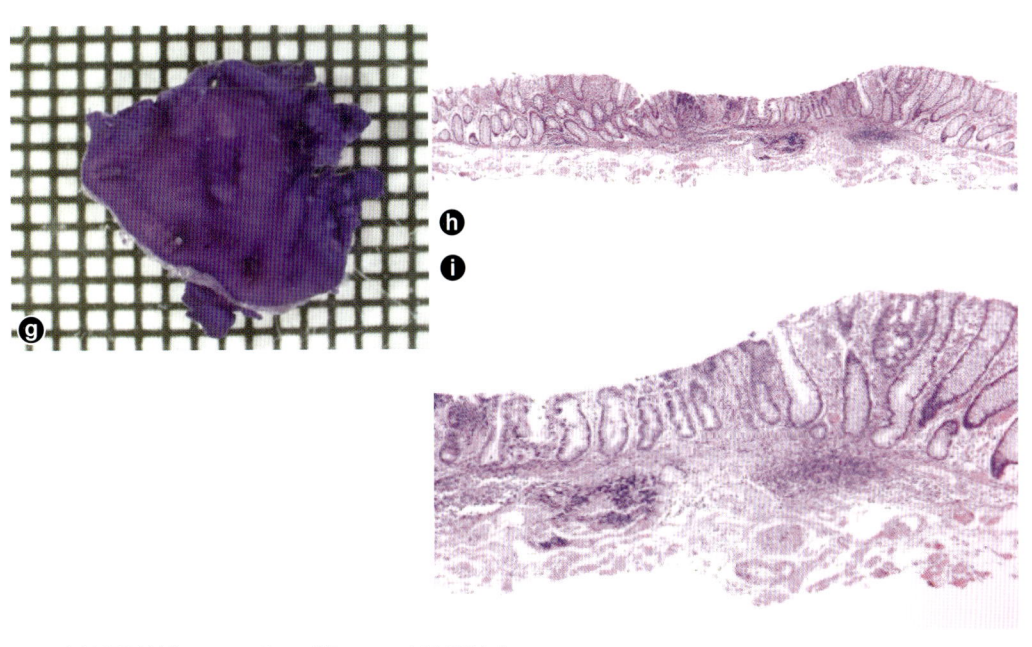

g：実体顕微鏡像．h：ルーペ像．i：HE 弱拡大．

| 病理組織診断 | T，Ⅱc，4 mm，tubular adenoma，low grade，HM0 |

■解　説■　横行結腸のⅡc型腺腫である．陥凹面の pit はⅢs 型 pit pattern であったが，通常観察で発赤がなく，良性腺腫も鑑別として考えた．組織学的には陥凹性に発育する腫瘍を認めた．異型細胞は辺縁では腺管表層性に，中心部の一部では全層性に増殖しているが，組織像からは明らかな悪性所見は認めなかった．このような病変がはたして *de novo* 由来と考えられる陥凹型早期癌と同じルートをたどる陥凹性病変なのかどうかはわからないが，Ⅲs 型 pit pattern の場合は担癌率も高いため，経過観察にせず切除を行うべきである．

症例 23　65歳，男性．検査目的：膵IPMN術前スクリーニング

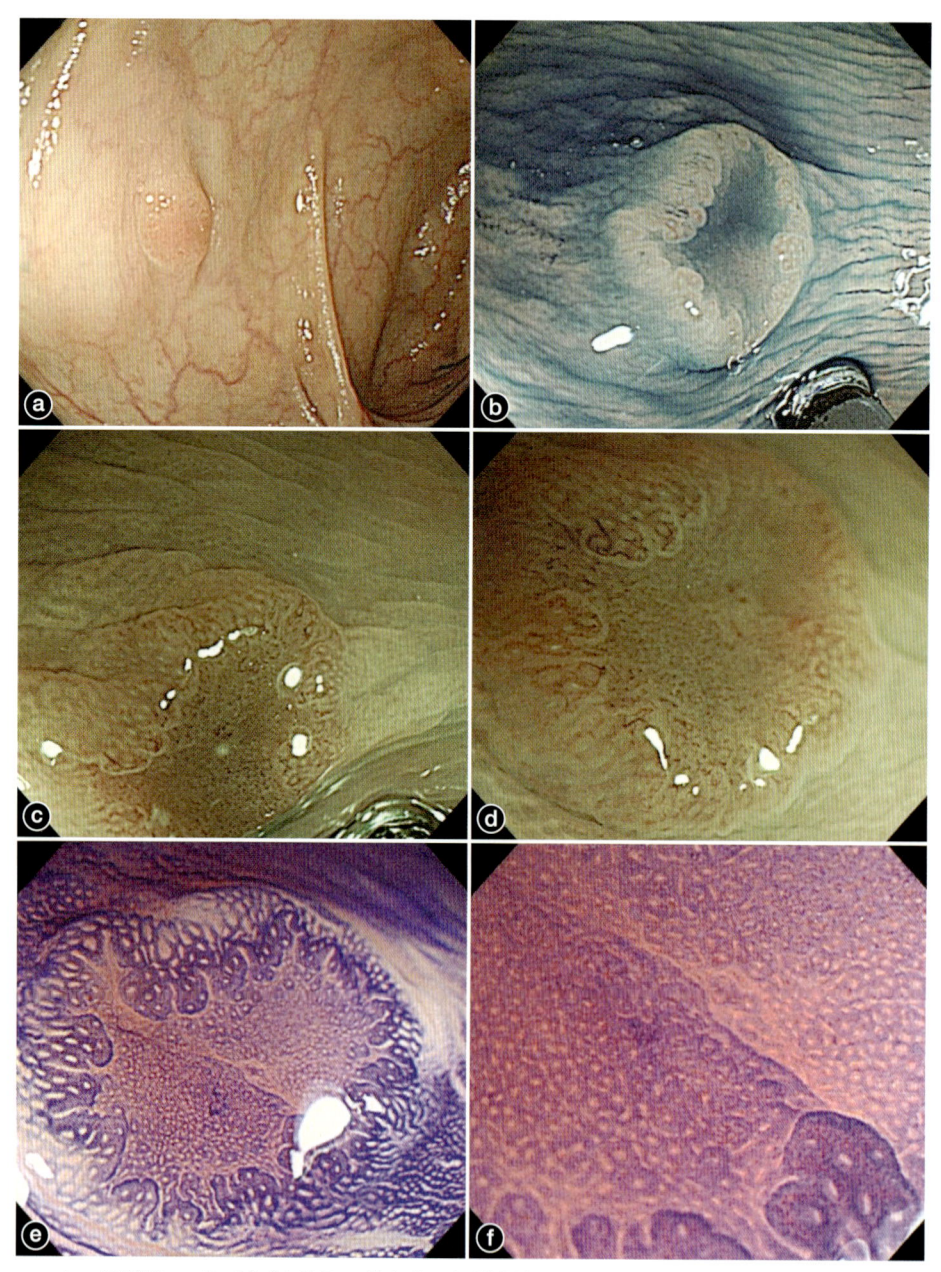

a，b：通常像・インジゴカルミン撒布像．通常観察ではS状結腸に3mm大で軽度発赤調の軽度粘膜不整像を認めた．インジゴカルミンを撒布すると，周囲の正常粘膜と明瞭な段差を有する星芒状陥凹局面が明らかになった．Ⅱc型病変である．

c，d：NBI観察像．陥凹面に一致してnetwork patternを認めた．

e，f：クリスタルバイオレット染色像．陥凹面は小型類円形のⅢs型pit patternであった．Ⅴ型pit patternは認めなかった．

肉眼形態	Ⅱc
pit pattern 診断	Ⅲs型 pit pattern
内視鏡診断	M〜SM 微小浸潤癌
治　療	EMR

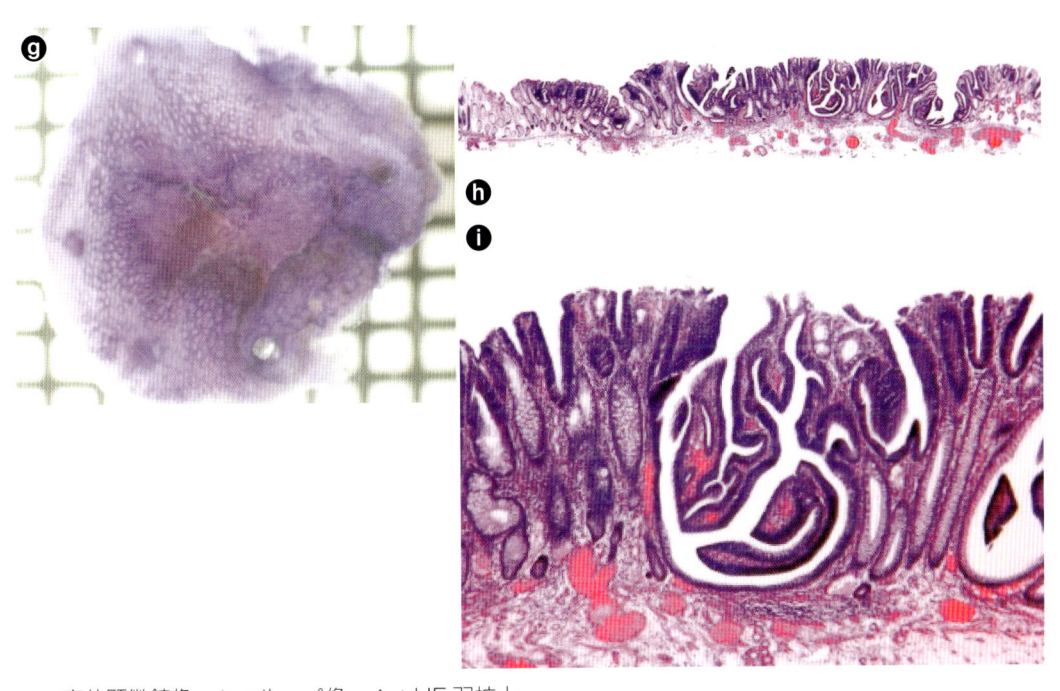

g：実体顕微鏡像．h：ルーペ像．i：HE 弱拡大

病理組織診断 S，Ⅱc，3 mm，adenocarcinoma (tub1)，pM，ly0，v0，HM0

解　説 S状結腸のⅡc型粘膜内癌である．通常観察では淡い発赤と軽度粘膜不整像を認めたのみで明らかなSM深部浸潤を示唆する所見はなかった．クリスタルバイオレット染色拡大観察においてもⅢs型 pit pattern のみで，SM微小浸潤までの癌を考え，EMRを施行した．組織学的には異型細胞が腺管表層性〜全層性に増殖しており，いずれの領域でも核の重層化が高度であり，全体を高分化腺癌と考える所見であった．

| 症例 24 | 65歳，男性．検査目的：大腸ポリープ経過観察 |

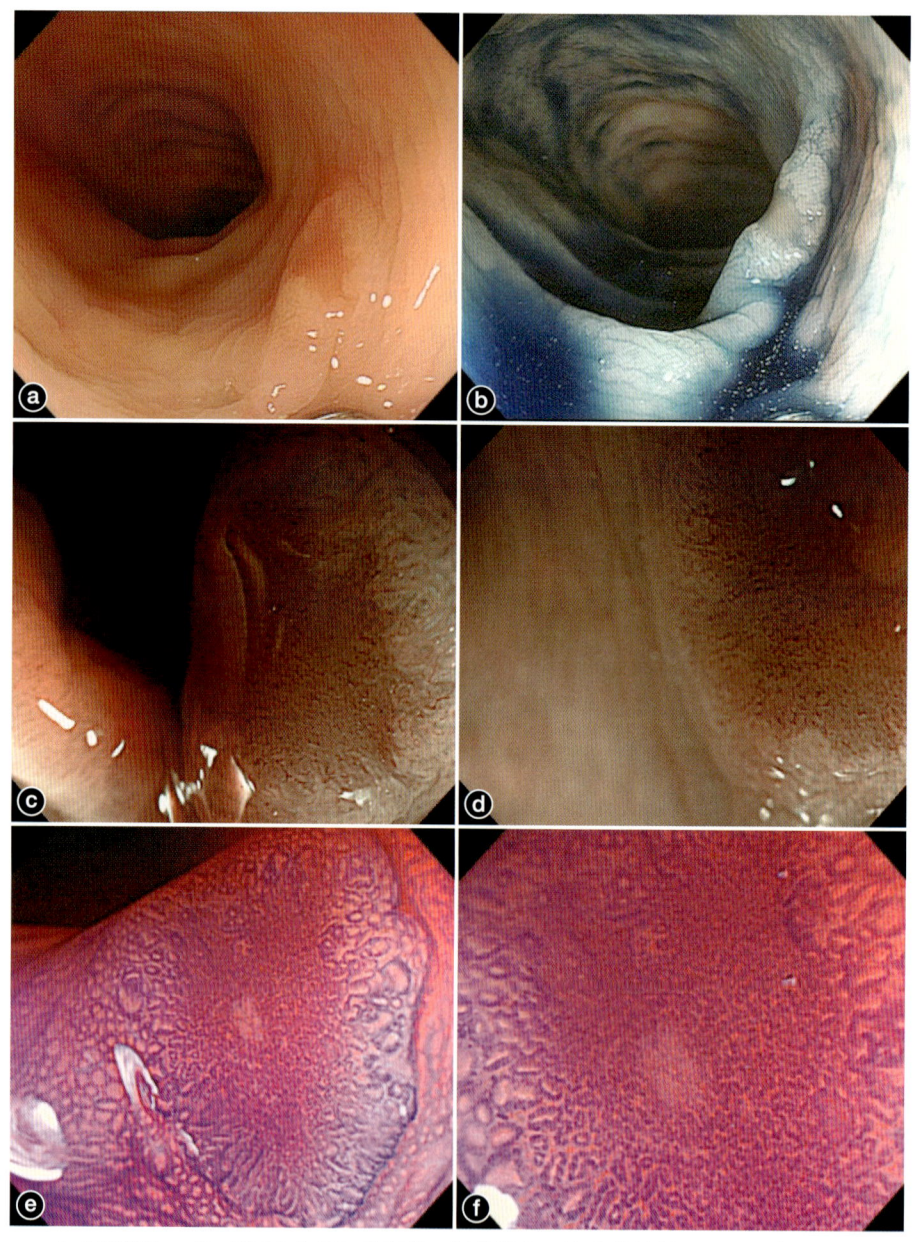

a，b：通常像・インジゴカルミン撒布像．通常観察ではS状結腸に3mm大の軽度発赤を伴う粘膜不整像を認めた．インジゴカルミン撒布にて周囲の正常粘膜と明らかな段差を有した星芒状陥凹局面を認め，肉眼形態はⅡc型病変と判断した．
c，d：NBI観察像．陥凹面に一致してnetwork patternを認めた．
e，f：クリスタルバイオレット染色像．陥凹面のpitは小型類円形のⅢs型pit patternであった．Ⅴ型pit patternは認めなかった．

肉眼形態	Ⅱc
pit pattern 診断	Ⅲs型 pit pattern
内視鏡診断	腺腫〜M癌
治　療	EMR

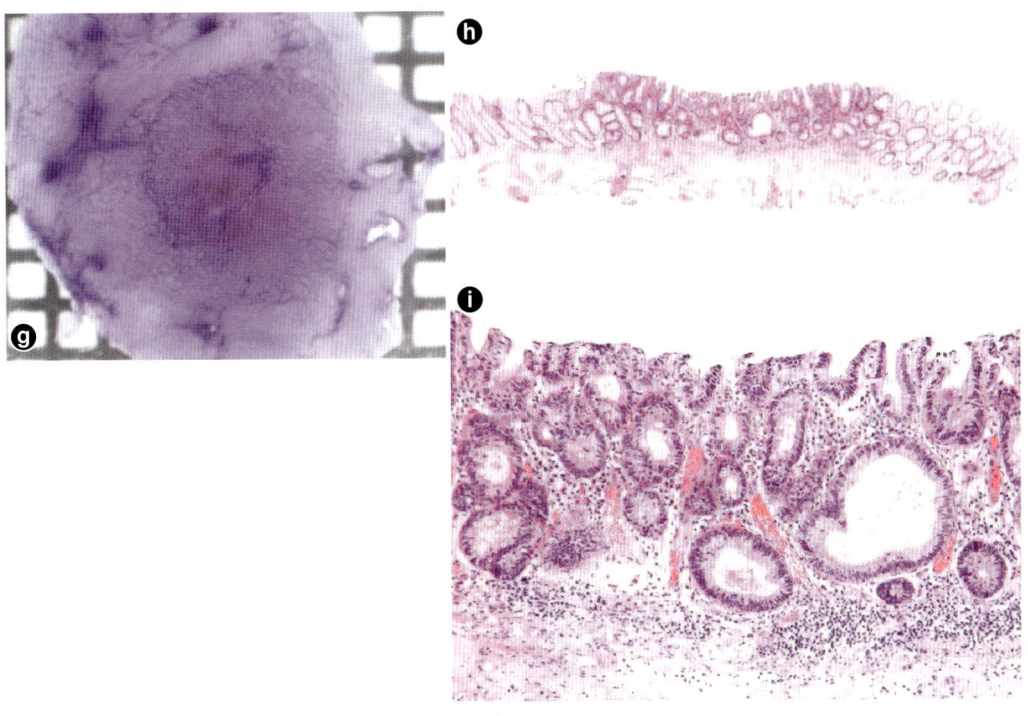

g：実体顕微鏡像．　h：ルーペ像．　i：HE 中拡大．

病理組織診断	S，Ⅱc，3 mm，tubular adenoma，low grade，HM0

■解　説■　S 状結腸のⅡc 型腺腫である．通常観察では壁の硬化像を呈しておらず非常に弱い発赤と粘膜不整によって認識できる病変であった．クリスタルバイオレット拡大観察ではⅢs 型 pit pattern を認めた．通常観察と併せて，良性腺腫もしくは粘膜内癌を疑い EMR を施行した．組織学的には陥凹性に発育する腫瘍を認め，異型細胞が腺管表層性〜全層性に増殖しているが異型度は低く，低異型度腺腫と診断した．

症例 25 87歳，男性．検査目的：他院でポリープを指摘され，精査加療目的で当院を紹介された．

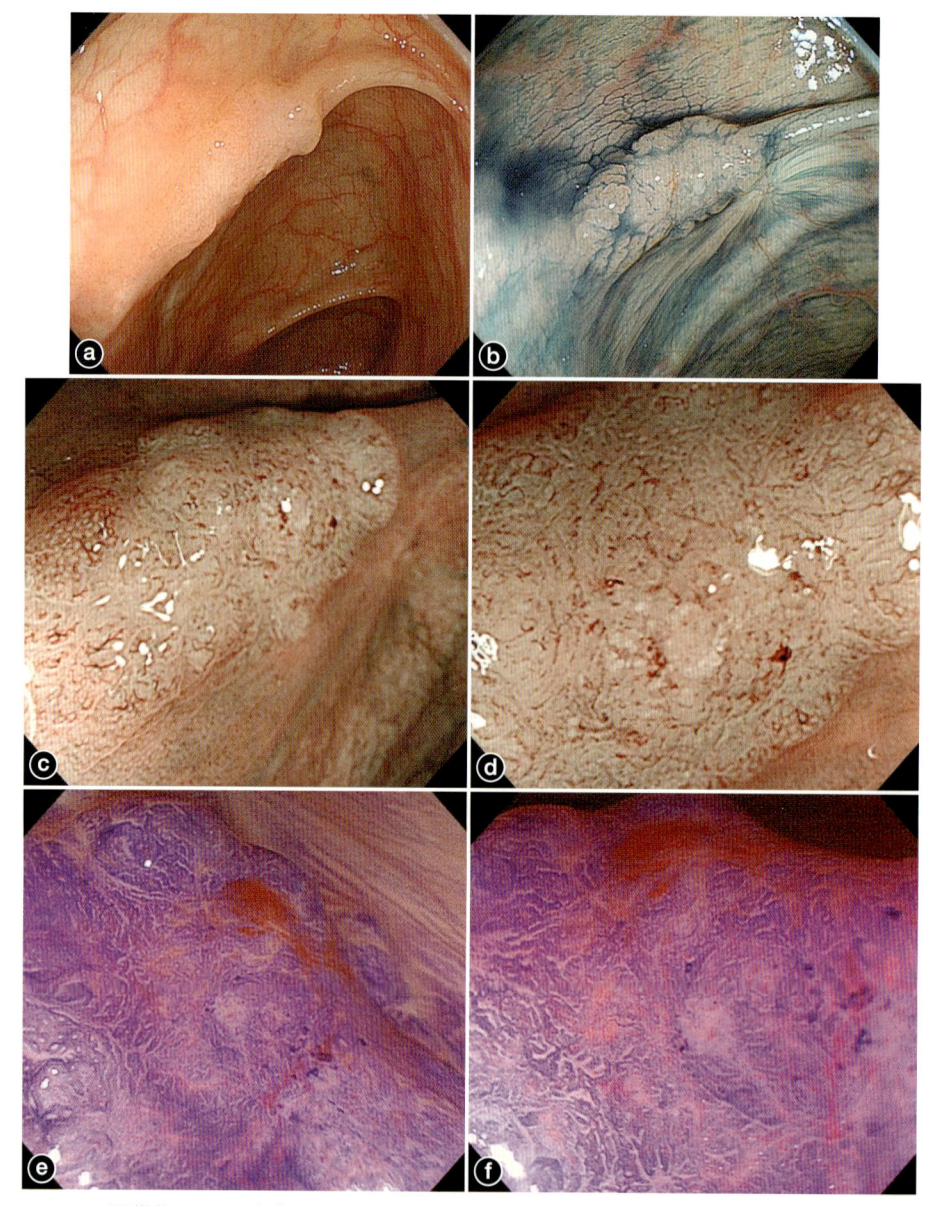

a，b：通常像・インジゴカルミン撒布像．上行結腸に10 mm大のやや褪色調の粘膜不整像を認めた．壁の硬化像を認め空気変形も陽性であった．インジゴカルミン撒布にて周囲の正常粘膜と明瞭な段差を有する面状陥凹局面が明らかになった．辺縁は反応性隆起を呈しているが，陥凹面は周辺粘膜より低い絶対陥凹であり，肉眼形態はⅡc＋Ⅱa型病変であった．

c，d：NBI観察像．陥凹面に一致して，血管が疎になり途絶する所見を認め，sparse patternと判断した．

e，f：クリスタルバイオレット染色像．陥凹面のpitは，内腔狭小・辺縁不整を呈しておりⅥ型高度不整の所見であった．一部易出血性で染色不良な部位を認めたが，明らかなV_N型pit patternは認めなかった．なお，辺縁pitはⅠ型であった．

肉眼形態	IIc+IIa
pit pattern 診断	V₁型高度不整 pit pattern
内視鏡診断	SM 深部浸潤癌
治療	surgery（LAC）

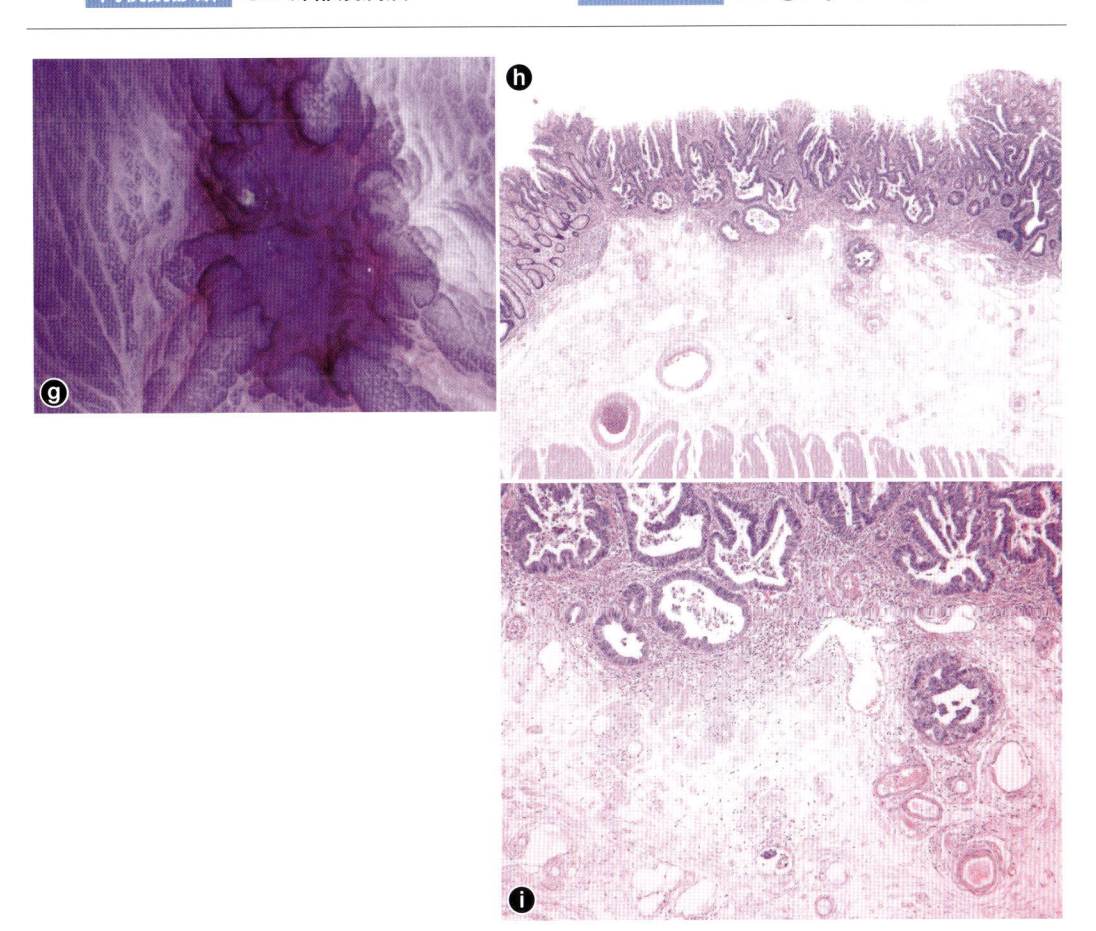

g：実体顕微鏡像． h：HE 弱拡大． i：HE 中拡大

病理組織診断 A，IIc+IIa，12 mm，adenocarcinoma（tub1），sm2（pSM 1,000 μm），ly1，v0，pN0，pDM0，pPM0

解説 上行結腸のIIc+IIa型 SM 深部浸潤癌である．通常観察で壁の硬化像と空気変形を認めた時点で SM 深部浸潤を強く疑った．クリスタルバイオレット染色拡大観察では陥凹面にV₁型高度不整 pit pattern を認め，通常観察像も併せて SM 深部浸潤癌の診断のもと外科的切除術を施行した．組織学的には高分化腺癌の像を呈しており，粘膜内進展の残存を認めたが，中心部では先進部のリンパ管侵襲像に連続する深部浸潤巣を認めた．陥凹型腫瘍でV₁型高度不整を呈する病変の多くは本症例のような SM 深部浸潤症例である．

症例 26

80歳，女性．検査目的：他院にて便潜血陽性でスクリーニング下部消化管内視鏡を施行され病変を指摘された．LSTと診断され治療目的にて当センターに紹介された．

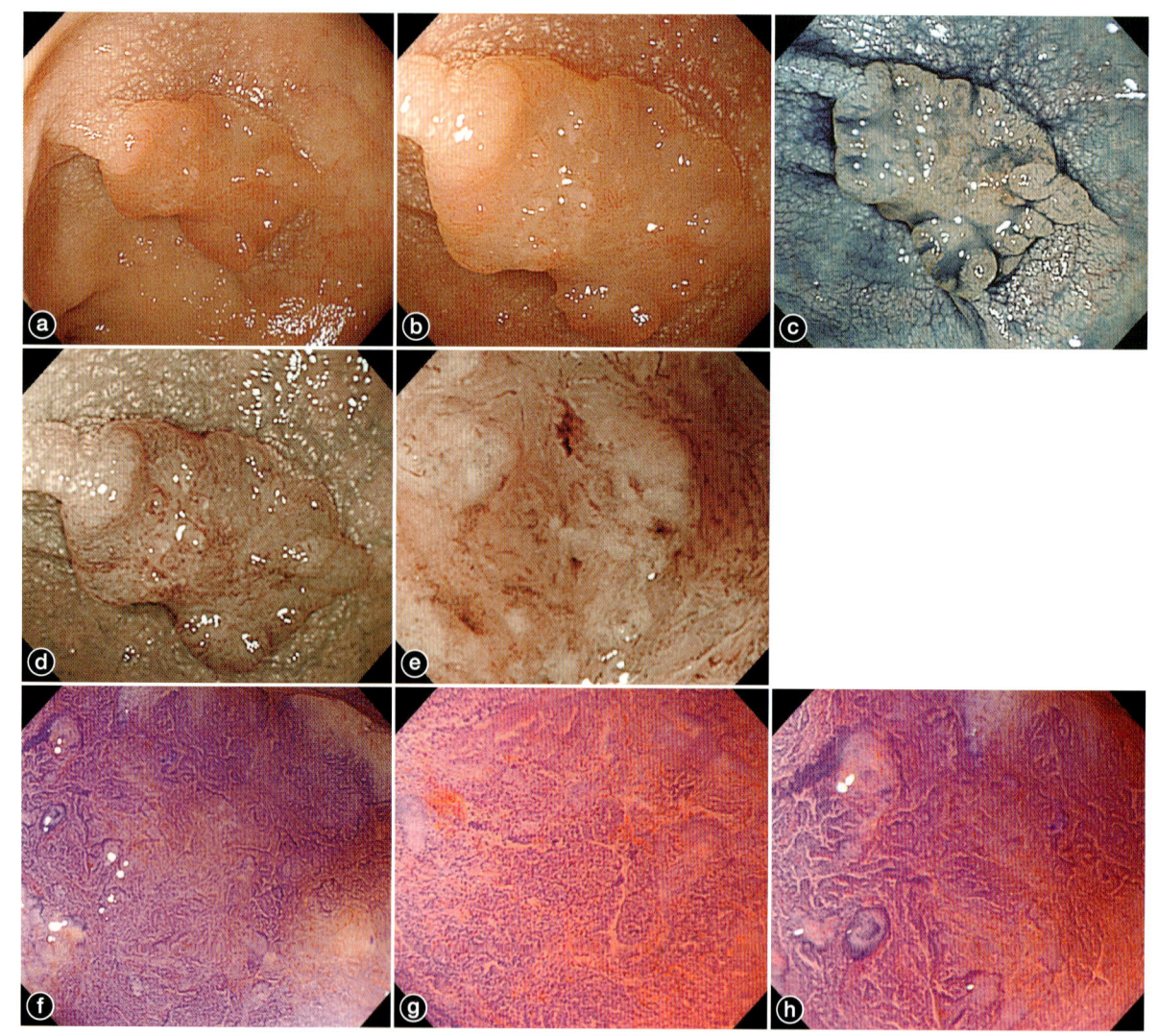

a～c：通常像・インジゴカルミン撒布像．直腸にやや発赤調の 15 mm 大の平坦な病変を認めた．若干のひだのひきつれもあり，周囲には白斑が認められた．病変の周囲と内部では色調に差があり，病変に縁取りがある可能性が見てとれる．インジゴカルミン撒布像では明瞭な段差を有した陥凹局面が観察された．典型的なⅡa＋Ⅱc病変である．

d，e：NBI 拡大観察像．病変の内側は irregular な血管の密度の高い領域とほとんど血管が観察されないところがあり，全体としては sparse pattern と診断された．

f～h：クリスタルバイオレット染色下拡大観察像．病変の周囲はⅠ型 pit，陥凹内部は内腔狭小と辺縁不整がありⅤ$_I$型高度不整と診断した．中心部は染色性の低下はないが，pit 構造は消失しておりⅤ$_N$型 pit pattern であった．

肉眼形態	IIa+IIc
pit pattern 診断	V_N型 pit pattern,V_I型高度不整 pit pattern
内視鏡診断	SM 深部浸潤癌
治療	surgery（LAC）

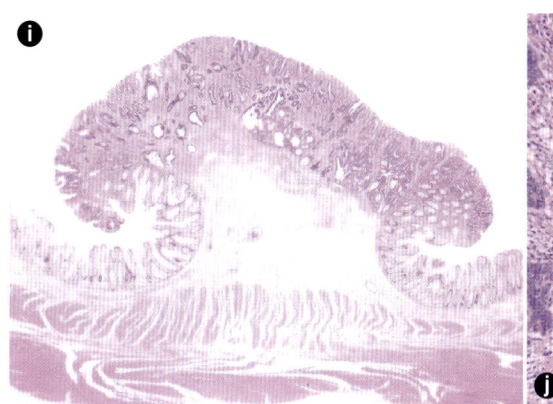

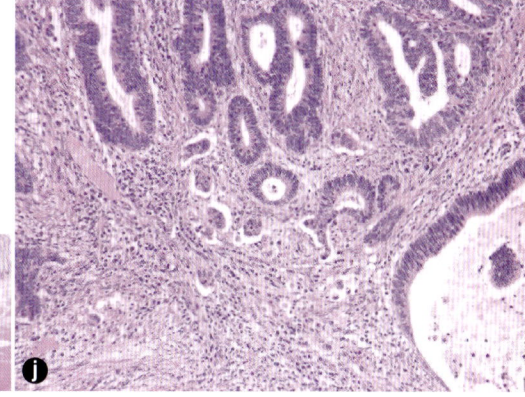

i：HE 弱拡大． j：HE 中拡大．

病理組織診断 Ra,IIa+IIc,23×19 mm,adenocarcinoma（tub1＞tub2）,sm2（pSM 2,125 μm）,ly1,v0,budding（+）,pN0,pDM0,pPM0

■ 解 説 ■

インジゴカルミン撒布にて明瞭な陥凹を有する典型的なIIa+IIc型早期大腸癌である．発育形態分類によるIIa+IIc病変のほとんどはSM深部浸潤癌である．V_N型 pit patternの領域はNBI拡大ではsparse patternが観察された．SM深部浸潤癌と考えて内視鏡的切除は施行せずに腹腔鏡下手術となった．病理では主組織は高分化腺癌であるが，浸潤先進部では中分化癌に移行し中等度の簇出がみられた．辺縁の粘膜内進展は残存していた．デスミン染色では粘膜筋板の平滑筋線維は断片的に残存しているが仮想線の設定は困難で浸潤度はsm 2，表層から計測した浸潤実測値は2,125 μmであった．D2-40染色でリンパ管侵襲が陽性であった．水平方向の発育が主体とされるLSTとは生物学的悪性度が異なる病変と考えられた．

| 症例 27 | 74歳,男性.検査目的:便通異常(便が固い)にてスクリーニング |

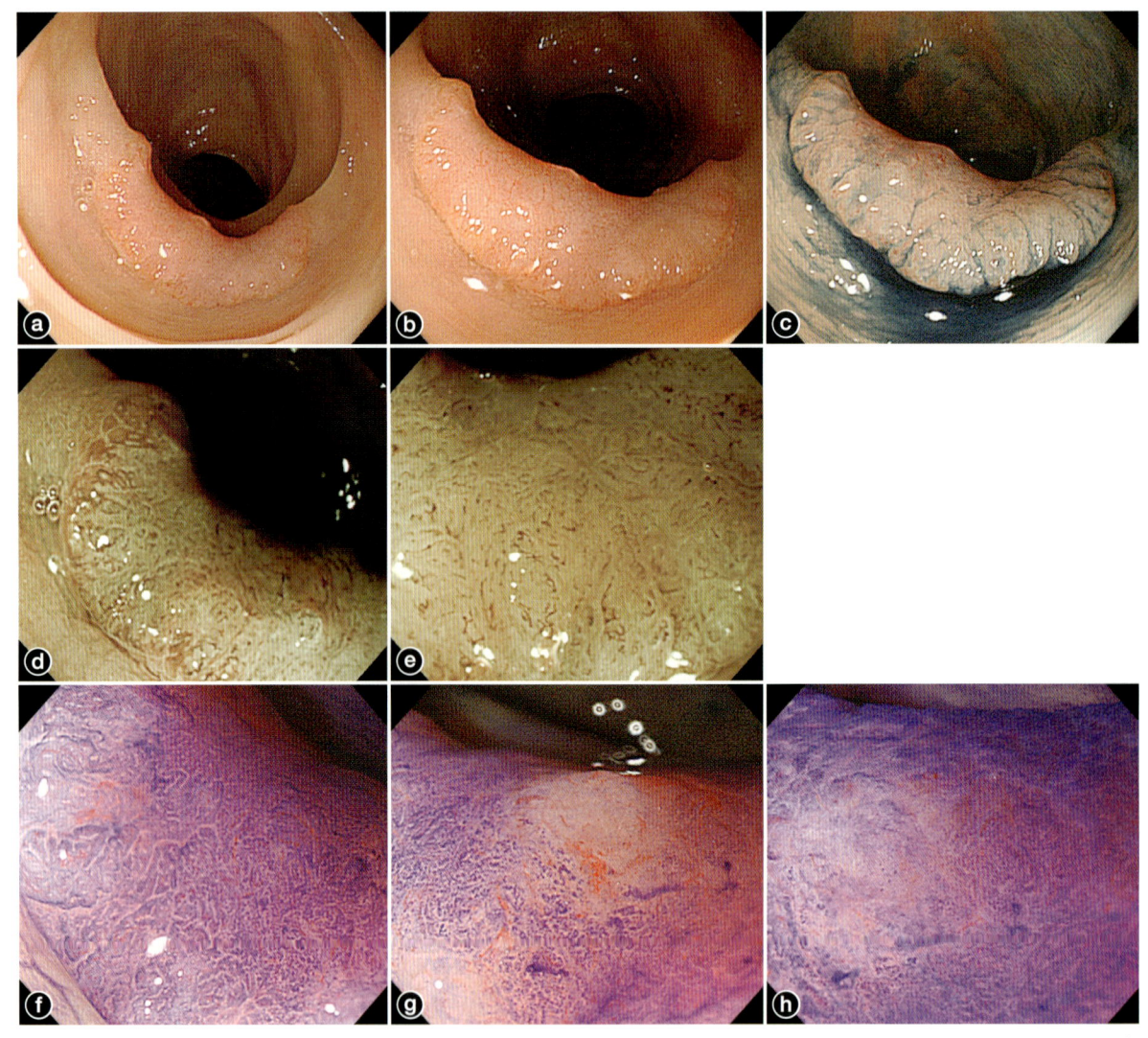

a～c : 通常像・インジゴカルミン撒布像.下行結腸にやや発赤調の 20 mm 大の厚みのある平坦な病変を認めた.空気が入り腸管腔の壁は十分に伸展されているにもかかわらず病変の中心部は緩い弧状を有し硬い印象でありSM 癌が示唆された.病変の周囲には淡い褐色調の縁取りがある.インジゴカルミン撒布像では明瞭な段差は確認できなかった.
d,e : NBI 拡大観察像.病変の周囲の褐色調の縁取りは normal pattern(正常粘膜)であり,縁取りの内側は血管の途絶・蛇行・口径不同のある irregular pattern であるが,病変の中心部では血管密度は疎になり sparse pattern と診断された.
f～h : クリスタルバイオレット染色下拡大観察像.病変の周囲の褐色調の縁取りはⅠ型 pit,病変内部は内腔狭小と辺縁不整がありⅥ型高度不整であった.Ⅲ・Ⅳ型 pit pattern は認められなかった.病変の中心部はクリスタルバイオレット染色の染色性が低下しており pit 構造が認められなかった.V_N 型 pit pattern である.

肉眼形態	Ⅱa+Ⅱc
pit pattern 診断	V$_N$型 pit pattern, V$_I$型高度不整 pit pattern
内視鏡診断	SM深部浸潤癌	治療	surgery（LAC）

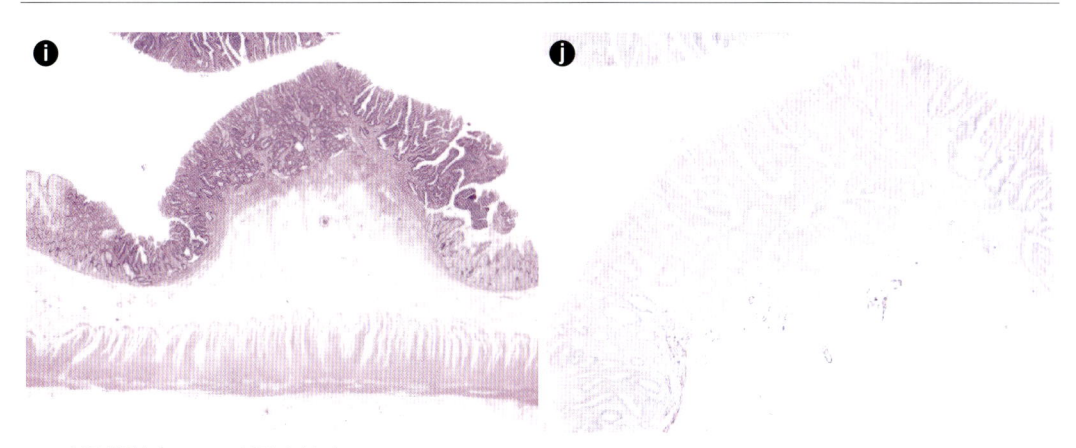

i：HE 弱拡大． j：HE 中拡大．

病理組織診断 D, Ⅱa+Ⅱc, 21×11 mm, adenocarcinoma（tub1）, sm1c（pSM 1,575 μm）, ly0, v0, pN0, pDM0, pPM0

解説　下行結腸のⅡa+Ⅱc型SM深部浸潤癌である．インジゴカルミン撒布像では明瞭な段差を確認できないが，拡大して血管patternやpit patternまで詳細に観察すると病変の周囲には正常粘膜の縁取りがあり，病変内部はすべてV型pitすなわち癌であることがわかる．腫瘍の発育・進展を考慮した発育形態分類ではⅡa+Ⅱoに分類される病変である．sparse pattern，V$_N$型pit patternを認めたためSM深部浸潤と考えて内視鏡的切除は施行せずに腹腔鏡下切除術となった．病理では主組織は高分化腺癌で粘膜内進展部が残存しているが腺腫成分は認めず，いわゆるNPGと考えられ，生物学的にはLSTとは性質の異なった病変である．デスミン染色では粘膜筋板はほぼ消失しており，表層から計測した浸潤実測値は1,575 μmである．脈管侵襲やリンパ節転移は認めなかった．

症例 28   49歳, 女性. 検査目的：便潜血陽性にてスクリーニング

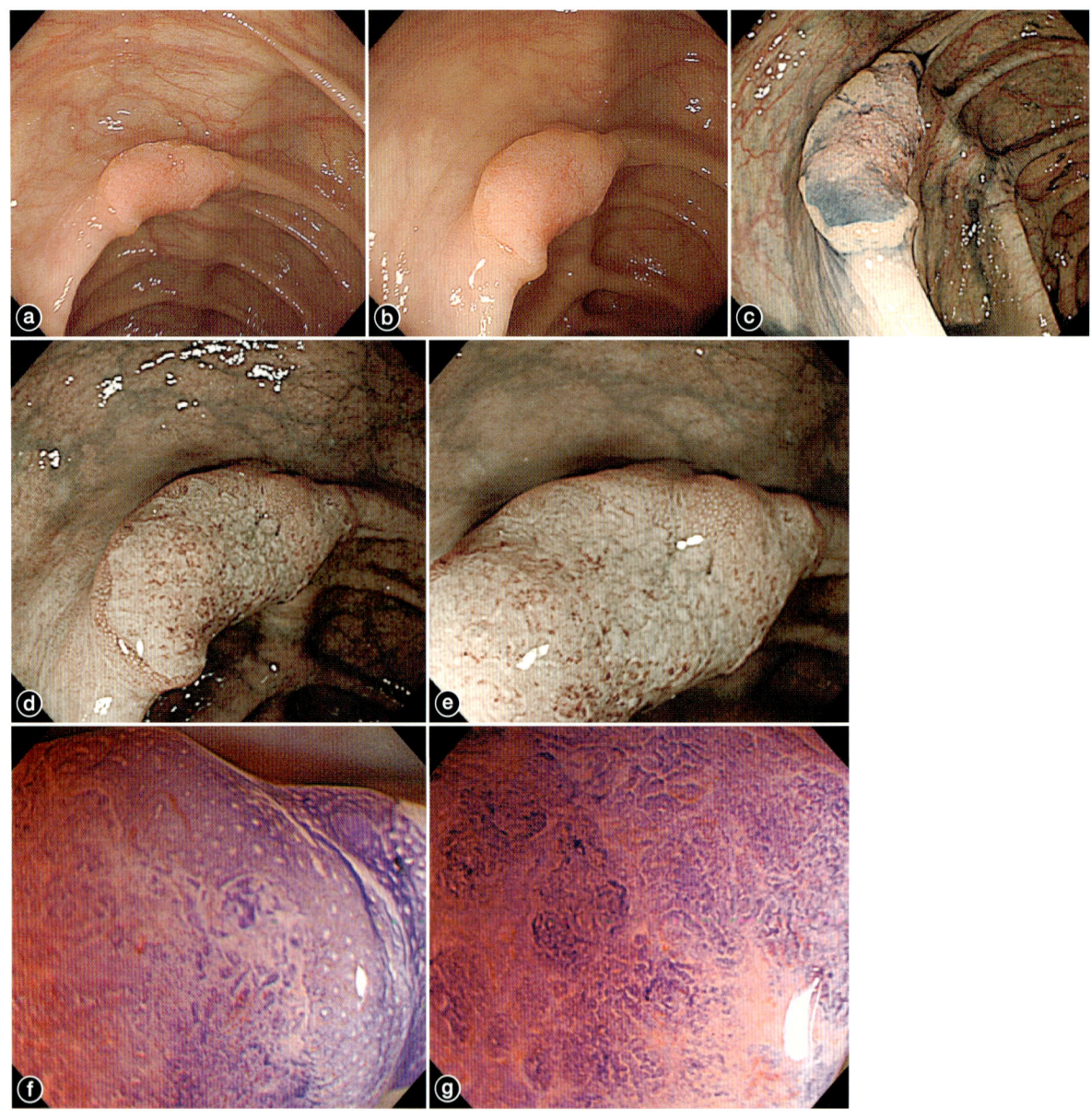

a～c：通常像・インジゴカルミン撒布像. 上行結腸に淡い発赤調の 15 mm 大の平坦病変を認めた. ひだ上の病変であり, ひだのひきつれとは判断し難い. 病変の周囲と内部では色調に差があり, インジゴカルミン撒布像では明瞭な段差を有した陥凹局面がはっきりと観察されⅡa＋Ⅱc 病変と診断された.

d, e：NBI 拡大観察像. 病変の周囲は normal pattern（正常粘膜）が, 陥凹内部は途絶・断片化した血管が疎に観察され sparse pattern と診断される.

f, g：クリスタルバイオレット染色下拡大観察像. 病変の周囲はⅠ型 pit pattern, 陥凹内部は内腔狭小と辺縁不整がありⅥ型高度不整と診断された.

肉眼形態	Ⅱa+Ⅱc
pit pattern 診断	V_I型高度不整 pit pattern
内視鏡診断	SM 深部浸潤癌
治療	surgery（LAC）

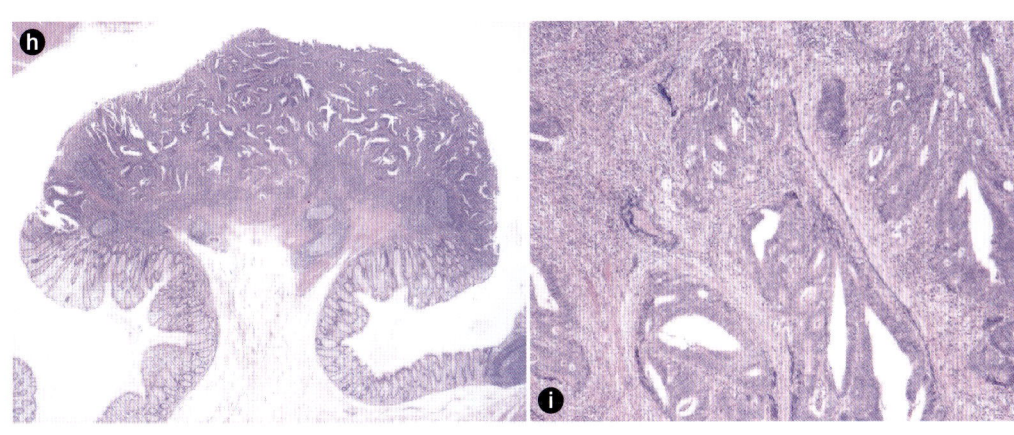

h：HE 弱拡大． i：HE 中拡大．

病理組織診断 A，Ⅱa+Ⅱc，20×10 mm，adenocarcinoma（tub1），sm2（pSM 2,750 μm），ly0，v1（VB），budding（−），pN0，pDM0，pPM0

■解 説■ インジゴカルミン撒布にて明瞭な陥凹を有する典型的なⅡa+Ⅱc型早期大腸癌である．NBI拡大でsparse patternが観察されクリスタルバイオレット染色下拡大ではV_I型高度不整であった．陥凹型腫瘍でV_I型高度不整を示す場合，SM深部浸潤癌である可能性がきわめて高いため通常内視鏡的切除の適応とはならない．バウヒン弁近傍の病変であったため腹腔鏡補助下右半結腸切除術となった．病理では高分化管状腺癌が粘膜下層へmassiveに浸潤しており，浸潤度はsm2であり，デスミン染色で粘膜筋板が完全に消失しており表層から計測した浸潤実測値は2,750 μmである．VB（victoria blue）染色で静脈侵襲が陽性であった．

症例 29　44歳，女性．検査目的：直腸ポリープ切除後の経過観察

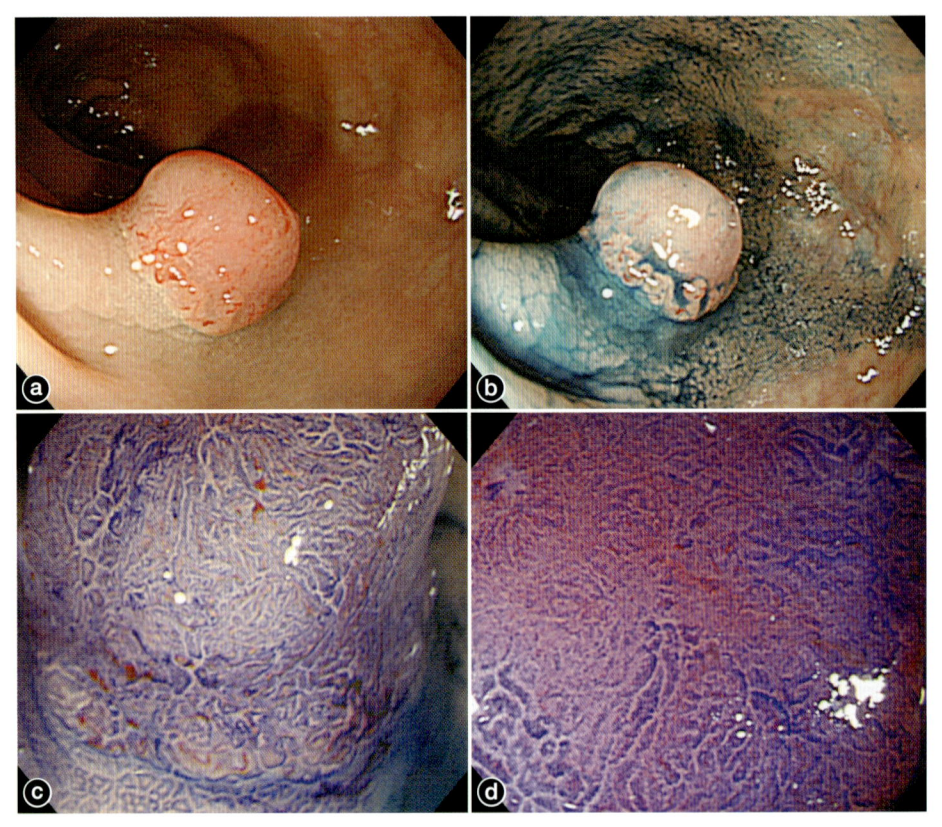

a，b：通常像・インジゴカルミン撒布像．直腸（RS）に8mm大のⅠs病変を認めた．腫瘍は緊満感があり，表面はほぼ平滑であった．インジゴカルミン撒布により，腫瘍の立ち上がり部分に陥凹局面を示す段差があり，陥凹内隆起を認め，肉眼形態としてはⅠs＋Ⅱcと診断した．

c，d：クリスタルバイオレット染色像．pitは不整を示すものの明らかな無構造領域を呈していなかった．辺縁不整の所見からⅥ型高度不整と診断した．

肉眼形態	Ⅰs+Ⅱc
pit pattern 診断	V₁型高度不整 pit pattern
内視鏡診断	SM深部浸潤癌	治療	surgery（LAC）

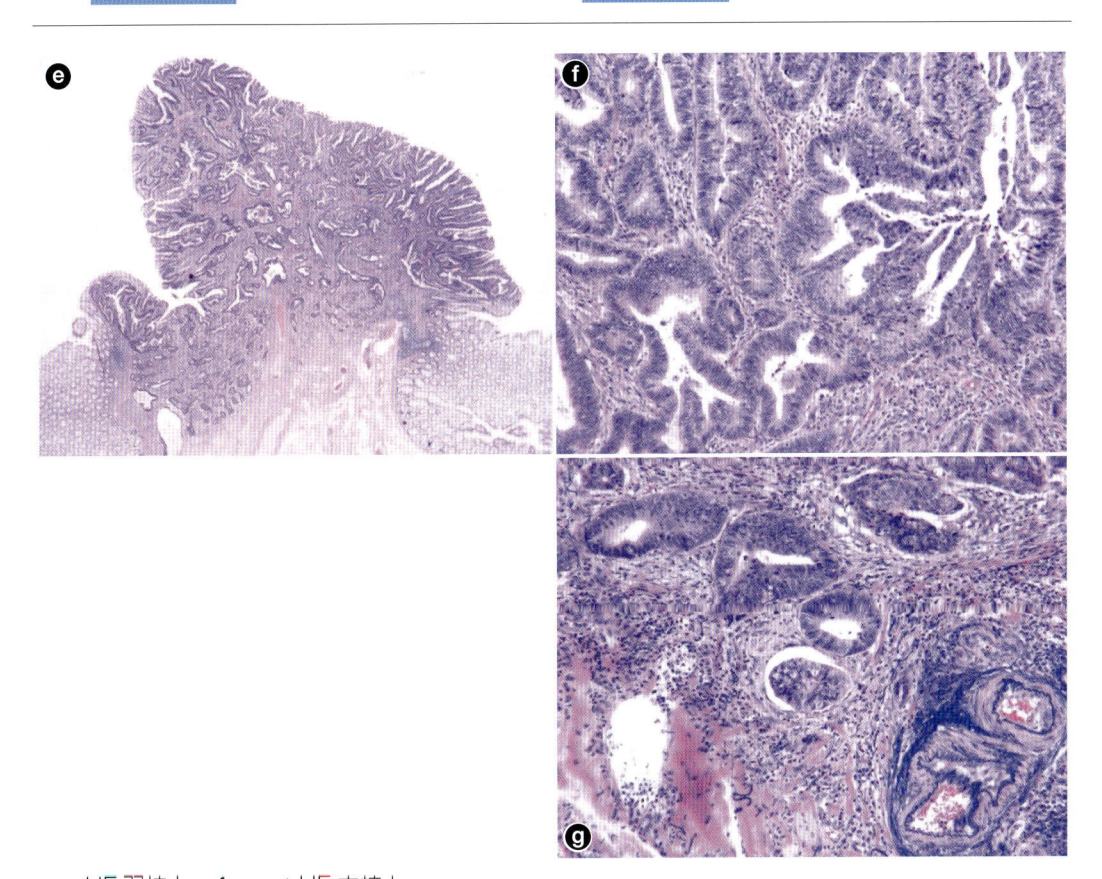

e：HE 弱拡大． f，g：HE 中拡大．

| 病理組織診断 | RS，Ⅰs+Ⅱc，8 mm，adenocarcinoma（tub1），sm2（pSM 3,250 μm），ly1, v0, pN1, pDM0, pPM0

| 解　　説 | 直腸のⅠs+Ⅱc型のSM深部浸潤癌である．腫瘍の立ち上がり部分に陥凹局面を示す段差と陥凹内隆起を認め，肉眼形態はⅠs+Ⅱc型と診断した．組織学的にはSM深部の浸潤先進部で低～中分化腺癌であり，この先進部の急速な浸潤，増大により腫瘍の押し上げが起こったためⅠs+Ⅱcの形態を呈したと考えられる．

症例 30 44歳，女性．検査目的：子宮頸癌術前スクリーニング

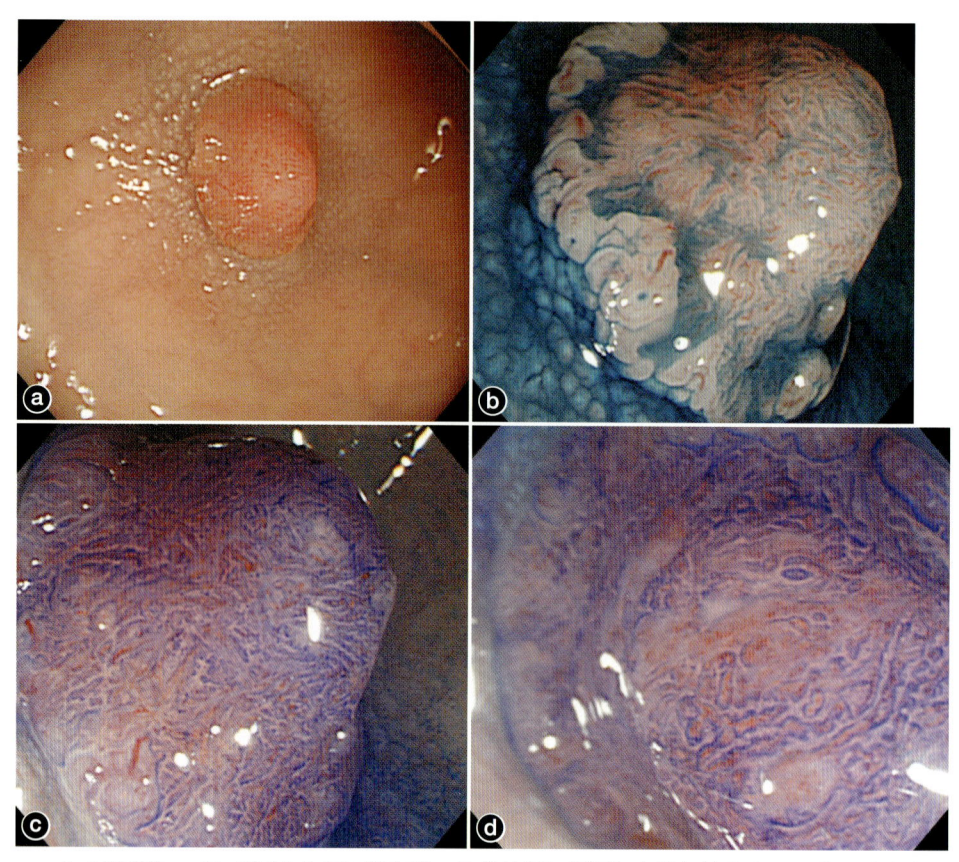

a, b：通常像・インジゴカルミン撒布像．S状結腸に周囲に白斑を伴う9mm大の病変を認めた．腫瘍は緊満感があり，中央部の発赤が強い．インジゴカルミン撒布により，腫瘍の立ち上がり部分に明瞭な陥凹局面を示す段差があり，陥凹内隆起を認めることから，肉眼形態はⅠs＋Ⅱc型と診断した．

c, d：クリスタルバイオレット染色像．辺縁の拡大観察ではⅠ型 pit pattern を呈していた．陥凹内隆起部は明らかな無構造領域を認め，Ⅴn型 pit pattern と診断した．

肉眼形態	Is+IIc
pit pattern 診断	V_N型 pit pattern
内視鏡診断	SM深部浸潤癌
治療	surgery (LAC)

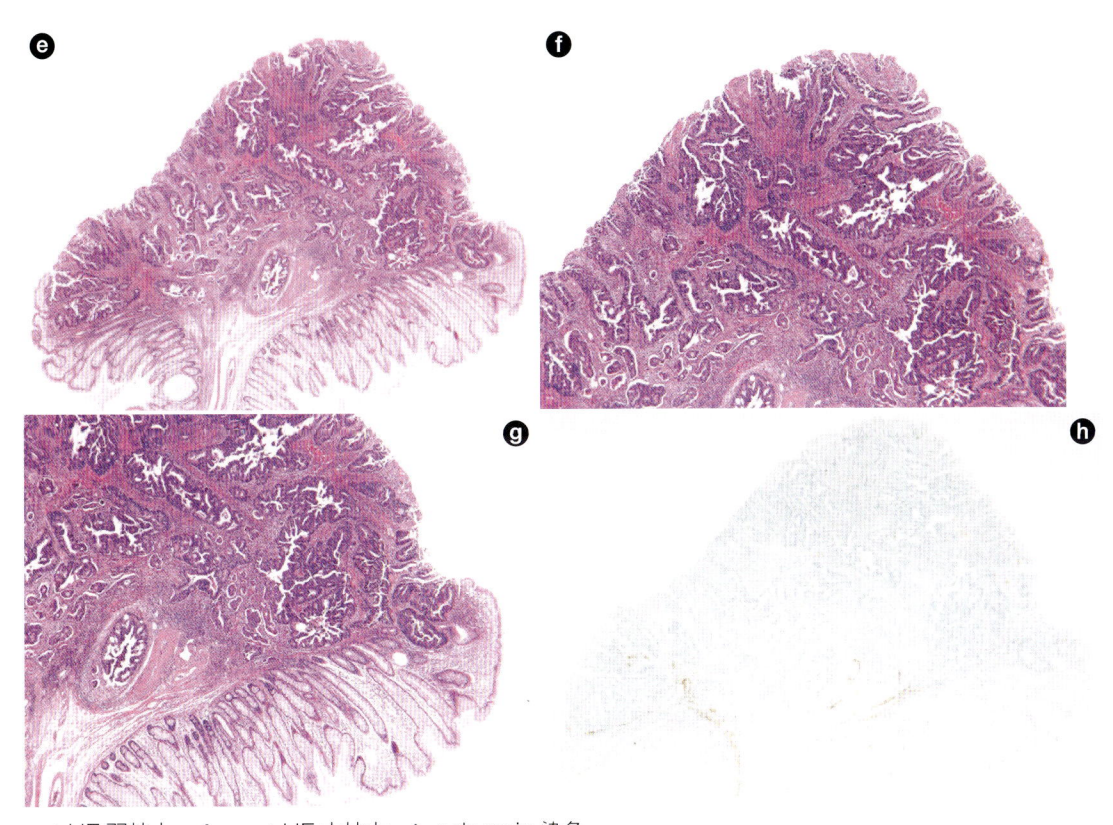

e：HE 弱拡大. f，g：HE 中拡大. h：desmin 染色.

病理組織診断 S, Is+IIc, 9 mm, adenocarcinoma (tub1), sm2 (pSM 3,650 μm), ly1, v1, pN0, pDM0, pPM0

解説　S状結腸のIs+IIc型のSM深部浸潤癌である．腫瘍の立ち上がり部分に陥凹局面を示す段差と陥凹内隆起を認め，Is+IIc型病変と診断できる．組織学的にはSM深部の浸潤先進部で低分化腺癌であり，この先進部の急速な浸潤，増大により腫瘍の押し上げが起こったためIs+IIcの形態を呈したと考えられる．

症例 31　49歳，女性．検査目的：他院よりポリープ精査加療目的で紹介された．

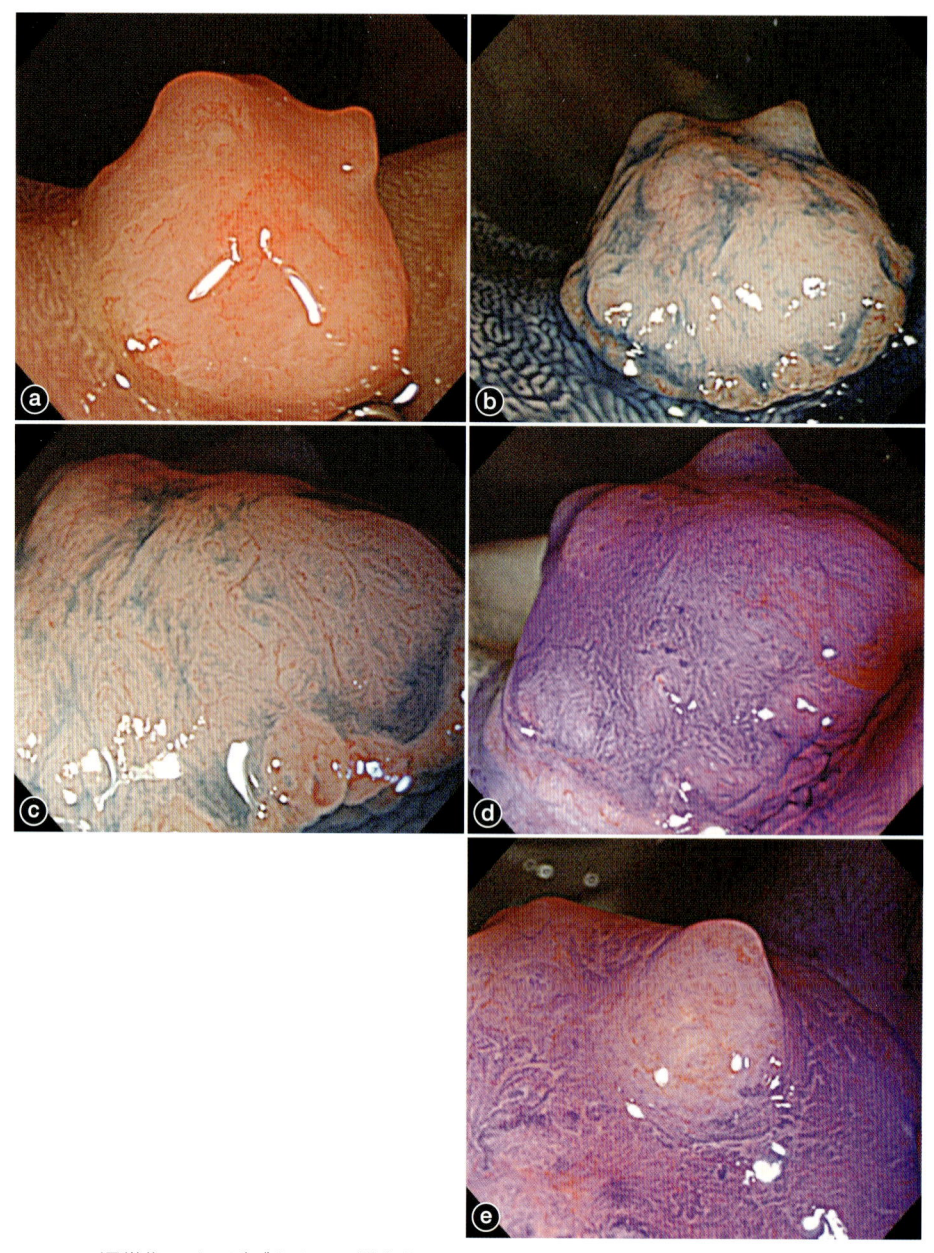

a〜c：通常像・インジゴカルミン撒布像．S状結腸に周囲に白斑を伴う12 mm大の病変を認めた．正面視すると腫瘍は緊満感があり，腫瘍口側の隆起が強かった．インジゴカルミン撒布により，腫瘍の立ち上がり部分に明瞭な陥凹局面を示す段差と陥凹内隆起を認め，肉眼形態はⅠs+Ⅱc型と診断した．

d，e：クリスタルバイオレット染色像．大部分が荒廃したpitを呈し，腫瘍口側の突起状隆起では明らかな無構造領域を認め，V$_N$型 pit patternと診断した．

肉眼形態	Ⅰs+Ⅱc
pit pattern 診断	V_N型 pit pattern
内視鏡診断	SM深部浸潤癌
治療	surgery（LAC）

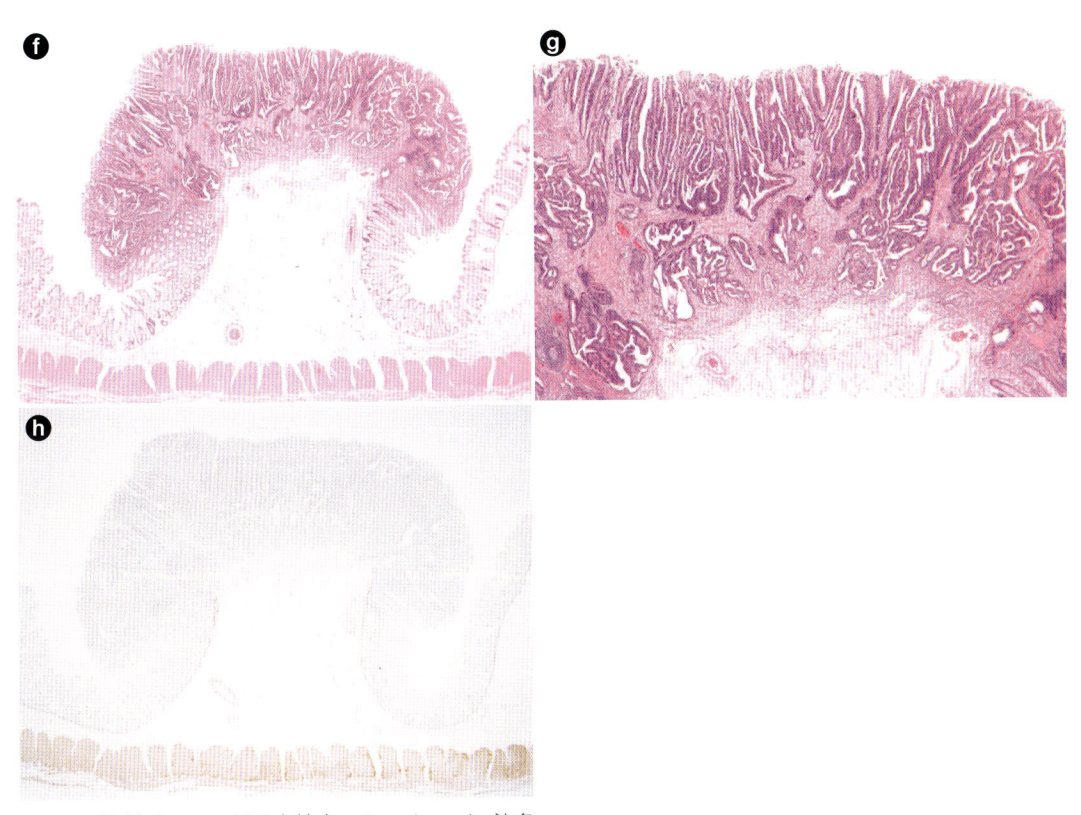

f：HE 弱拡大． g：HE 中拡大． h：desmin 染色．

病理組織診断 S，Ⅰs+Ⅱc，12 mm，adenocarcinoma（tub2），sm1c（pSM 1,925 μm），ly0，v0，pN0，pDM0，pPM0

解説 S状結腸のⅠs+Ⅱc型のSM深部浸潤癌である．腫瘍の立ち上がり部分に陥凹局面を示す段差と陥凹内隆起を認め，肉眼形態はⅠs+Ⅱc型病変と診断した．腫瘍口側に認める突起状隆起は間質反応の露出と考えられた．

症例 32　65歳，女性．検査目的：他院よりポリープ加療目的で紹介された．

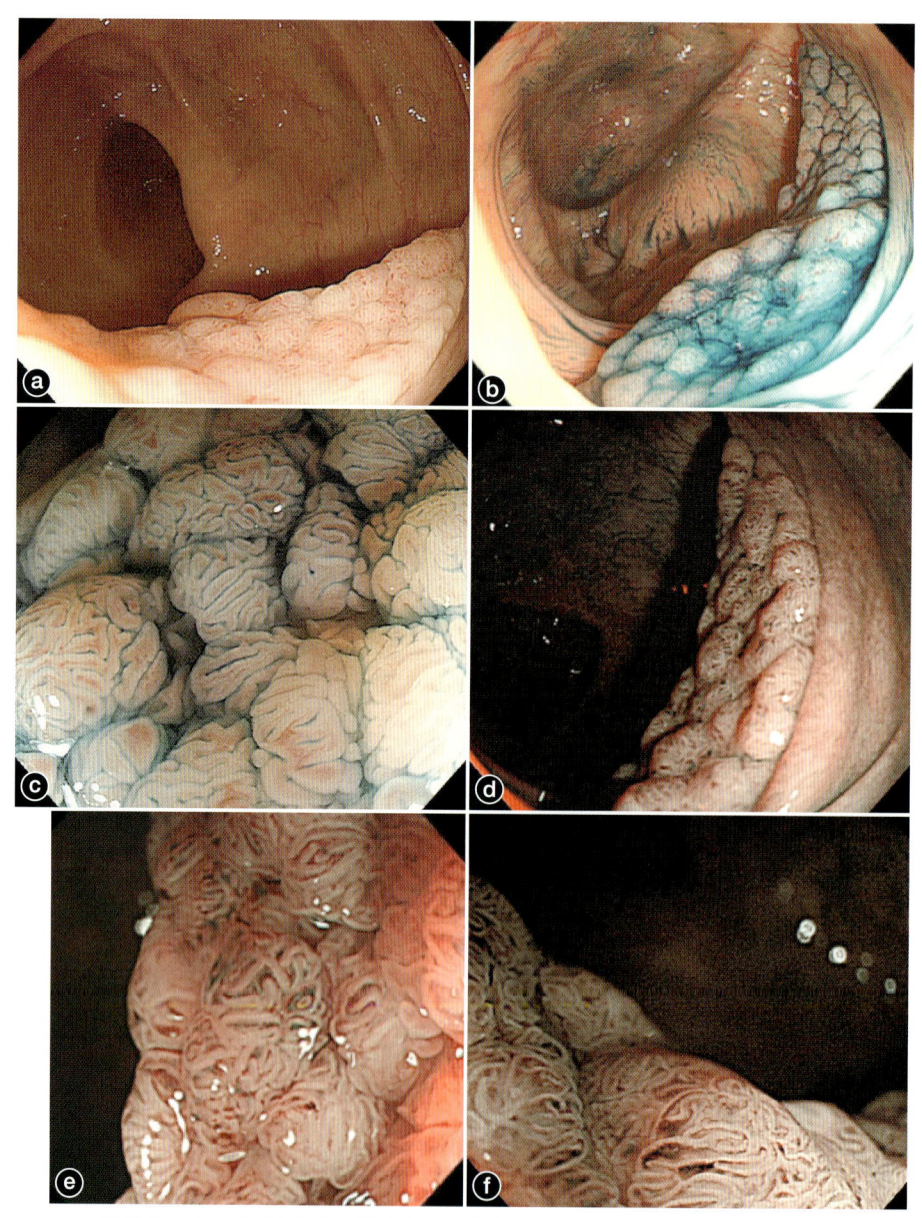

a〜c：通常像・インジゴカルミン撒布像．上行結腸に 1/3 周（45 mm）を占める側方発育型の病変を認めた．色素撒布にて丈の低い均一な顆粒の集積を認め，肉眼形態は LST-G（Homo）型病変と診断した．

d〜f：NBI 観察像．腫瘍内に観察された血管は太くかつ密集しており，dense pattern と判断した．

肉眼形態	LST-G（Homo）
pit pattern 診断	ⅣB型 pit pattern
内視鏡診断	腺腫〜M癌
治　療	ESD

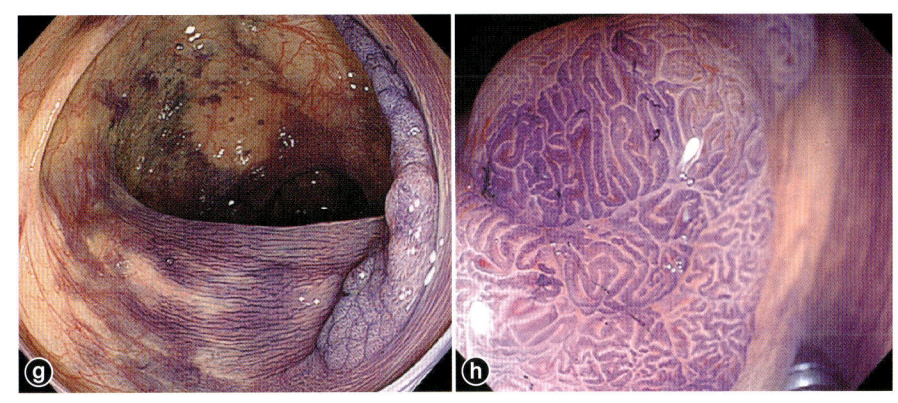

g，h：クリスタルバイオレット染色像．ⅣB型 pit pattern を認めた．

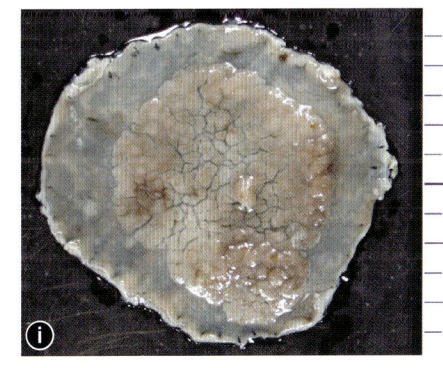

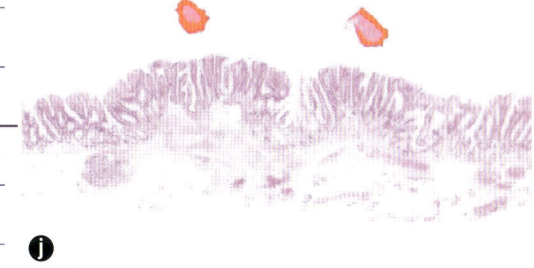

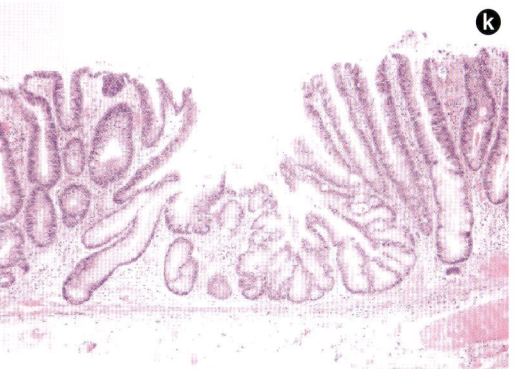

i：切除標本．　j：HE 弱拡大．
k：HE 中拡大．

病理組織診断　A, LST-G (Homo), 46×40 mm, adenocarcinoma (tub1) in adenoma, pM, ly0, v0, HM0

解　説　上行結腸の LST-G（Homo）型粘膜内癌である．通常観察像では SM 深部浸潤を示唆する所見なく，クリスタルバイオレット拡大観察においてもⅣ型 pit pattern と診断し，adenoma を疑ったが，大きさが 45 mm と大きく粘膜内癌の可能性も考え，ESD を施行した症例である．組織学的には扁平隆起性に発育する腫瘍性病変であり，管状腺腫を背景として，構造異型の増強した高分化腺癌の所見であった．

症例 33 80歳，男性．検査目的：他院よりポリープ加療目的で紹介された．

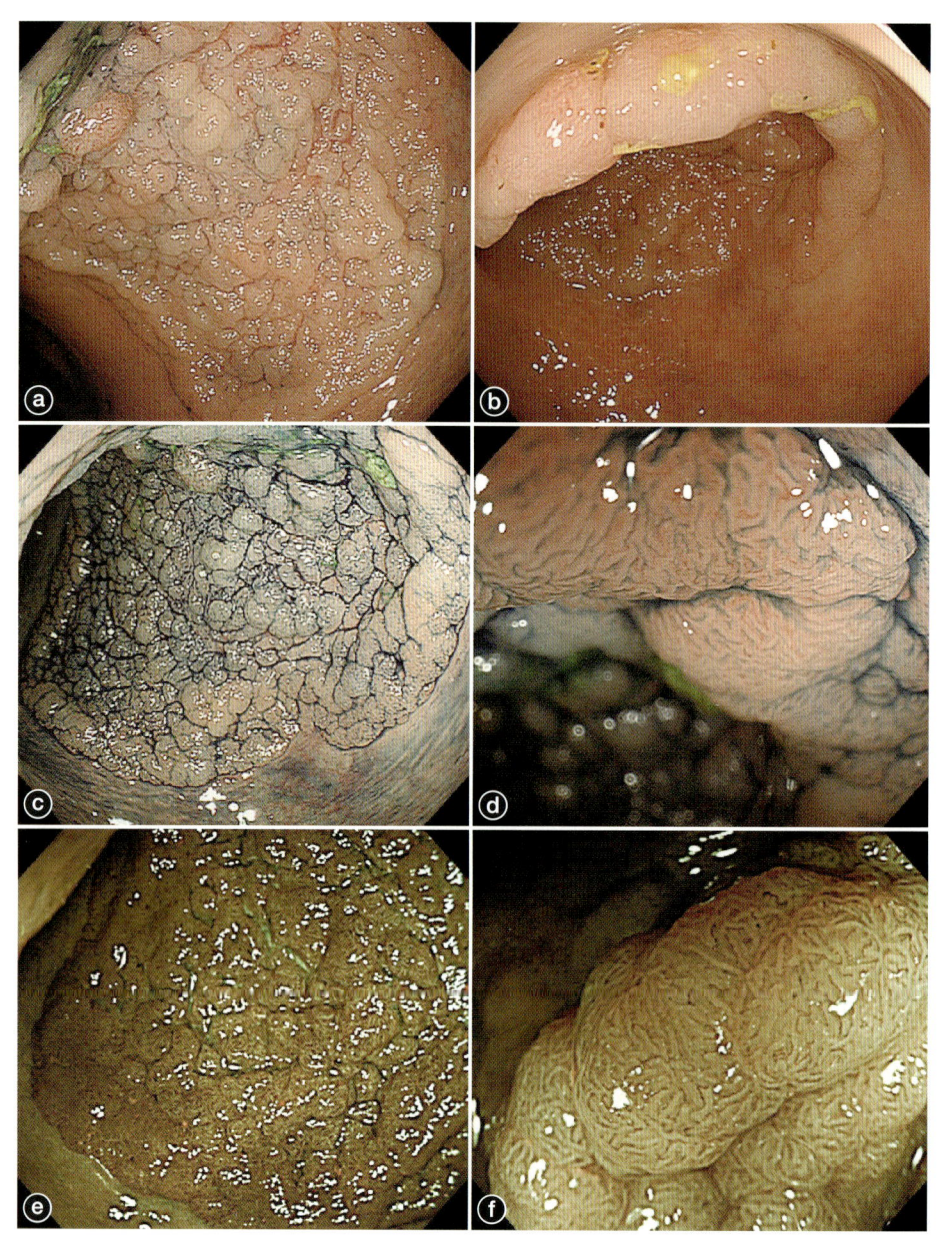

a〜d：通常像・インジゴカルミン撒布像．直腸に 3/4 周（75 mm）を占める側方発育型病変を認めた．非常に大きな病変だが，色素撒布にて全体が均一な顆粒で構成されているのが確認でき，肉眼形態は LST-G（Homo）型病変と診断した．

e，f：NBI 観察像．太さのそろった血管が管状腺管を取り囲むように走行する network pattern を認めた．

肉眼形態	LST-G（Homo）
pit pattern 診断	ⅣB 型 pit pattern，ⅢL 型 pit pattern
内視鏡診断	腺腫〜M 癌
治　療	ESD

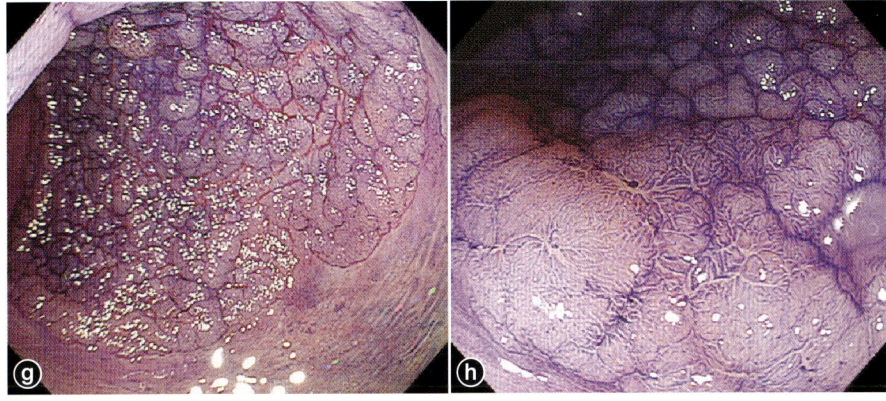

g, h：クリスタルバイオレット染色像．ⅢL 型 pit pattern とⅣB 型 pit pattern を認めた．

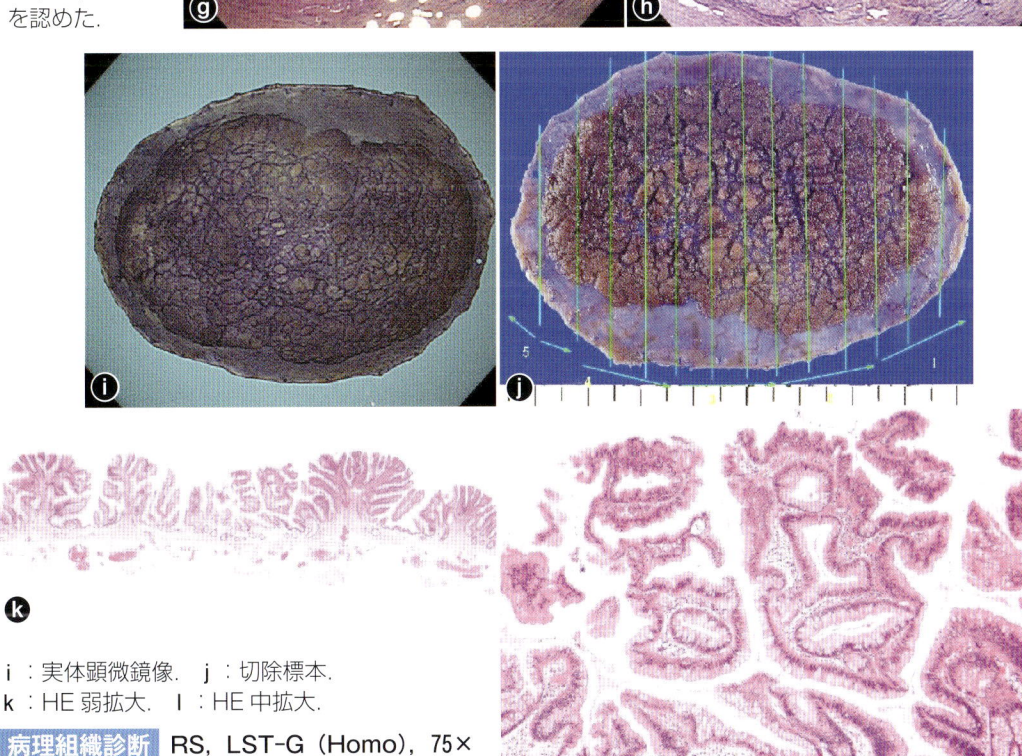

i：実体顕微鏡像．　j：切除標本．
k：HE 弱拡大．　l：HE 中拡大．

病理組織診断	RS, LST-G（Homo），75×46 mm，tubular adenoma, low to high grade, HM0

解　説	直腸の LST-G（Homo）型大腸腺腫である．クリスタルバイオレット染色拡大観察ではⅣB 型 pit pattern，NBI 観察では network pattern を認めた．腺腫をもっとも考えるが，腫瘍径 75 mm と大きく担癌率は 50%を超え M 癌の可能性もあり，ESD を施行した症例である．組織学的には平坦・扁平隆起性に発育する管状腺腫で，部分的に構造異型を伴うが，明らかな悪性所見を認めず中等度異型管状腺腫の所見であった．

症例 34 83歳，女性．検査目的：他院よりポリープ加療目的で紹介された．

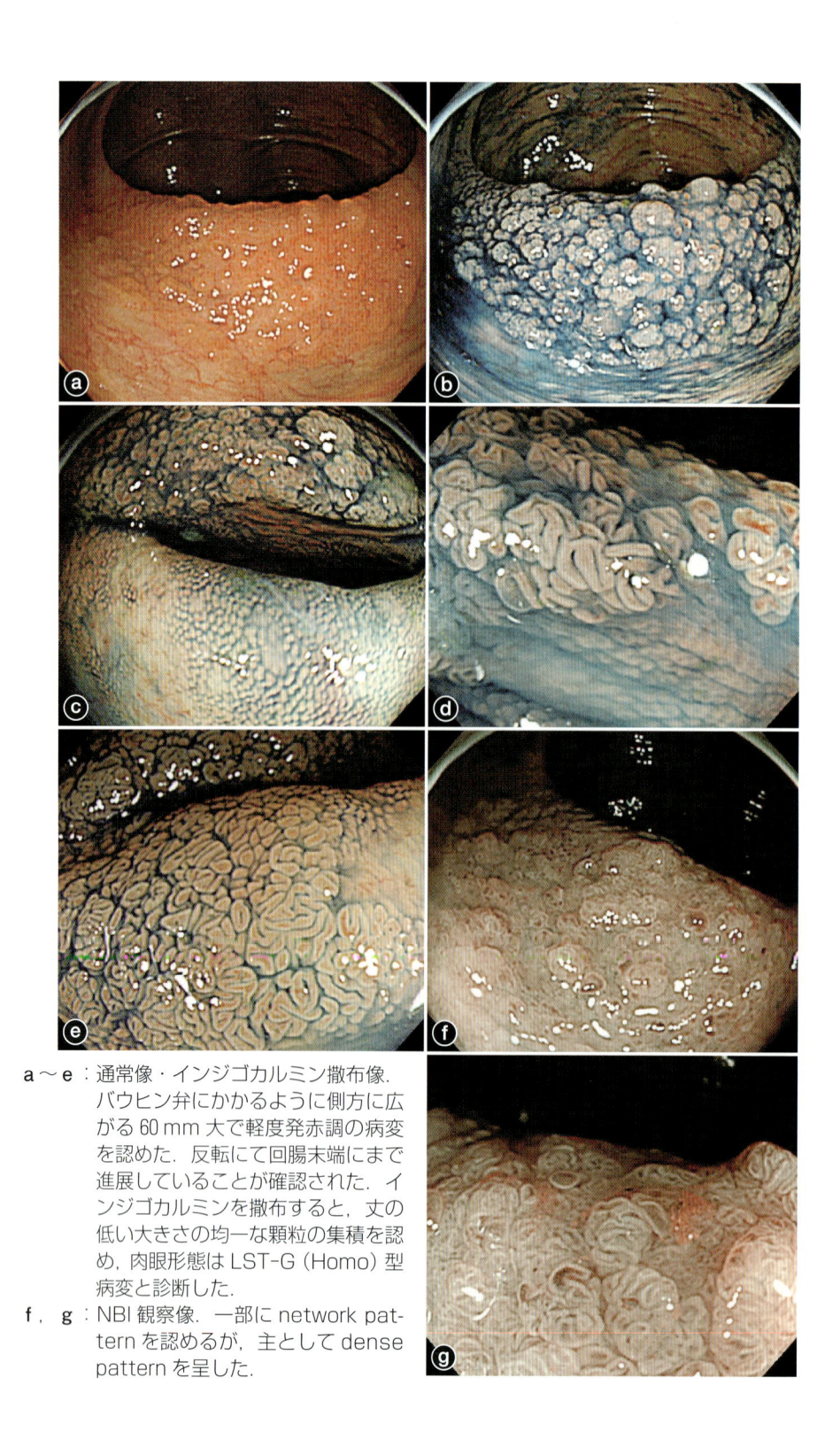

a〜e：通常像・インジゴカルミン撒布像．バウヒン弁にかかるように側方に広がる60 mm大で軽度発赤調の病変を認めた．反転にて回腸末端にまで進展していることが確認された．インジゴカルミンを撒布すると，丈の低い大きさの均一な顆粒の集積を認め，肉眼形態はLST-G（Homo）型病変と診断した．

f，g：NBI観察像．一部にnetwork patternを認めるが，主としてdense patternを呈した．

肉眼形態	LST-G（Homo）
pit pattern 診断	ⅣB 型 pit pattern
内視鏡診断	腺腫〜M 癌
治療	ESD

h, i：クリスタルバイオレット染色像．ⅣB 型 pit pattern を認めた．

j：切除標本．k：切除標本（割入れ）l：HE 弱拡大．m：HE 中拡大．

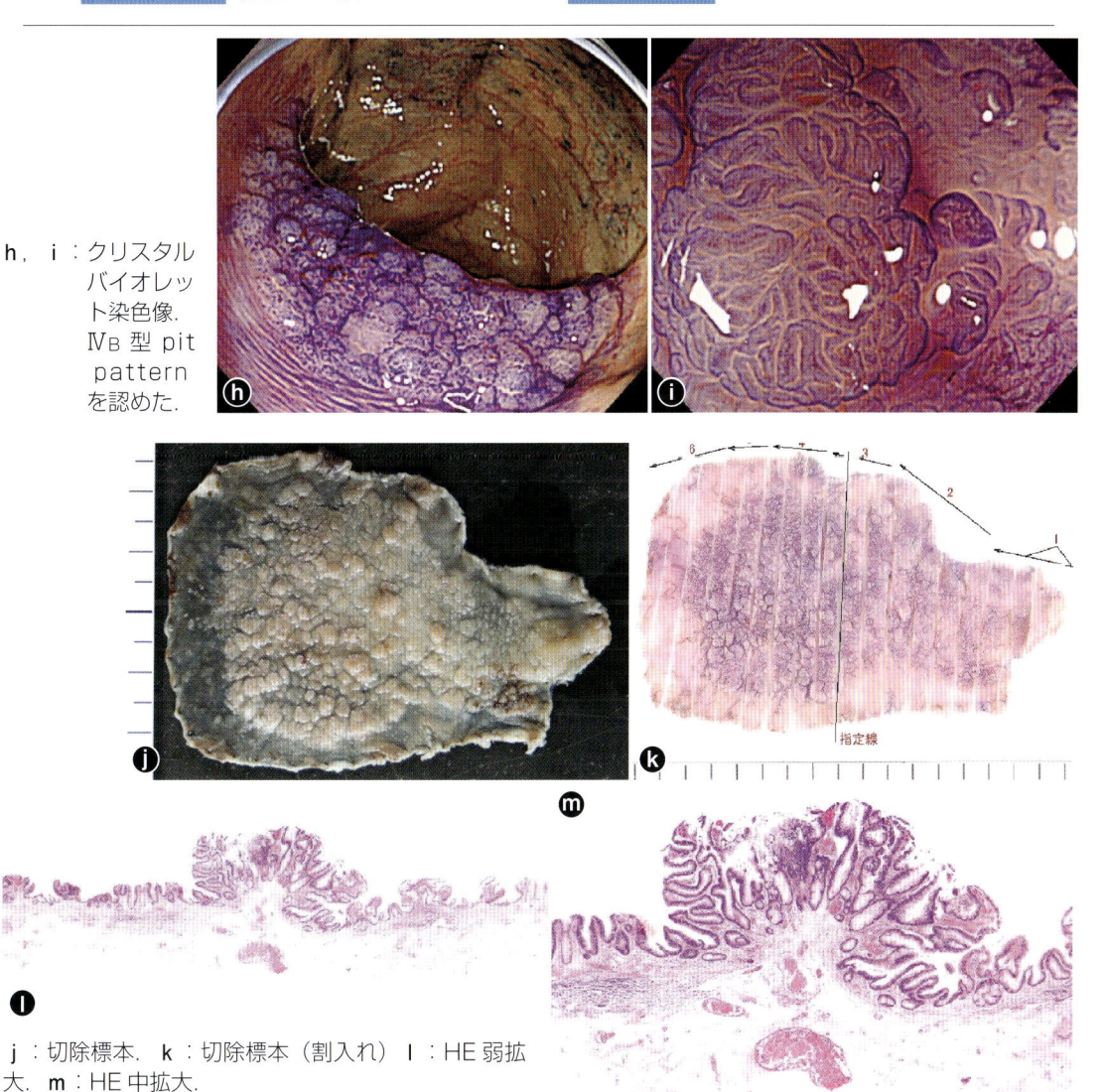

病理組織診断 C, LST-G（Homo），70 × 50 mm, tubular adenoma, low to high grade, HM0

解説 盲腸の LST-G（Homo）型大腸腺腫である．クリスタルバイオレット染色拡大観察においてⅣB 型 pit pattern を認め，NBI 観察では dense pattern を呈した．腺腫を疑うが腫瘍径 60 mm と大きく，M 癌の可能性も否定できなかった．断端を正確に評価するため，また部位的に EPMR 困難であるため，治療法として ESD を選択した症例である．組織学的には扁平隆起性〜隆起性に発育する管状腺腫で，部分的に構造異型を伴うが，明らかな悪性所見を認めず中等度異型管状腺腫の所見であった．

症例 35   50歳，男性．検査目的：他院よりポリープ加療目的で紹介された．

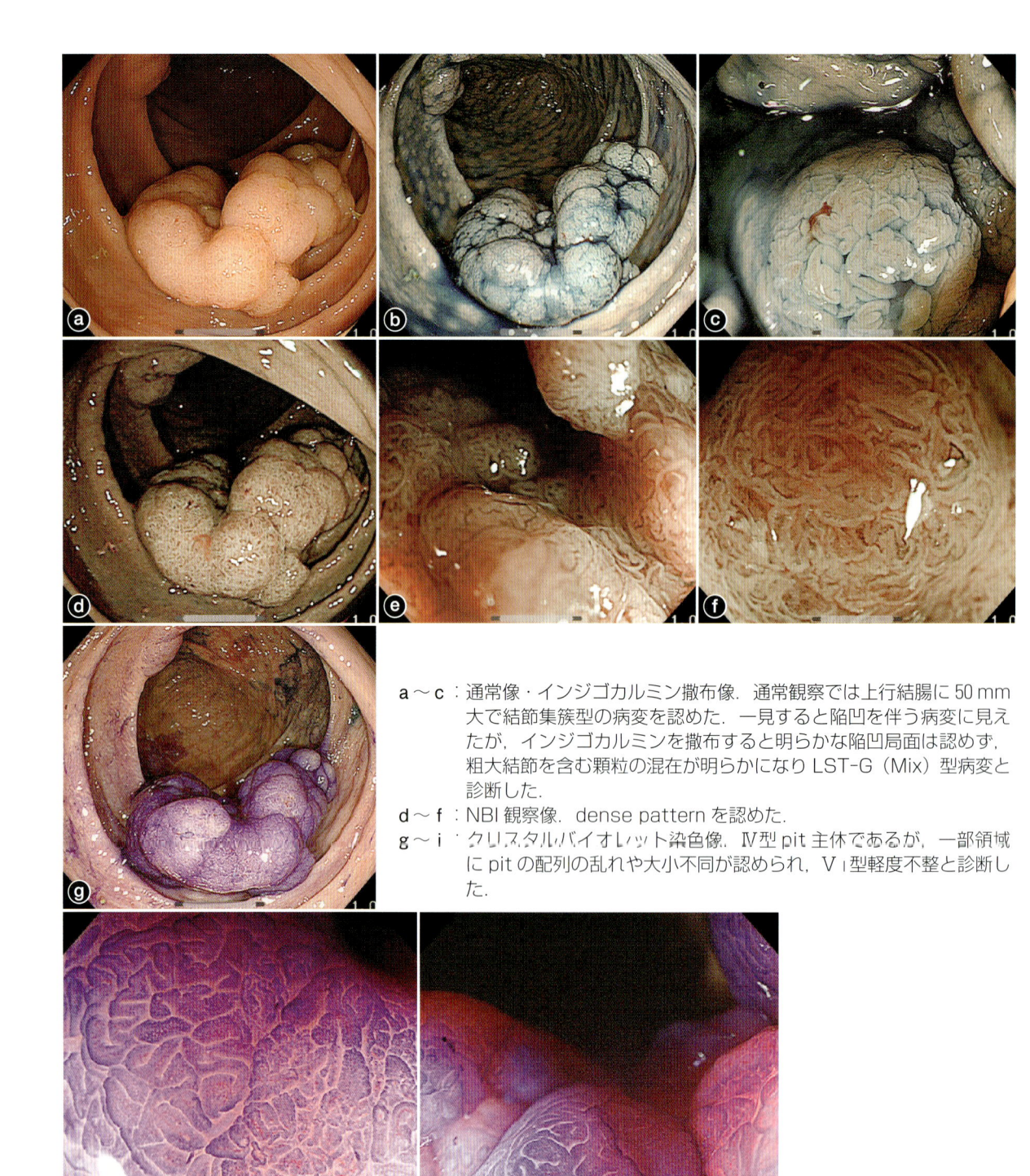

a～c：通常像・インジゴカルミン撒布像．通常観察では上行結腸に50mm大で結節集簇型の病変を認めた．一見すると陥凹を伴う病変に見えたが，インジゴカルミンを撒布すると明らかな陥凹局面は認めず，粗大結節を含む顆粒の混在が明らかになりLST-G（Mix）型病変と診断した．

d～f：NBI観察像．dense patternを認めた．

g～i：クリスタルバイオレット染色像．Ⅳ型pit主体であるが，一部領域にpitの配列の乱れや大小不同が認められ，Ⅴ〡型軽度不整と診断した．

肉眼形態	LST-G（Mix）
pit pattern 診断	Vi型軽度不整 pit pattern，IVB型 pit pattern
内視鏡診断	M～SM 微小浸潤癌	治療	ESD

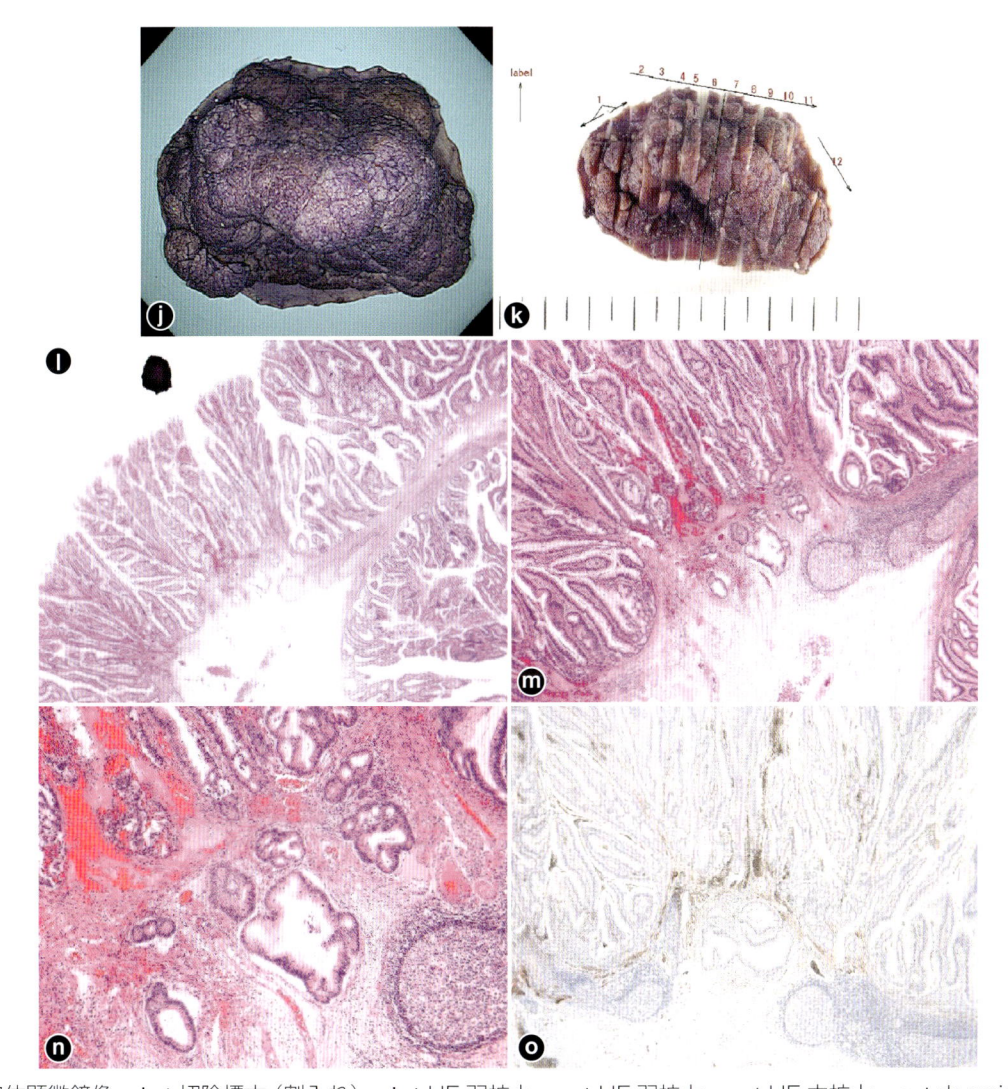

j：実体顕微鏡像．k：切除標本（割入れ）．l：HE 弱拡大．m：HE 弱拡大．n：HE 中拡大．o：desmin 染色．

| 病理組織診断 | A, LST-G（Mix）, 51×29 mm, adenocarcinoma (pap) with adenoma, sm1a (pSM 650 μm), ly0, v0, HM0, VM0 |

■解　説■　上行結腸の LST-G（Mix）型 M 癌である．20 mm を超える病変でありクリスタルバイオレット染色拡大観察においても，pit pattern は V I 型軽度不整を認めたため，M 癌～SM 微小浸潤癌の可能性が高く ESD を施行した．組織学的には管状絨毛腺腫を背景として，構造異型の増強した領域を認め腫瘍の過半は低異型度な高分化腺癌であった．また粘膜深部で SM 浸潤の疑われる腺管群を認めたが，デスミン染色では脈管侵襲を認めず SM 微量浸潤，sm1a と判断され浸潤距離は 650 μm であった．

| 症例 36 | 56歳，男性．検査目的：便潜血反応陽性 |

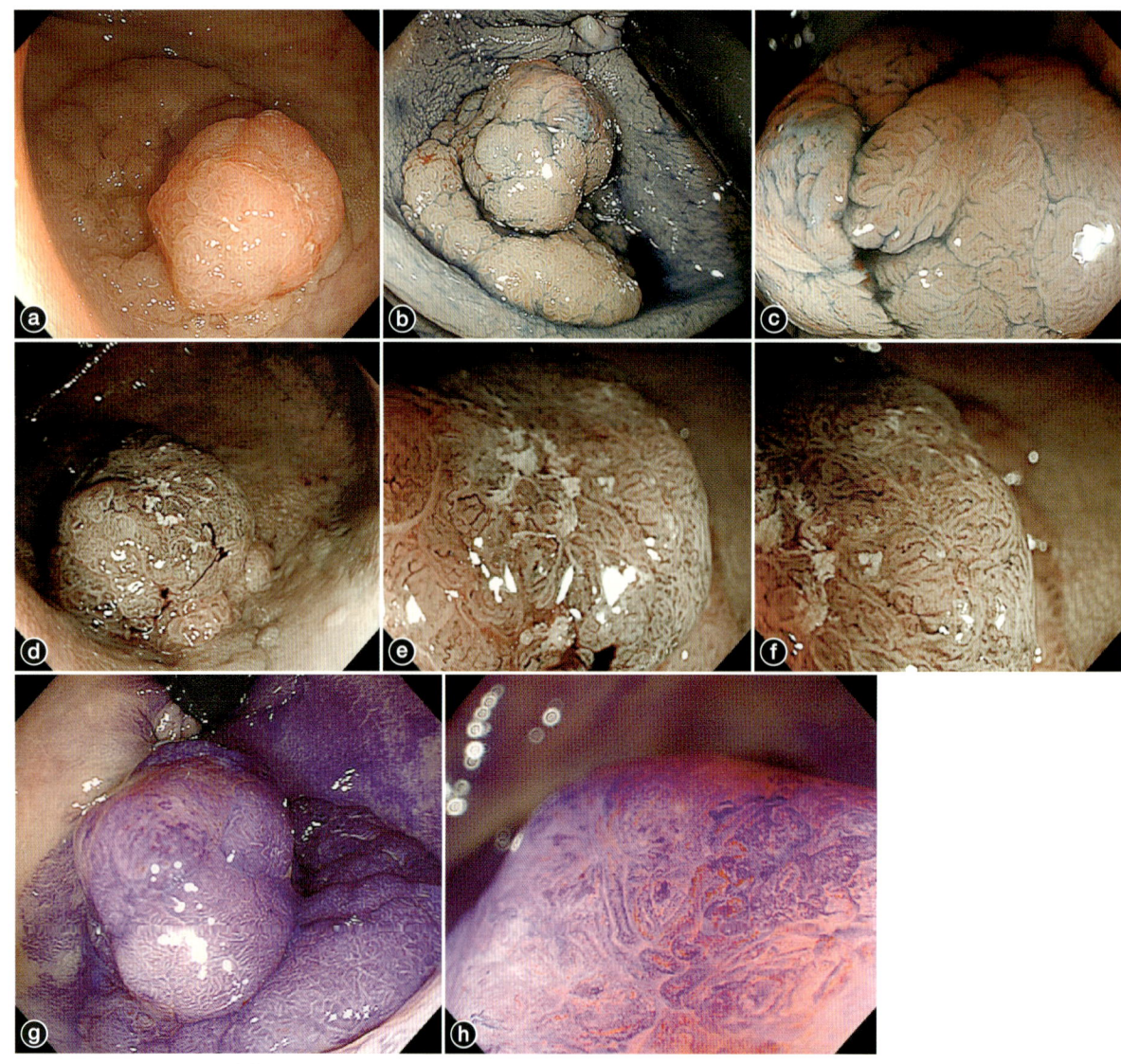

a～c：通常像・インジゴカルミン撒布像．直腸に30 mm大の粗大結節を認めた．インジゴカルミン撒布像では，一部粘膜不整を伴う大きなIs様隆起を認め，周囲に丈の低い顆粒が混在し，肉眼形態はLST-G（Mix）型と診断した．

d～f：NBI観察像．粗大結節中央部に，口径不同で蛇行した血管が連続性を欠いた像を認め，irregular patternと診断した．

g，h：クリスタルバイオレット染色像．病変はⅣB型pit pattern主体であるが，粘膜不整領域のpitは異常分岐・辺縁不整を呈するⅥ I型軽度不整を認めた．

肉眼形態	LST-G（Mix）
pit pattern 診断	V_I 型軽度不整 pit pattern，IV_B 型 pit pattern
内視鏡診断	M～SM 微小浸潤癌
治　療	ESD

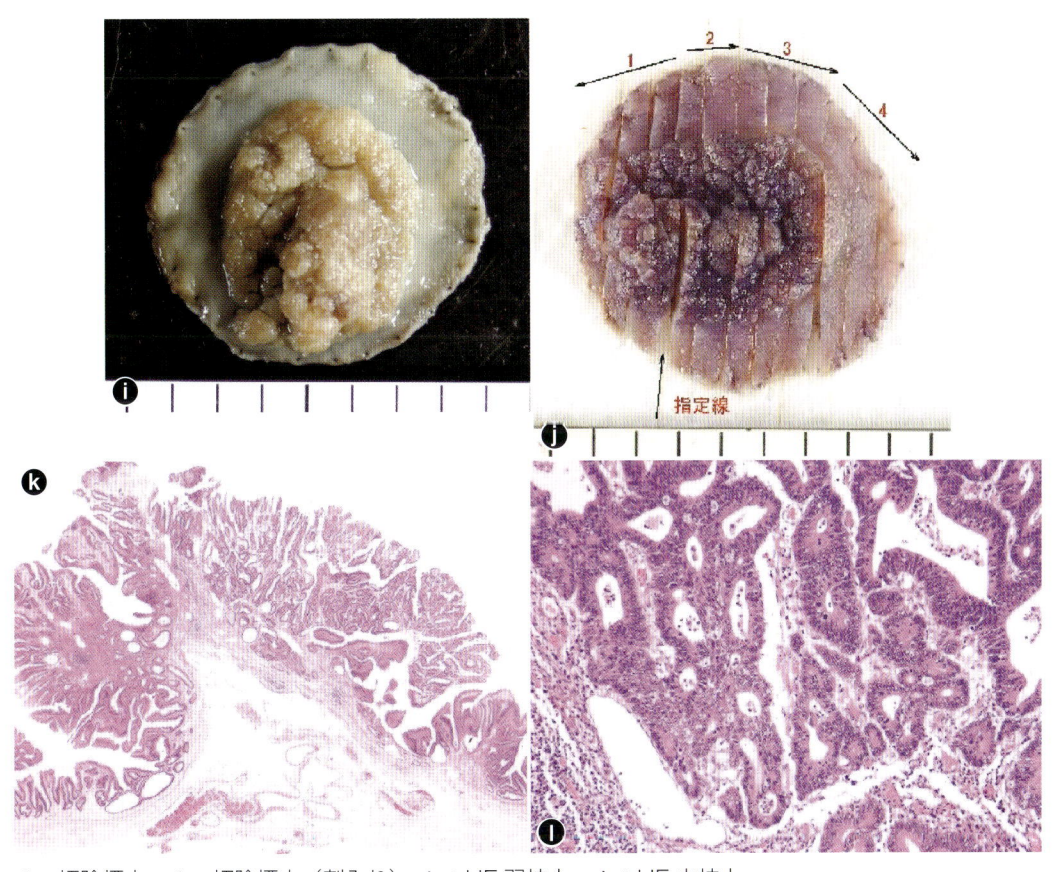

i：切除標本．　j：切除標本（割入れ）．　k：HE 弱拡大．　l：HE 中拡大．

病理組織診断　Rb, LST-G（Mix）, 30×24 mm, adenocarcinoma (tub1) in tubular to serrated adenoma, pM, HM0

解　説　直腸の LST-G（Mix）型 M 癌である．通常観察では粗大結節の集積を認め，インジゴカルミン撒布像にて中央部の粗大結節中央に粘膜不整領域を認めた．さらにクリスタルバイオレット拡大観察では同部位に V_I 型軽度不整を認め，深達度は M～SM 微小浸潤を想定し ESD を施行した．組織学的には扁平隆起性および隆起性に発育する腫瘍であり，管状～一部鋸歯状腺腫を背景として高異型度癌の所見を認めた．癌は粘膜内に限局し脈管侵襲も認めなかった．

| 症例 37 | 66歳，男性．検査目的：便潜血反応陽性 |

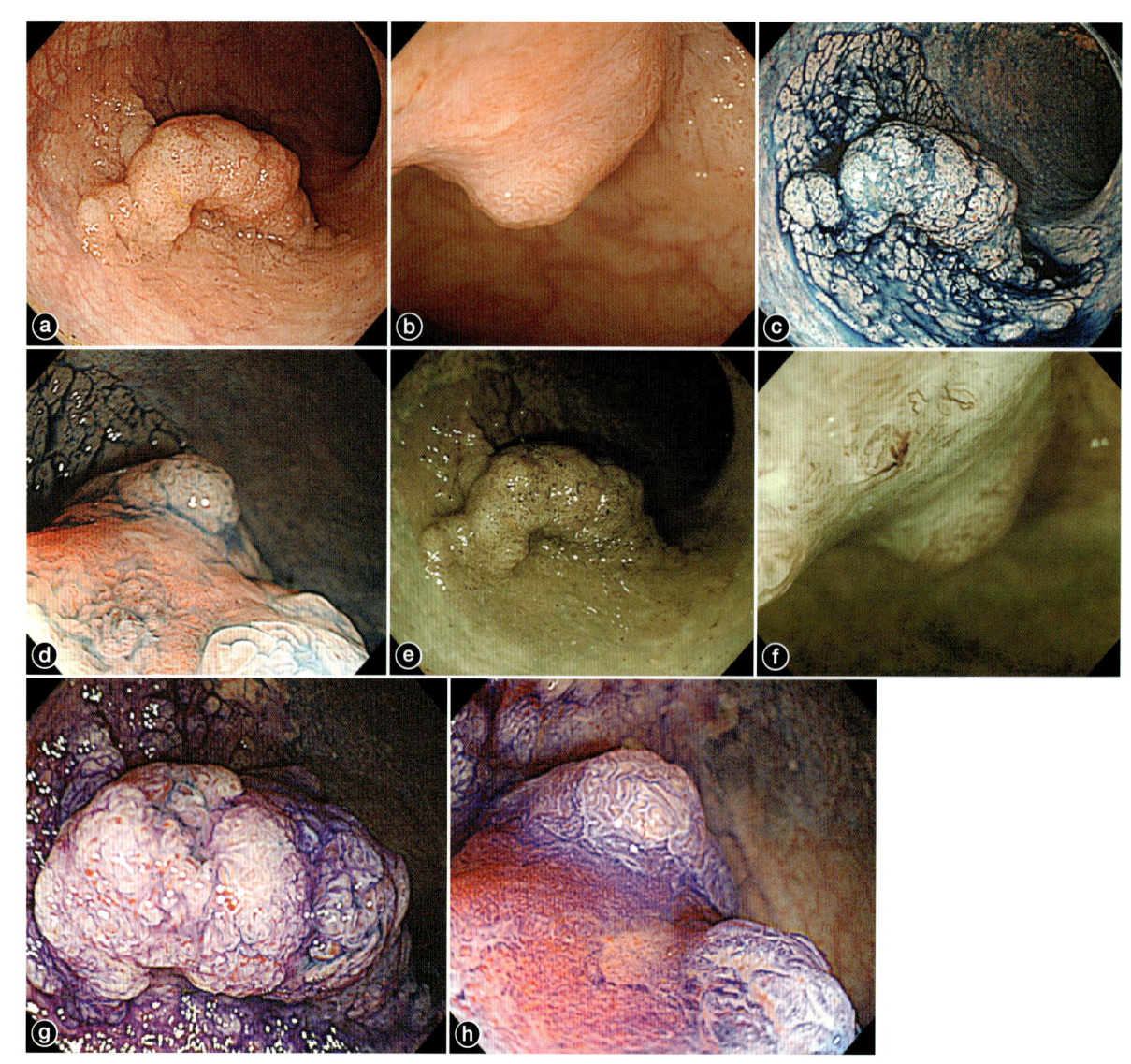

a～d：通常像・インジゴカルミン撒布像．通常観察で直腸に 45 mm 大の軽度発赤を伴う隆起性病変を認めた．インジゴカルミンを撒布すると，粗大結節を中心に周囲に丈の低い顆粒の集積を認め LST-G（Mix）型病変と診断した．また，粗大結節の口側に一部陥凹を認めた．

e，f：NBI 観察像．中央粗大の結節部は dense pattern を呈したが，結節口側の陥凹部には irregular pattern を認めた．

g，h：クリスタルバイオレット染色像．病変は IVv 型 pit pattern が主体となるが，粗大結節陥凹部の pit は辺縁不整，内腔狭小を呈し VI 型高度不整 pit pattern と診断した．

肉眼形態	LST-G（Mix）
pit pattern 診断	V_I型高度不整 pit pattern，IV_V型 pit pattern
内視鏡診断	SM深部浸潤癌	治療	ESD

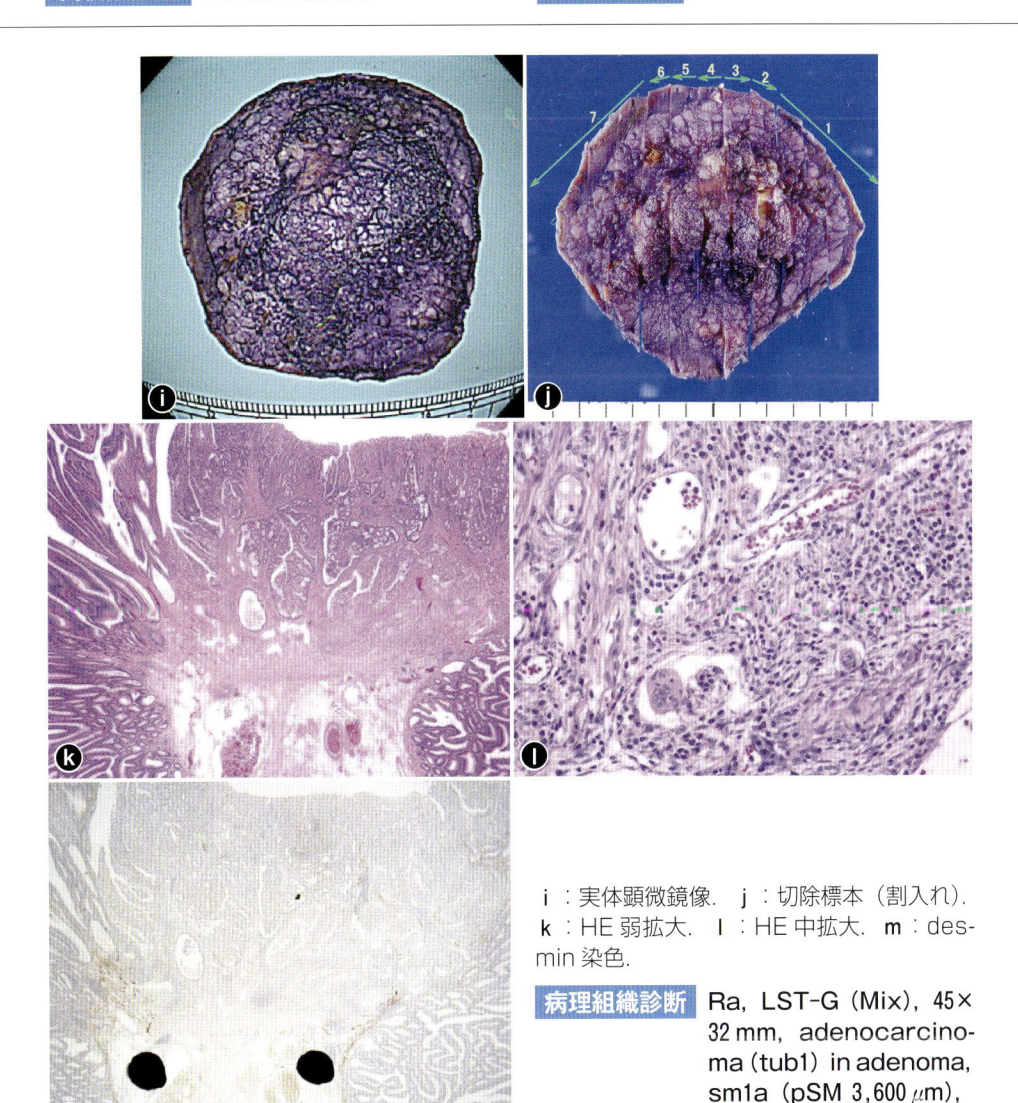

i：実体顕微鏡像． j：切除標本（割入れ）．
k：HE 弱拡大． l：HE 中拡大． m：desmin 染色．

| 病理組織診断 | Ra, LST-G（Mix），45×32 mm, adenocarcinoma (tub1) in adenoma, sm1a（pSM 3,600 μm），ly1, v0, HM0, VM0 |

解説

直腸の高異型度腺腫内癌の症例である．インジゴカルミン撒布像にて中央結節部に陥凹が確認できクリスタルバイオレット拡大観察ではV_I型高度不整 pit を認めた．SM深部浸潤を疑う病変であったが直腸であることを考慮し，まず一括切除し病理学的評価を行い治療方針を決定するためにESDを施行した．組織学的に腫瘍の過半は腺腫であるが結節の頂部を中心に高異型度な腺癌を認め腺腫内癌の所見である．デスミン染色にて浸潤部は下方進展に乏しく，浸潤度は sm2 の定義に合致せず（浸潤長 3,600 μm に対し SM 層垂直長 7,840 μm），また腺腫全体の水平長 39 mm に対し SM 浸潤部の水平長は 4,000 μm であるため，以上を総合し sm1a と判断した．また弾性線維染色にて静脈侵襲は認めないもののリンパ管侵襲を認め上記と診断した．

症例 38 　60歳，男性．検査目的：S状結腸癌術後，経過観察目的

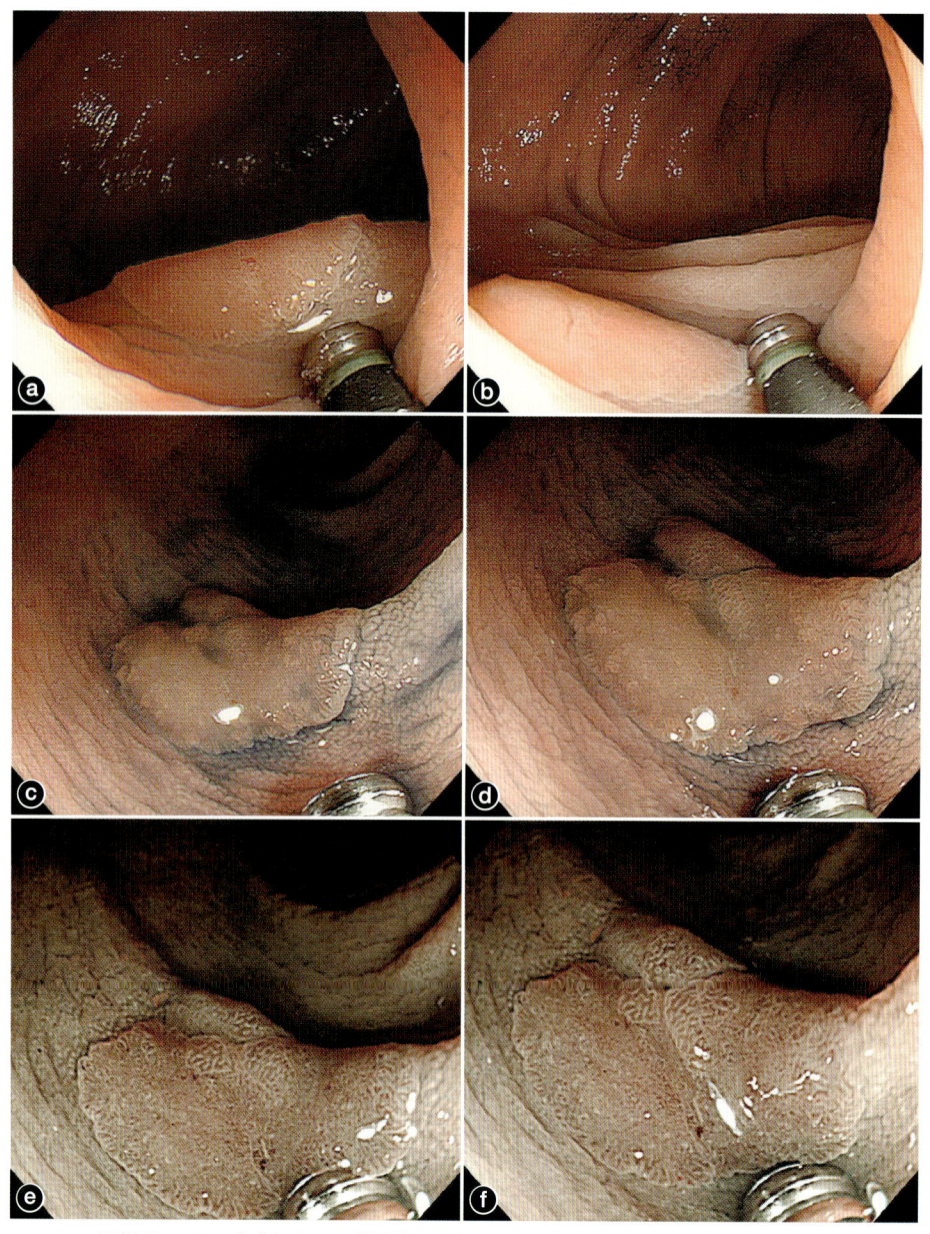

a～d：通常像・インジゴカルミン撒布像．横行結腸に一部白斑を伴う12 mm大の発赤調の病変を認めた．ひだにまたがるように病変が存在し，撒布チューブを用いて観察を行った．インジゴカルミン撒布にて，辺縁明瞭な平坦隆起型の病変と認識され，LST-NG（F）と診断した．

e，f：NBI観察像．均一な太さの血管が楕円形のpitを取り巻くように走行するnetwork patternを呈していた．

肉眼形態	LST-NG(F)
pit pattern 診断	ⅢL-2型 pit pattern
内視鏡診断	腺腫
治　療	EMR

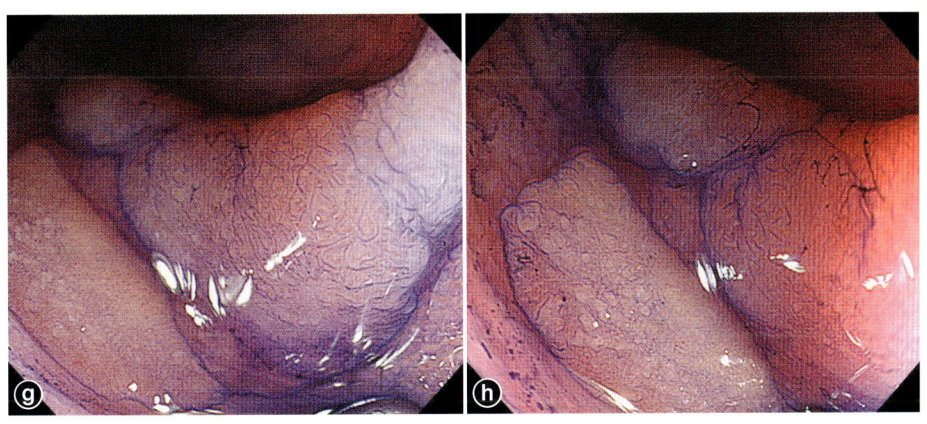

g, h：クリスタルバイオレット拡大観察像. 管状 pit に正常 pit の混在を認め, ⅢL-2型 pit pattern を呈していた.

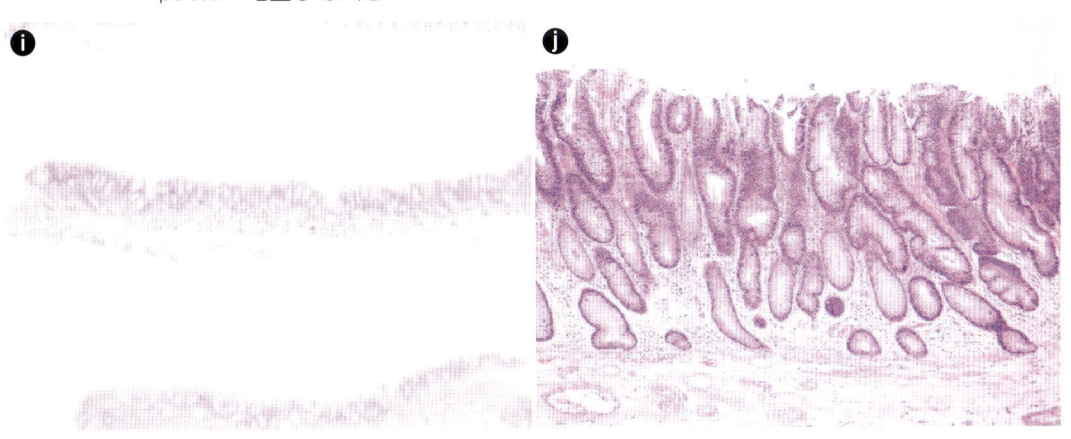

i：ルーペ像. j：HE 中拡大.

病理組織診断　T, LST-NG (F), 12 mm, tubular adenoma, low grade, HM0

解　説　ⅢL-2型 pit pattern を呈した横行結腸の 12 mm 大の LST-NG(F)であった. LST-NG (F) は, 側方に置換性発育を示しⅢL-2型 pit を呈する割合が高い. 30 mm 以下の病変では腺腫や粘膜内癌を呈することが多く, EMR（EPMR）の治療対象になることが多い. 本症例の病理は, tubular adenoma であった.

症例 39 75歳，女性．検査目的：便潜血検査（FOBT）陽性

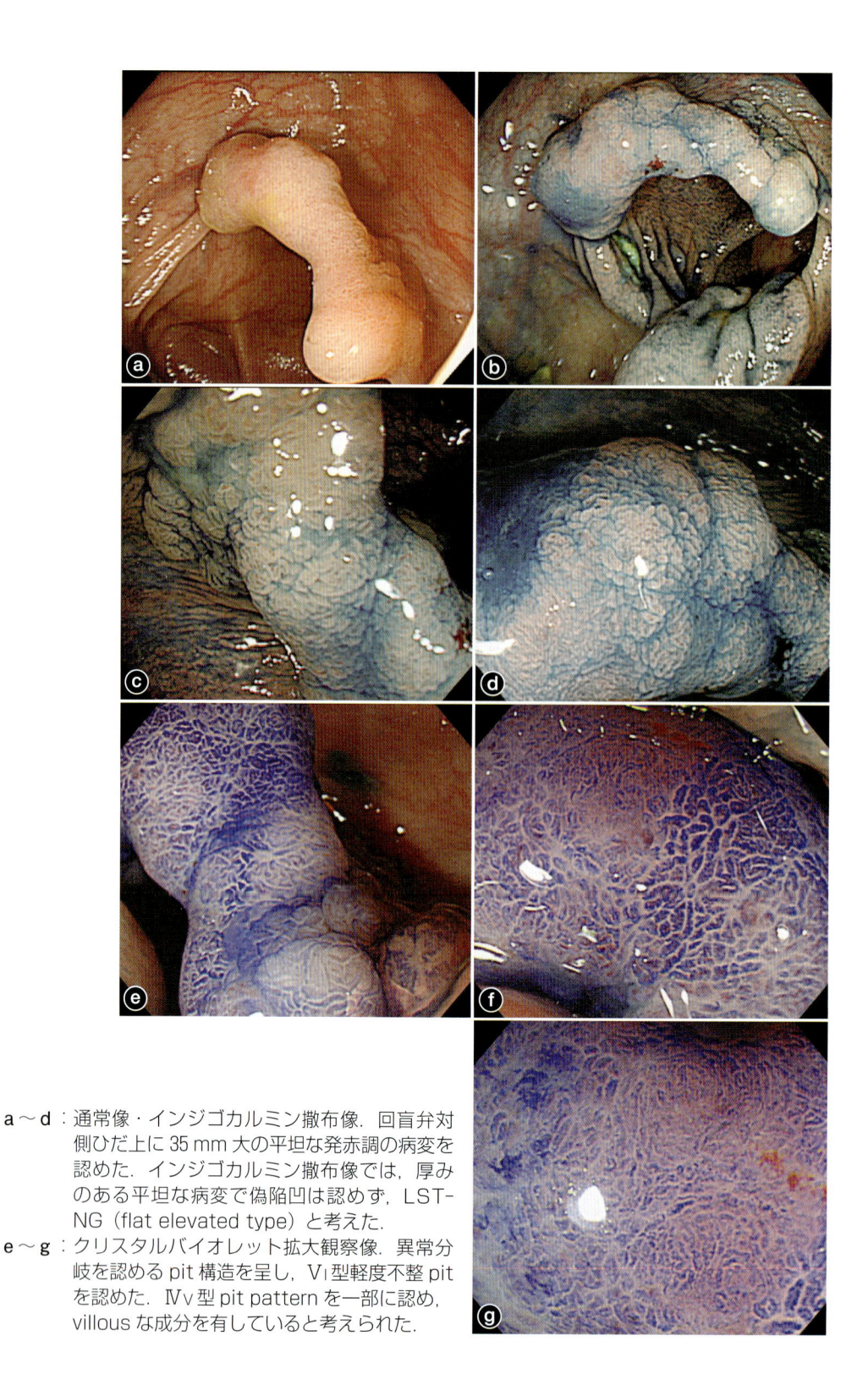

a〜d：通常像・インジゴカルミン撒布像．回盲弁対側ひだ上に 35 mm 大の平坦な発赤調の病変を認めた．インジゴカルミン撒布像では，厚みのある平坦な病変で偽陥凹は認めず，LST-NG（flat elevated type）と考えた．

e〜g：クリスタルバイオレット拡大観察像．異常分岐を認める pit 構造を呈し，V_I 型軽度不整 pit を認めた．IV_V 型 pit pattern を一部に認め，villous な成分を有していると考えられた．

肉眼形態	LST-NG(F)
pit pattern 診断	Vᵢ型軽度不整 pit pattern, IVv型 pit pattern
内視鏡診断	M～SM 微小浸潤癌
治療	EPMR（3分割）

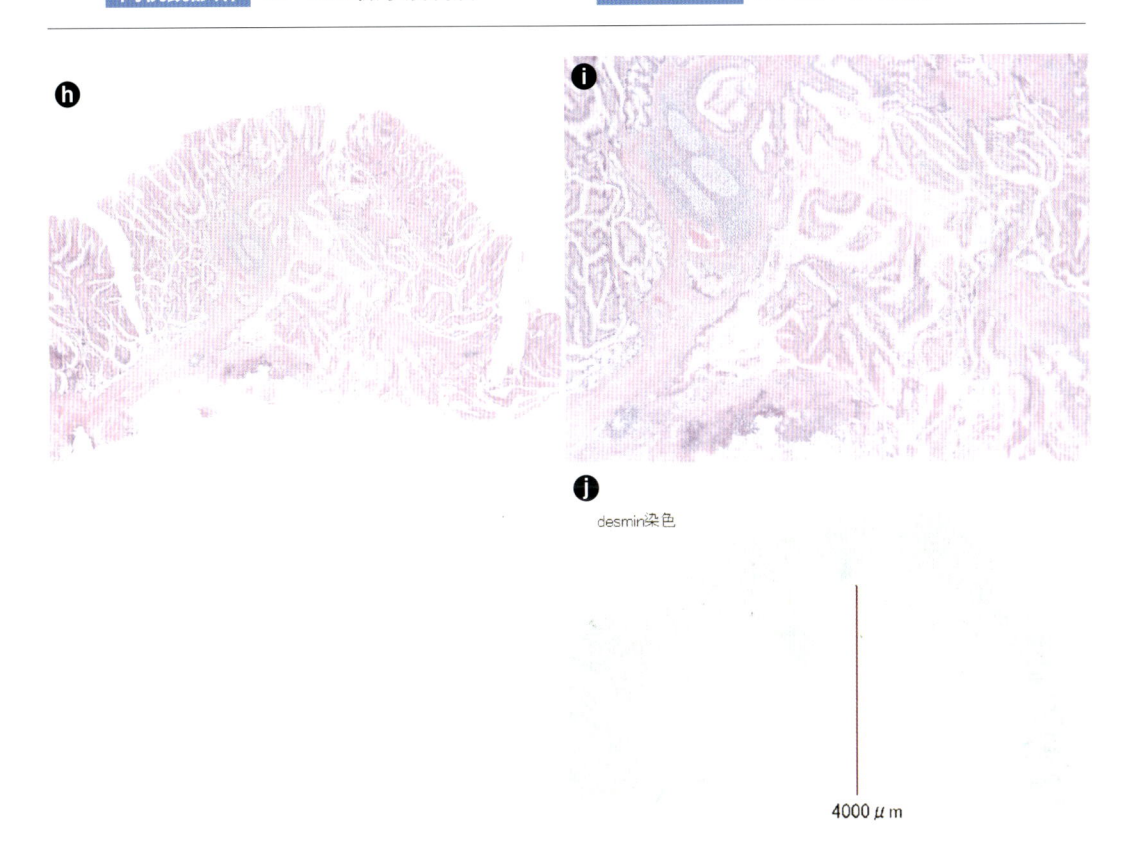

h：HE 弱拡大．　i：HE 中拡大．　j：desmin 染色．

病理組織診断　C, LST-NG (F), 35 mm, adenocarcinoma (tub1) with adenoma, sm2 (pSM 4,000 μm), ly0, v0, pHMX, pVM1

■解　説■　盲腸の 35 mm 大の LST-NG（F）の SM 深部浸潤病変であった．厚みのある病変であったが，内部に偽陥凹等は認めなかった．pit pattern も Vᵢ型軽度不整までで，内視鏡治療の適応病変と考え，治療が行われた．当センターのデータでは，30 mm を超える LST-NG（F）では，約 25% に SM 浸潤を認める．一括切除が困難な病変は，詳細な pit 観察のうえ，病理的評価を念頭においた計画的分割切除を行うことが重要である．

症例 40　67歳，男性．検査目的：他院でポリープを認め，精査加療目的で当センターを紹介された．

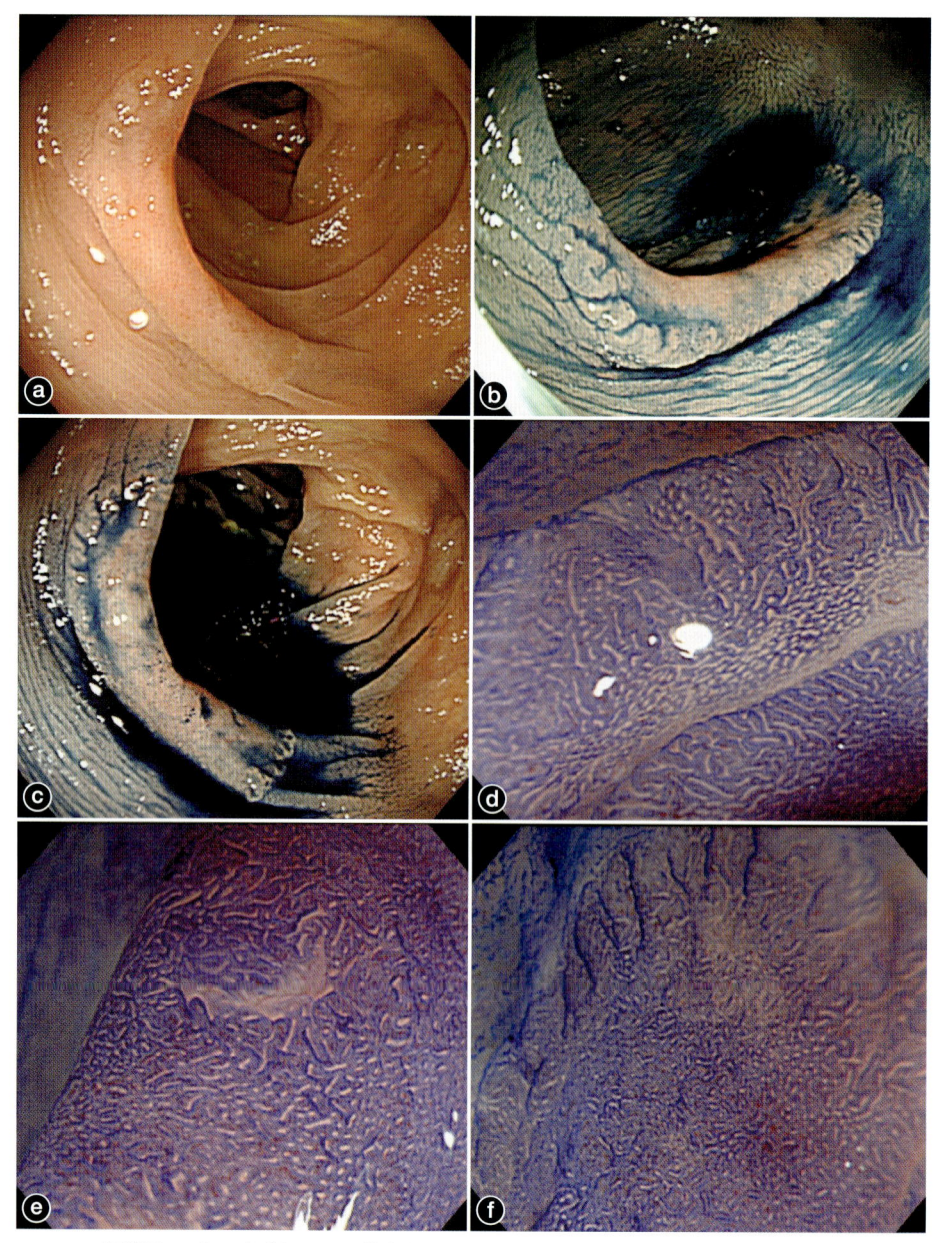

a〜c：通常像・インジゴカルミン撒布像．横行結腸に約 30 mm 大の軽度発赤調で周囲に白斑を伴う平坦な病変を認めた．インジゴカルミン撒布像では，辺縁に偽足様所見を伴う表面平坦型病変で，段差を有する陥凹様の部位も認めるが，辺縁の一部は境界不明瞭で，肉眼形態は LST-NG（pseudo-depressed type）と考えた．

d〜f：クリスタルバイオレット拡大観察像．細かな pit 構造が密在しており，V_I 型軽度不整と診断した．

肉眼形態	LST-NG(PD)
pit pattern 診断	V_I 型軽度不整 pit pattern
内視鏡診断	M〜SM 微小浸潤癌
治療	ESD

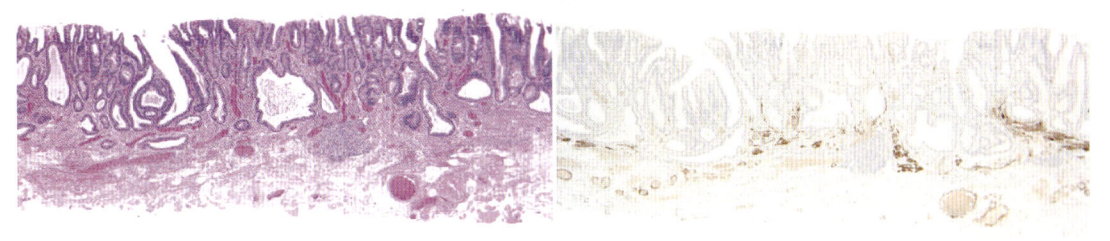

g：HE 弱拡大． h：desmin 染色．

病理組織診断 T, LST-NG (PD), 37×25 mm, adenocarcinoma (tub1), sm1a (pSM 650 μm), ly0, v0, HM0, VM0

解説 ESD が施行され，一括切除を行った．病理所見では，デスミン染色で筋板の走行が追えないところがあり，SM 癌と診断した．本症例では，2 カ所に SM 浸潤を認めた．LST-NG (PD) は multifocal に SM 層に浸潤をきたすことがあり，このような症例では計画的に分割をするのは難しく，分割した場合は SM の評価をするのも難しくなる可能性がある．

症例 41 61歳，男性．検査目的：他院でポリープを認め，精査加療目的で当センターを紹介された．

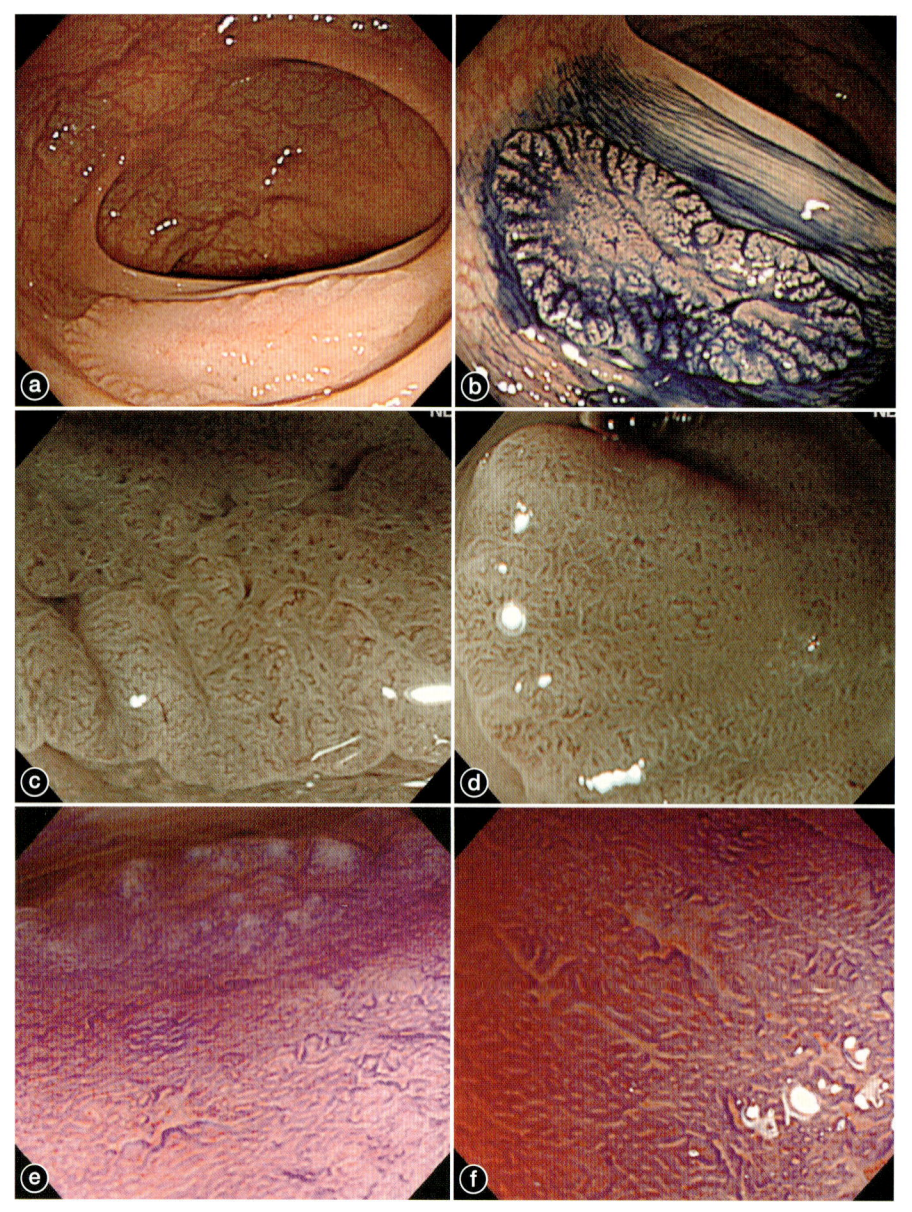

a，b：通常像・インジゴカルミン撒布像．横行結腸に 20 mm 大の偽足様の辺縁性状を呈する赤色調の平坦な病変を認めた．インジゴカルミン撒布像では，中央部は辺縁より一段浅く，均一な偽陥凹を有しており，LST-NG（pseudo-depressed type）と診断した．
c，d：NBI 観察像．太さの均一な欠陥が pit を取り囲むように走行しており，network pattern と診断した．
e，f：クリスタルバイオレット拡大観察像．異常分岐を有する細かい pit が存在し，V$_I$ 型軽度不整と判断した．

肉眼形態	LST-NG（PD）
pit pattern 診断	V₁型軽度不整 pit pattern
内視鏡診断	M～SM 微小浸潤癌	治　療	ESD

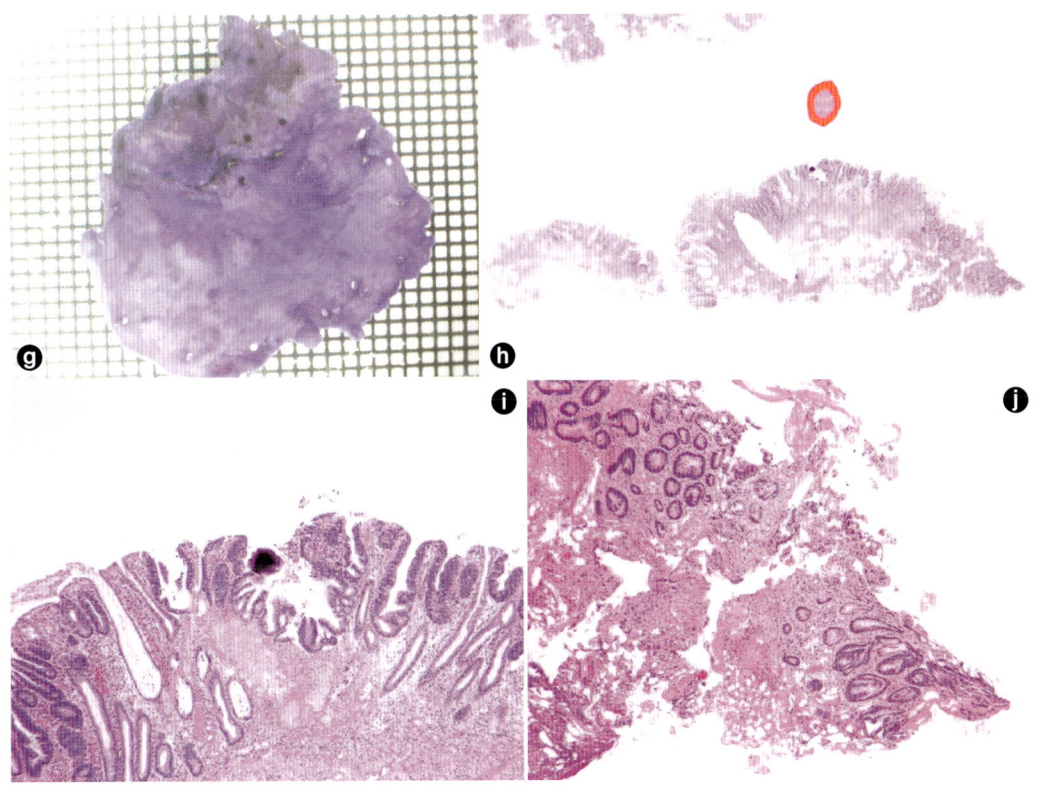

g：実体顕微鏡像．　h：HE 弱拡大．　i，j：HE 中拡大．

| 病理組織診断 | T, LST-NG (PD), 21 mm, adenocarcinoma (tub1) in adenoma, pM, HM0 |

| 解　説 | ESD にて一括切除した．横行結腸の focal cancer の LST-NG（pseudo-depressed type）であった．通常観察では，ひだのひきつれなどもなく SM 深部浸潤は疑われなかった．クリスタルバイオレット拡大観察でも，pit pattern は V₁型軽度不整までで，III_L 型 pit も存在し，focal cancer が疑われた．NBI においても，SM 深部浸潤を示唆する所見は認められなかった．当センターのデータでは，LST-NG（pseudo-depressed type）は 20 mm 以上では，40％以上で SM 浸潤を認めており，詳細な内視鏡的拡大観察が必要であると考えられる． |

症例 42

65歳，女性．検査目的：他院でポリープを認め，精査加療目的で当センターを紹介された．

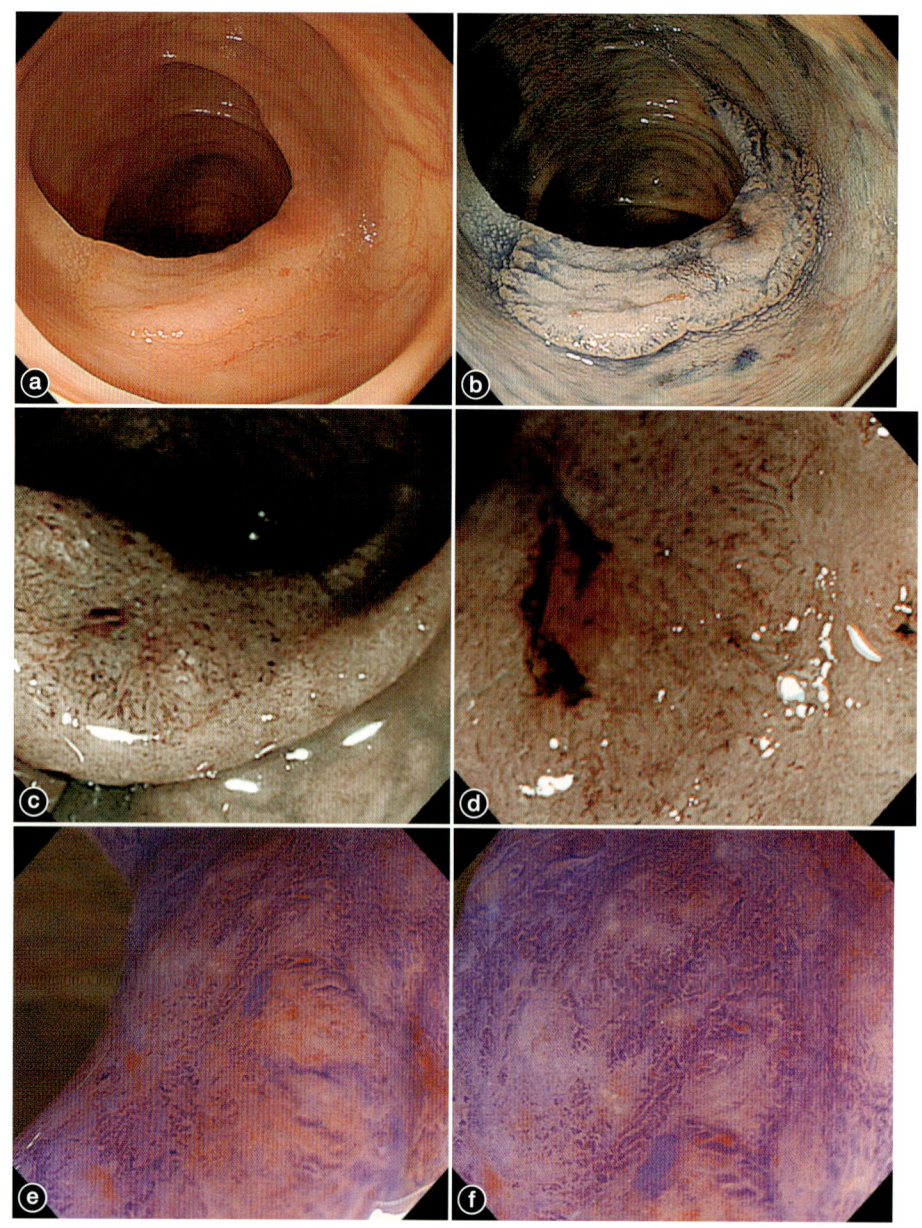

a, b：通常像・インジゴカルミン撒布像．横行結腸に 35 mm 大の周囲に白斑を伴う赤色調の平坦な病変を認めた．インジゴカルミン撒布像で，病変辺縁に偽足様性状を認め，病変内部は偽陥凹を呈しており，一部に隆起を伴っていた．

c, d：NBI 観察像．偽陥凹内の隆起部位に口径不同で蛇行が強く連続性のない血管を呈する irregular pattern を認めた．

e, f：クリスタルバイオレット拡大観察像．偽陥凹内の隆起部位は，pit の内腔狭小・辺縁不整を呈する V_I 型高度不整 pit pattern を認め，一部に無構造領域（V_N 型 pit pattern）を認めた．

肉眼形態	LST-NG(PD)
pit pattern 診断	V_N 型 pit pattern, V_I 型高度不整 pit pattern
内視鏡診断	SM 深部浸潤以深癌
治療	surgery (LAC)

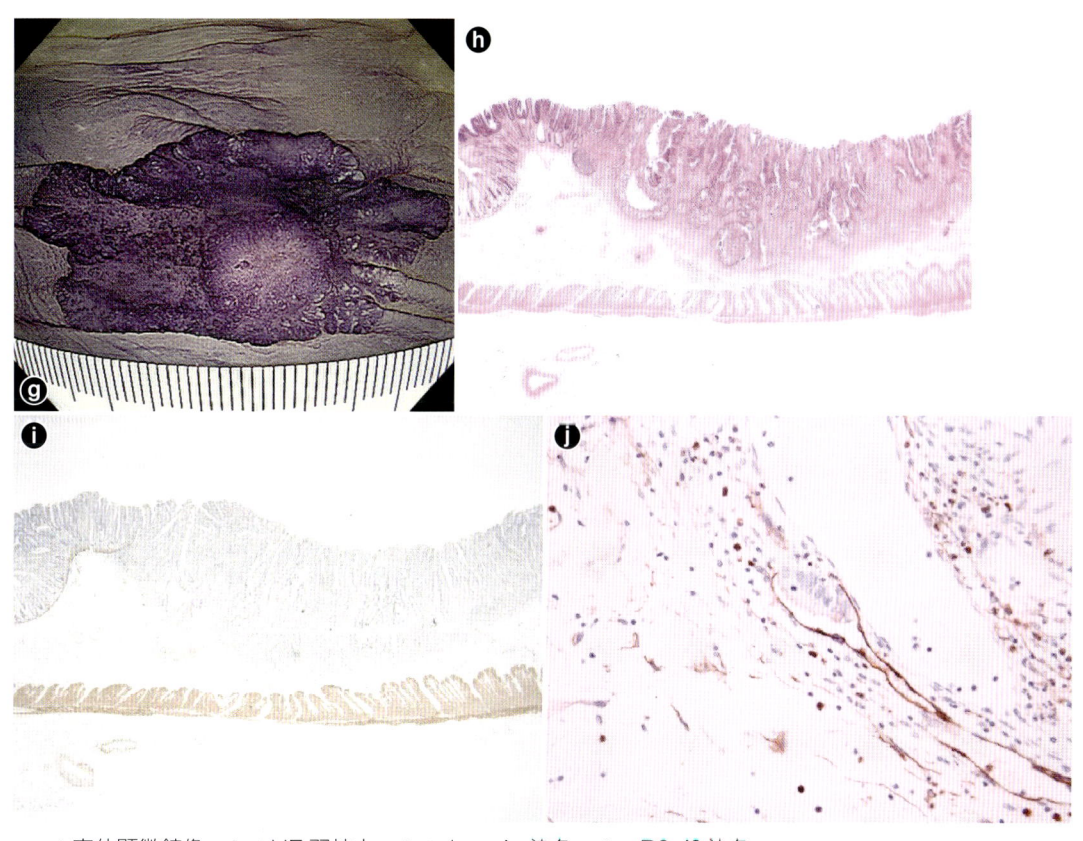

g：実体顕微鏡像. h：HE 弱拡大. i：desmin 染色. j：D2-40 染色.

病理組織診断 T, LST-NG (PD), 35 mm, adenocarcinoma (tub1 > tub2), sm3 (pSM 2,350 μm), ly1, v0, pN0, pDM0, pPM0

■ 解 説 ■

手術により切除された SM 深部浸潤をきたした LST-NG (PD) の病変であった．偽陥凹内に隆起部位が存在し，NBI で irregular pattern，クリスタルバイオレット拡大観察像で，V_I 型高度不整で一部 V_N 型 pit pattern を認めていた．病理所見でも，隆起部位で SM 深部浸潤を認めていた．われわれの施設でのデータでは，20 mm 以上の LST-NG (PD) では 40％以上に SM 浸潤を認めており，詳細な内視鏡観察のうえ深達度診断を行い，治療方針を決定する必要があると考えられる．

第10章
大腸拡大内視鏡の未来
──超拡大内視鏡 endocytoscopy

　大腸腫瘍診断学は，拡大内視鏡の登場により飛躍的に向上した．さらに，拡大内視鏡を用いた pit pattern 診断学が確立され，腫瘍・非腫瘍の鑑別のみならず，腫瘍の深達度診断までもが可能となった[1]．また，NBI（Narrow Band Imaging）が開発・市販化され，大腸表層における微小血管の形態（vascular pattern）が観察可能となり，質的診断の精度は一段と高くなった[2〜4]．しかし，現在の確定診断は生検による病理診断が主流である．生検による病理診断は，結果が出るまでに時間を要し，生検という行為には出血のリスクを伴う．とくに抗凝固薬・抗血小板薬を内服している症例は，止血困難な出血を引き起こす可能性もあり，生検を施行できない．超拡大内視鏡（endocytoscope；EC）は，病変の組織を採取することなく，その場で生きた病変を細胞レベルまで観察することができる．

　本章では，EC の歴史・仕様や観察方法，さらに，われわれが作成した大腸における超拡大内視鏡分類（EC 分類）について解説する．

I. endocytoscopy の歴史

　1980 年，Hamou らは硬性鏡（Karl-Storz 社）を用いた細胞の観察を報告した．病変に高倍率レンズを接触させ観察をするこの方法は，接触型内視鏡（contact endoscopy）と呼ばれ，婦人科や耳鼻科領域で発展した[5,6]．大腸の分野では，1982 年に Tada らが接触型内視鏡を基礎にして超拡大内視鏡を用いた大腸粘膜の観察を報告した[7]．これは，170 倍の拡大倍率をもつファイバースコープで，細胞レベルで大腸粘膜の観察が可能であったが，ルーチン検査に不向きで普及しなかった．しかし，内視鏡機器の発展に伴い，Karl-Storz 社製の接触型内視鏡を用いて生体内での生きた細胞の観察が可能となった[8]．1999 年には，大植らにより，術中に大腸癌のリアルタイム診断が報告された[9]．

　これまで報告された接触型内視鏡は主として硬性鏡で，消化管上皮を生体内で観察するのは困難であった．そこで，2004 年にオリンパス社によりカテーテル型の超拡大内視鏡（Endo-Cytoscopy, prototype）が開発された．この超拡大内視鏡は外径 3.4 mm の軟性鏡で，われわれが検査で使用するような内視鏡を親スコープとし，鉗子孔より挿入し対象病変に接触させて超拡大観察を行う．拡大レベル

は450倍の低分解能タイプ（XEC-300）と1,125倍の高分解能タイプの2種類がある．このEndo-Cytoscopy systemにより，消化管領域における内視鏡検査の延長線上で超拡大観察が行えるようになった．

　Endo-Cytoscopy開発以降，Kumagaiらは食道領域における超拡大観察を，Inoueらは消化管領域における超拡大観察の有用性について報告した[10),11)]．大腸においては笹島らが，このEndo-Cytoscopy systemを用いて，大腸上皮における腫瘍・非腫瘍の鑑別や大腸癌の深達度診断への有用性について報告した[12)〜15)]．しかし，このカテーテル型の超拡大内視鏡は，3.7 mmの太い鉗子孔を有する親スコープを必要とし，従来の拡大観察を行うことができなかった．そこで2005年，オリンパス社により一体型の超拡大内視鏡（XCF-Q260EC1, prototype）が開発された．

II. 一体型超拡大内視鏡の仕様（図10-1，表10-1）

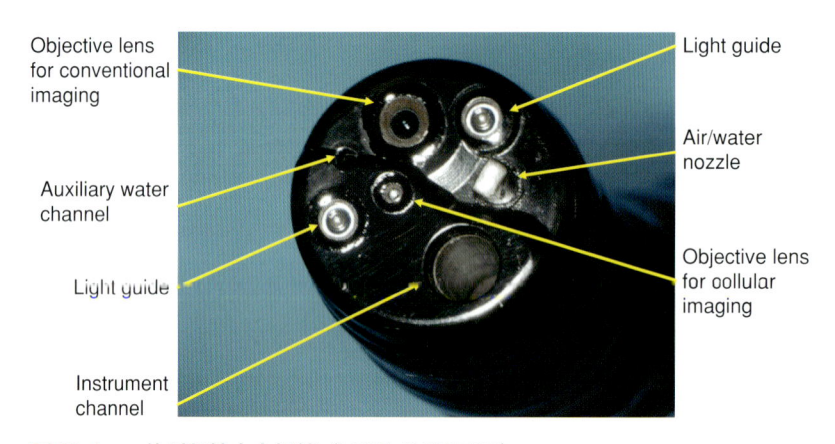

　一体型超拡大内視鏡（XCF-Q260EC1, prototype）は，太さ13.6 mmの硬度可変型の内視鏡である．一本の内視鏡で通常観察，拡大観察，そして超拡大観察が手元のスイッチを切り替えるだけで可能である．超拡大観察における拡大レベルは450倍で画像の取得深度は50 μmとされている．超拡大観察は，contact endoscopyの原理と同様で，標的粘膜にスコープ先端を軽く接触させて行う．このように，スコープ先端を直接対象病変に接触させるため，カテーテル型の超拡大

図10-1　一体型超拡大内視鏡（XCF-Q260EC1）

表10-1　一体型超拡大内視鏡の仕様

先端部外径	13.6 mm
有効長	1,330 mm
拡大倍率	約450倍
取得深度	50 μm
取得画像範囲	300 μm×300 μm

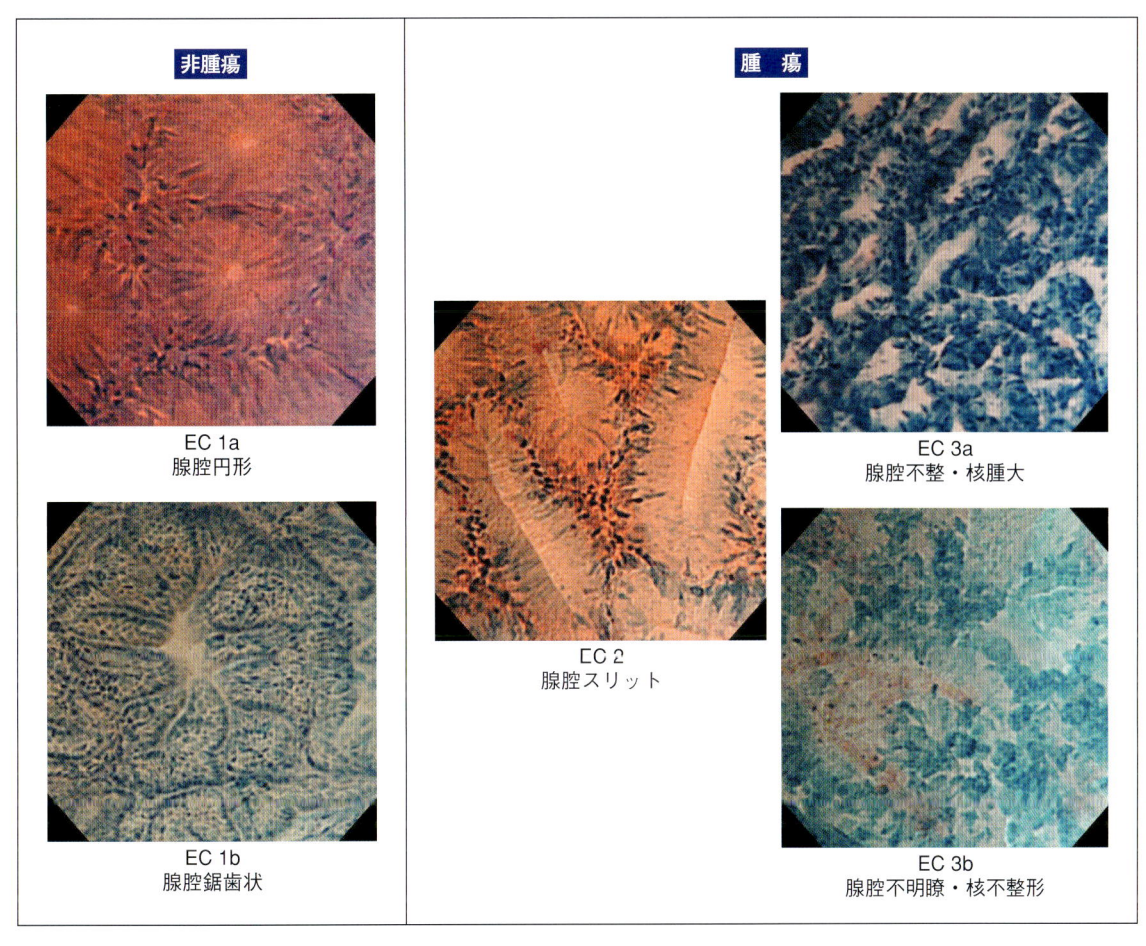

図 10-2　EC 分類の画像

内視鏡に比べ，観察が容易である．さらに，一体型超拡大内視鏡にはウォータージェット機能が備わっており，フットスイッチで簡単に病変の洗浄が行える．

III. 観察方法

　まず，通常観察で病変を同定した後，ウォータージェット機能やガスコン水を用いて病変をよく洗う．粘液の付着が強いときは，プロナーゼを溶解させたガスコン水を用いる．その後，インジゴカルミン撒布やクリスタルバイオレット染色を施し，拡大観察を行う．pit pattern などで詳細観察を行いたい領域を定めた後，撒布チューブを用いて1％メチレンブルー染色を行う．1分ほど経過した後再度病変を水洗し，病変にスコープ先端を軽く接触させる．手元のボタンでECモードに切り替えると，瞬時にEC画像が取得される．

IV. 超拡大内視鏡分類（EC 分類）（図 10-2，表 10-2）

　われわれが EC 観察を行う際，① 腺腔，② 上皮細胞，③ 腺腔および腺腔縁の形

表 10-2　超拡大内視鏡分類（EC 分類）

	EC 分類		EC 画像所見	相当する病理組織診断
非腫瘍	EC 1	a	腺腔は円形 上皮細胞核：小円形で淡染	正常粘膜
		b	腺腔は鋸歯状 上皮細胞核：小円形で淡染	過形成ポリープ
腫瘍	EC 2		腺腔はスリット状，腺腔縁は滑 上皮細胞核：紡錘形～類円形 偽重層（−～＋），N/C 比（低～高）	腺腫もしくは粘膜内癌
	EC 3	a	腺腔は不整形，腺腔縁は粗 上皮細胞核：類円形で濃染核 偽重層（＋），N/C 比（高）	明らかな癌
		b	腺腔不明瞭もしくは認識不可能 上皮細胞核：不整形で濃染 炎症性と思われる細胞浸潤	浸潤癌

N/C 比：核/細胞質比

態，④核の形態，腺腔縁を目安にした場合の類推項目として，⑤核の偽重層の有無，⑥核/細胞質比（N/C 比）の高低を検索する．そして，これらの項目をもとに超拡大内視鏡（EC）分類を作成した[16)〜19)]．EC 分類では，非腫瘍性病変を EC1 とし，腫瘍性病変を，病理組織診断での異型度を念頭に EC2-EC3 に分類した．

　小さく円形の腺腔が明瞭に観察され，腺腔縁は平滑であり，大きさの揃った小円形の核が腺腔縁付近に配列するものを EC1a とし，正常大腸粘膜相当とした．正常粘膜とは異なり，腺腔が鋸歯状に観察され，粘液顆粒を想像させる細かい顆粒が密在するものを EC1b とし，過形成ポリープ相当とした．腫瘍性病変が示唆されるもののなかで，腺腔が明瞭なスリット状で腺腔縁が平滑なものを EC2 とし，腺腫から粘膜内癌相当とした．さらに，腺腔が不整形で腺腔縁が粗糙であり，類円形の核が多数認められる所見を呈するものを EC3a とし，明らかな癌に相当するとした．そして，もっとも異型が高度な群として細胞がバラバラになり，EC で腺管構築の目立たない浸潤癌を疑うものを EC3b とした．EC3b では腺腔の認識が困難になり，腫大し，不整形の核が充実性に認められ，また不整形核の集塊と集塊の間の領域にリンパ球などを想定させる小円形の核が多数混在してくる．このような所見を呈する EC3b 群は，ほとんどが SM 深部浸潤以深癌であった．

V．EC 分類における有用性の検討

1．対象と方法

　2005 年 5 月から 2009 年 5 月までの期間において，本研究における informed consent が得られ，一体型超拡大内視鏡（EC）で詳細な観察がなされた正常粘膜を含む大腸上皮性病変 187 病変とした．一体型 EC を用いて通常観察を行い，さ

表 10-3 EC 分類による診断と病理組織診断との対比 (n=187)

Endocytoscopic diagnosis	Pathological diagnosis					
	Normal mucosa	Hyperplastic polyp	Adenoma	Cancer M	Cancer SM-s	Cancer SM-m~
EC 1a	9 (100%)					
EC 1b		7 (100%)				
EC 2			68 (75.6%)	20 (22.2%)	1 (1.1%)	1 (1.1%)
EC 3a			2 (8.0%)	11 (44.0%)	6 (24.0%)	6 (24.0%)
EC 3b					1 (1.8%)	55 (98.2%)

SM-s：Slightly invasive submucosal cancer,
SM-m：Massively invasive submucosal cancer

表 10-4 腫瘍・非腫瘍の鑑別 (n=187)

Endocytoscopic diagnosis	Pathological diagnosis	
	Non-neoplastic	Neoplastic
Non-neoplastic	16	0
Neoplastic	0	171

らに，インジゴカルミンないしクリスタルバイオレット染色にて拡大観察を行った後，1％メチレンブルーで病変を染色し，EC 観察を行った．得られた画像は，EC 分類を用いて retrospective に診断し，実際の病理組織診断と比較検討を行った．

2．結　果

EC 分類における病理組織診断の陽性的中率は表 10-3 のごとくであった．EC1a 群は正常粘膜が 9 病変（100％），EC1b 群は過形成性ポリープが 7 病変（100％）であった．EC2 群は，腺腫が 68 病変（75.6％），粘膜内癌が 20 病変（22.2％），SM 微小浸潤癌と SM 深部浸潤以深癌はそれぞれ 1 病変（1.1％）であった．EC2 群における腺腫から粘膜内癌の陽性的中率は 97.8％であった．EC3a 群は腺腫が 2 病変（8.0％），粘膜内癌が 11 病変（44.0％），SM 微小浸潤癌と SM 深部浸潤以深癌がそれぞれ 6 病変（24.0％）であった．EC3a 群における粘膜内癌から SM 深部浸潤以深癌の陽性的中率は 92.0％であった．EC3b 群は SM 微小浸潤が 1 病変（1.8％），SM 深部浸潤以深癌が 55 病変（98.2％）であった．また，腫瘍と非腫瘍の鑑別は，表 10-4 のごとく有用であった．

Ⅵ. 症　例　【Case 1】28歳，女性．検査目的：スクリーニング．

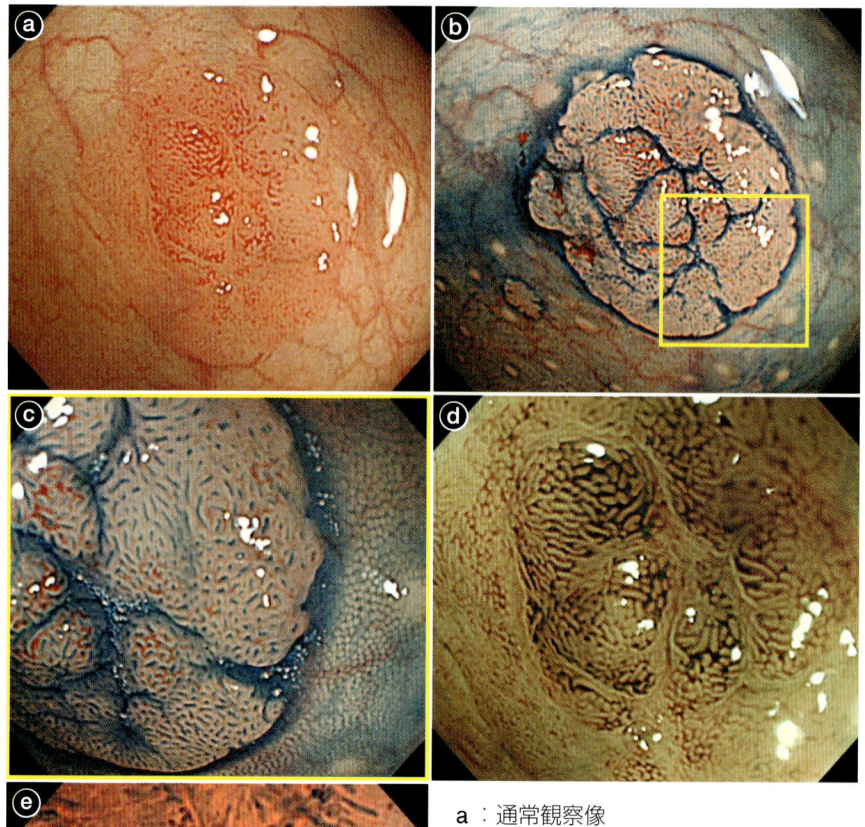

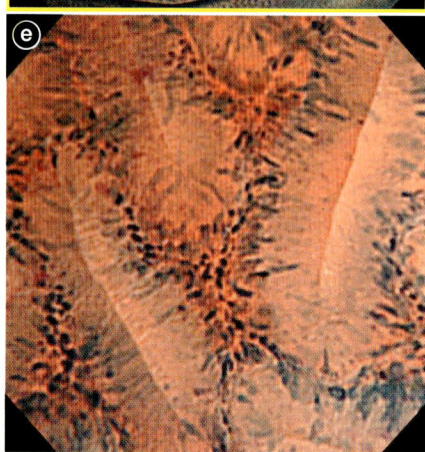

a：通常観察像
b，c：インジゴカルミン撒布像
d：NBI拡大観察像
e：EC画像

a～c：通常像・インジゴカルミン撒布像．RSに軽度の発赤を伴う11mm大の平坦隆起性病変を認めた．インジゴカルミンを撒布後には，病変の輪郭が明瞭となり，偽陥凹や結節の集簇を認めず，肉眼形態はLST-NG（F）と診断した．病変は均一な管状pitで構成されており，ⅢL型pit patternであった．
d：NBI拡大観察像．病変中央部はdense pattern，病変辺縁はnetwork patternを呈した．
e：EC所見．腺腔はスリット状で，核は紡錘形を呈し，EC分類のEC 2と診断した．

肉眼形態	LST-NG（F）		
pit pattern診断	ⅢL型 pit pattern	EC分類	EC 2
内視鏡診断	腺腫	治療	EMR

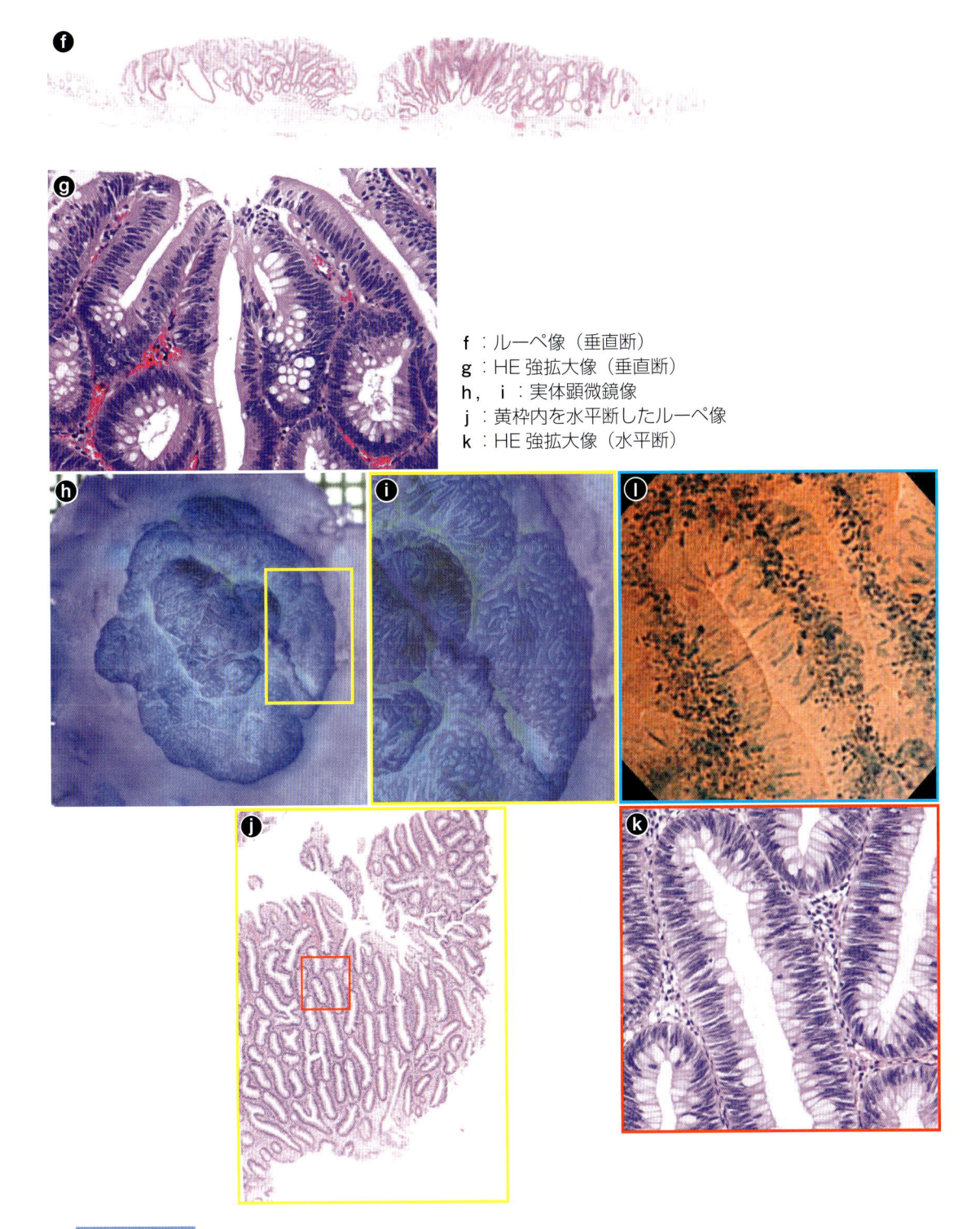

f：ルーペ像（垂直断）
g：HE 強拡大像（垂直断）
h，i：実体顕微鏡像
j：黄枠内を水平断したルーペ像
k：HE 強拡大像（水平断）

コメント

　本症例は水平断の病理組織標本を作製し，EC 画像と比較した．EC 画像と水平断での病理組織像の両者で，腺腔はスリット状で核は紡錘形を呈しており，両者は類似していた．病理組織像では，腺腔がやや開大しており，ホルマリン固定による脱水がその要因となっていると考察した．

病理診断　Tubular adenoma, low grade, HM0

【Case 2】68歳，男性．検査目的：便通異常．

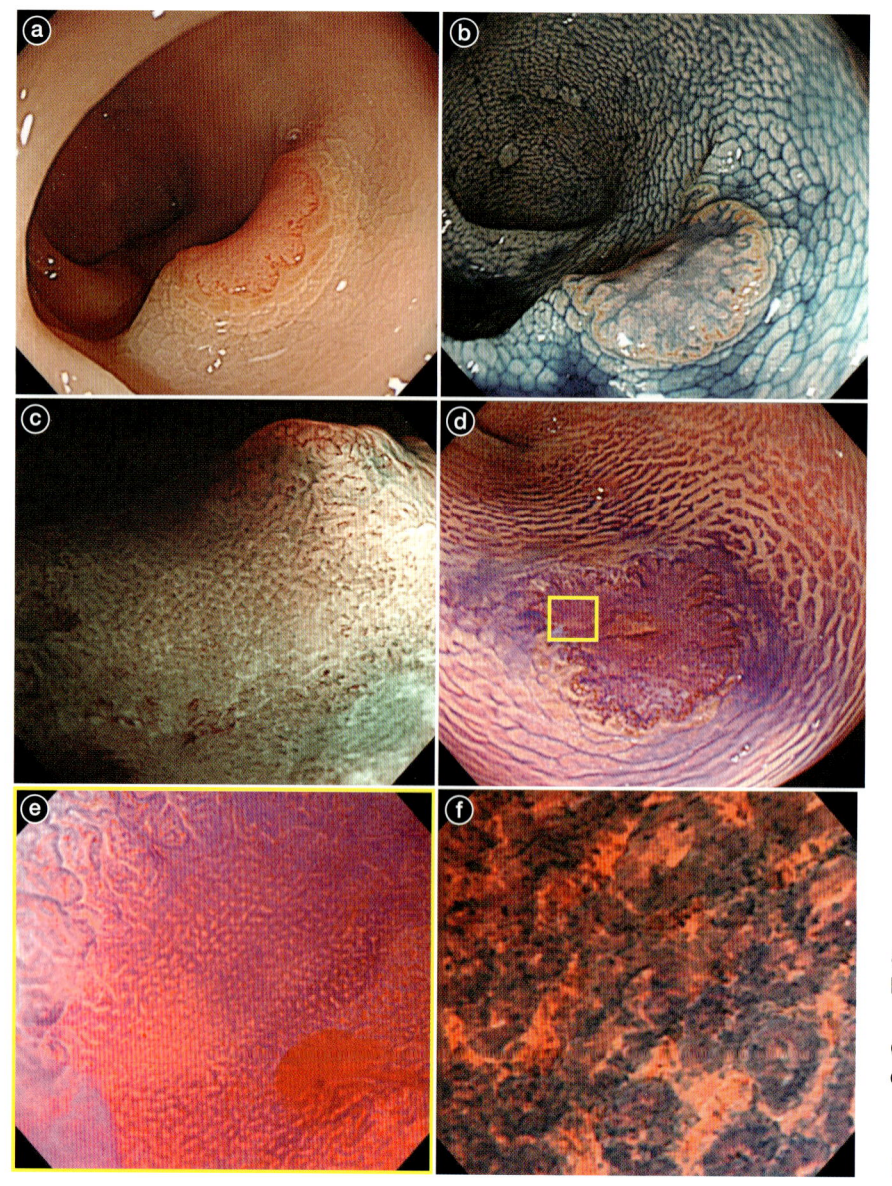

a：通常観察像
b：インジゴカルミン撒布像
c：NBI拡大観察像
d，e：クリスタルバイオレット染色像
f：EC画像

a，b：通常像・インジゴカルミン撒布像．S状結腸に10 mm大の陥凹型病変を指摘された．インジゴカルミン撒布像では，明瞭な段差を有し，星芒状陥凹を呈していた．
c：NBI拡大観察像．陥凹面に一致して，sparse patternを認めた．
d，e：クリスタルバイオレット染色像．中央部はpitが大小不同であり，また配列の乱れも伴うことからⅥ型軽度不整pit patternとした．なお，その辺縁はⅢs型pit patternであった．
f：EC所見．陥凹局面内において，腺腔は凹凸不整を呈し，核は濃染し腫大していた．また，被覆上皮と考える領域には，拡張し蛇行した血管を認めた．EC分類のEC3aと診断した．

肉眼形態	Ⅱc＋Ⅱa		
pit pattern診断	Ⅵ型軽度不整pit pattern，Ⅲs型pit pattern	EC分類	EC3a
内視鏡診断	M〜SM微小浸潤癌	治療	EMR

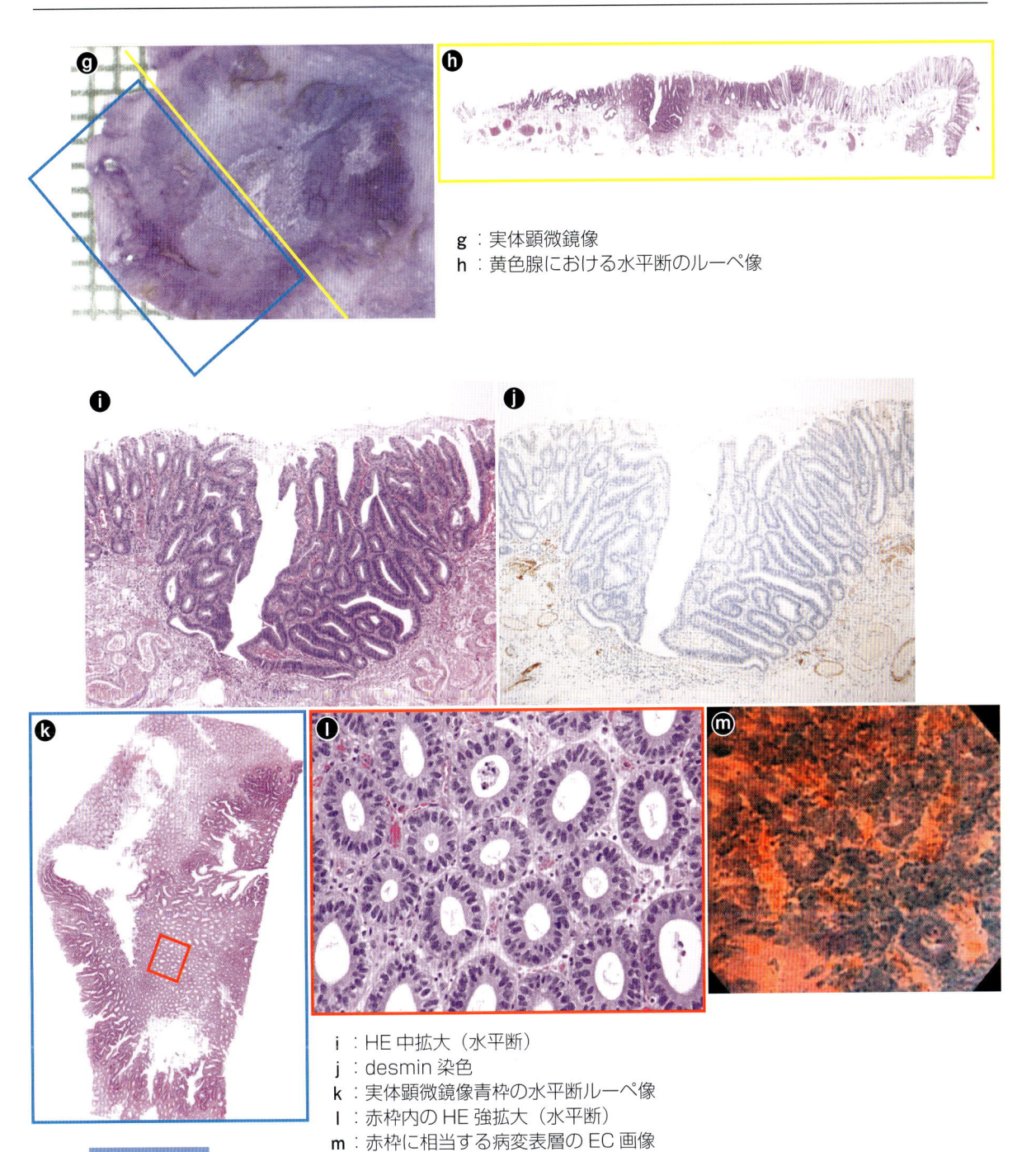

g：実体顕微鏡像
h：黄色腺における水平断のルーペ像

i：HE 中拡大（水平断）
j：desmin 染色
k：実体顕微鏡像青枠の水平断ルーペ像
l：赤枠内の HE 強拡大（水平断）
m：赤枠に相当する病変表層の EC 画像

コメント

　本症例では，拡大内視鏡観察で陥凹部辺縁にあるⅢs型 pit pattern を呈した部位において，水平断の標本を作製し相当する部位の EC 画像と比較した．水平断の病理組織像では，腺腔は円形で，核は腫大し類円形を呈していた．一方 EC 画像では，腺腔の構造異型が強く強調され，核異型も確認された．生体内で観察される癌細胞は，一層悪性度が高く観察されることが経験された一例であった．

病理診断

Early colonic cancer, Ⅱc+Ⅱa, 10×9 mm, S, Well differentiated tubular adenocarcinoma (tub1), sm1a (pSM 300 μm), ly0, v0, HM0, VM0

おわりに

　当施設では，EC の virtual biopsy（仮想生検：生検をせずに病理診断を行う）としての機能を利用して，従来の内視鏡診断が困難な UC 関連腫瘍においても診断への応用が検討されている[20]．しかし，EC の応用は，単なる biopsy の域ではとどまらないであろう．EC は血管内の血流まで観察可能であり，血管診断学の分野でも大きな貢献が期待できる．生きた細胞をリアルタイムで観察可能とした EC は，大腸腫瘍の本質に迫った診断を可能とする次世代のデバイスである．

文　献

●第2章

1) 工藤進英：大腸 pit pattern 診断．2005，医学書院，東京
2) Morson BC, Dowson IMP：Gastrointestinal Pathology. 1972, Blackwell Scientific Publications, Oxford
3) 中村恭一，渋谷　進，西沢　譲，他：大腸癌の組織発生とその早期における発育過程．胃と腸　1985；20：877-888
4) Ikegami M：A pathological study on colorectal cancer. From de novo carcinoma to advanced carcinoma. Acta Pathol Jpn　1987；37：21-37
5) 工藤進英，他：大腸Ⅱc型早期癌の検討．Gastroenterol Endosc　1986；2811-2813
6) 工藤進英，高野征雄，丸山昭則，他：微小Ⅱc型早期大腸癌の1例．胃と腸　1987；22：883-887
7) 工藤進英，高野征雄，丸山昭則，他：横行結腸に発生したⅡc型早期大腸癌の1例．胃と腸　1987；22：917-921
8) Vogelstein B, Fearon ER, Hamilton SR, et al：Genetic alterations during colorectal-tumor development. N Engl J Med　1988；319：525-532
9) Longacre TA, Fenoglio-Preiser CM：Mixed hyperplastic adenomatous polyps/serrated adenomas. A distinct from of colorectal neoplasia. Am J Surg Pathol　1990；14：524-537
10) 樫田博史，池原伸直，工藤進英，他：大腸鋸歯状病変における発育進展・癌化．胃と腸　2008；43：1897-1910

●第3章

1) 工藤進英，倉橋利徳，樫田博史，他：大腸腫瘍に対する拡大内視鏡観察と深達度診断―箱根シンポジウムにおけるⅤ型亜分類の合意．胃と腸　2004；39：747-752
2) 工藤進英，大森靖弘，樫田博史，他：大腸の新しい pit pattern 分類―箱根合意に基づいたⅥ，ⅤN型 pit pattern．早期大腸癌　2005；9：135-140
3) 樫田博史，笹島圭太，小林泰俊，他：拡大観察による大腸 sm 癌の深達度診断．消化器内視鏡　2006；18：293-301
4) 工藤進英，笹島圭太，小林泰俊，他：Ⅴ型 pit pattern は箱根合意後に何が変わったか―ⅤI 高度不整の定義について．早期大腸癌　2006；10：185-193
5) 工藤進英，小林泰俊，樫田博史，他：大腸腫瘍の拡大観察―ⅤI型 pit pattern の分析および診断に関するコンセンサス．胃と腸　2006；41：1751-1761
6) 渡　仲三，宮澤七郎：よくわかる立体組織学．1999，p256-259，学際企画，東京
7) 工藤進英，曽我　淳，下田　聡：大腸 SM 癌の SM 浸潤の分類と治療方針―SM 浸潤度分類について．胃と腸　1984；19：1349-1356
8) 林　俊壱，味岡洋一，太田宏信，他：ⅤI型 pit を構成する個々の所見 (3) SM massive 癌診断における間質所見の重要性―「stromal area の染色性低下」とSA pattern の意義．早期大腸癌　2007；11：409-413
9) 松田尚久，斎藤　豊，中島　健，他：ⅤI型 pit（軽度・高度不整）の亜分類 (1) 内視鏡医からみた有用性と問題点．早期大腸癌　2007；11：415-420
10) 藤井隆宏（責任編集）：国立がんセンター大腸内視鏡診断アトラス．2004，医学書院，東京

第 4 章

1) Kudo S, Tamura S, Nakajima S, et al：Diagnosis of colorectal tumorous lesions by magnifying endoscopy. Gastrointest Endosc　1996；44：8-15
2) Kudo S, Hirota S, Nakajima T, et al：Colorectal tumors and pit pattern. J Clin Pathol　1994；47：880-885
3) 町田浩久，佐野　寧，藤井隆広，他：狭帯化 RGB フィルタを用いた面順次式スコープ（Narrow Band Imaging：NBI）の下部消化管への臨床応用．早期大腸癌　2002；6：561-566
4) Machida H, Sano Y, Hamamoto Y, et al：Narrow-Band Imaging in the diagnosis of colorectal mucosal lesions：a pilot study. Endoscopy　2004；36：1094-1098
5) Gono K, Obi T, Yamaguchi M, et al：Appearance of enhanced tissue features in narrow-band endoscopic imaging. J Biochem Opt　2004；9：568-577
6) Sano Y, Horimatsu T, Fu KI, et al：Magnifying observation of microvascular architecture of colorectal lesions using a Narrow band imaging System. Dig Endosc　2006；18：s44-s51
7) Hirata M, Tanaka S, Oka S, et al：Evalation of microvessels in colorectal tumors by narrow band imaging（NBI）magnification. Gastrointest Endosc　2007；66：945-952
8) 二上敏樹，斎藤彰一，田尻久雄，他：Narrow Band Imaging（NBI）拡大観察を用いた大腸腫瘍性病変の異型度・深達度診断能の検討．Gastroenterol Endosc　2009；51：10-19
9) 和田祥城，樫田博史，工藤進英，他：pit pattern と NBI 拡大観察の比較．早期大腸癌　2007；11：125-130
10) Wada Y, Kudo S, Kashida H, et al：The diagnosis of colorectal lesions with magnifying narrow band imaging（NBI）system. Gastrointest Endosc　2009；70：522-531
11) Konerding MA, Fait E, Gaumann A：3D microvascular architecture of pre-cancerous lesions and invasive carcinomas of the colon. Br J Cancer　2001；84：1354-1362
12) 浜谷茂治，久行友和：NBI と病理—大腸微小血管の組織解剖．早期大腸癌　2007；11：101-106
13) 佐野　寧，堀松高博，片桐　敦：大腸スクリーニング検査における NBI の有用性．田尻久雄 編：特殊光による内視鏡アトラス．2006, p.124-139，日本メディカルセンター，東京
14) Tanaka S, Oka S, Hirata M, et al：Pit pattern diagnosis for colorectal neoplasia using narrow band imaging magnification. Dig Endosc　2006；18：552-556
15) Yoshida T, Inoue H, Usui S, et al：Narrow-band imaging system with magnifying endoscopy for superficial esophageal lesions. Gastrointest Endosc　2004；59：288-295
16) 池松弘明，金子和弘，佐野　寧：NBI による大腸病変の発見・診断と今後の展望．早期大腸癌　2008；12：389-394
17) 和田祥城，樫田博史，工藤進英：NBI における大腸腫瘍の Vascular pattern 診断．早期大腸癌　2008；12：359-366
18) Rex DK, Helbig CC：High yields of small and flat adenomas with high-definition colonoscopes using either white light or narrow band imaging. Gastroenterology　2007；133：42-47
19) Adler A, Pohl H, Papanikolaou IS, et al：A prospective randomized study on narrow-band imaging versus conventional colonoscopy for adenoma detection：dose narrow-band imaging induce a learning effect？Gut　2008；57：59-64
20) East JE, Suzuki N, Stavrinidis M, et al：Narrow band imaging for colonoscopic surbeillance in hereditary non-polyposis colorectal cancer. Gut　2008；57：280-286
21) Rastogi A, Bansal A, Wani S, et al：Narrow-band imaging colonoscopy—a pilot feasibility study for the detection of polyps and correlation of surface patterns with polyp histologic diagnosis. Gastrointest Endosc　2008；43：45-50
22) Inoue T, Murano M, Murano N, et al：Comparative study of conventional colonoscopy and pan-colonic narrow-band imaging system in the detection of neoplastic colonic polyps：a

randomized controlled trial. J Gastroenterol 2008；43：45-50
23) Uraoka T, Saito Y, Matsuda T, et al：Detectability of colorectal neoplastic lesions using a narrow-band imaging system：a pilot study. J Gastroenterol Hepatol 2008；23：1810-1815
24) 浦岡俊夫, 斎藤　豊, 東　玲治：NBIによる大腸腫瘍性病変の存在診断の現状と可能性. INTESTINE 2009；13：128-134
25) 田中信治, 平田真由子, 岡 志郎：大腸腫瘍性病変に対するnarrow band imaging（NBI）の有用性. 胃と腸 2008；43：881-891
26) Matsumoto T, Kudo T, Jo Y, et al：Magnifying colonoscopy with narrow band imaging system for the diagnosis of dysplasia in ulcerative colitis：a pilot study. Gastrointest Endosc 2007；66：957-965
27) Yamamoto H, Sekine Y, Sato Y, et al：Total enteroscopy with a nonsurgical steerable double-balloon method. Gastrointest Endosc 2001；53：216-220
28) Ohtsuka K, Kashida H, Kodama K, et al：Diagnosis and treatment of small bowel diseases with a newly developed single balloon endoscope. Dig Endosc 2008；20：134-137
29) Eaden JA, Abrams KR, Mayberry JF：The risk of colorectal cancer in ulcerative colitis：a meta-analysis. Gut 2001；48：526-535
30) Loftus EV Jr：Epidemiology and risk factors for colorectal dysplasia and cancer in ulcerative colitis. Gastroenterol Clin North Am 2006；35：517-531
31) Karlén P, Kornfeld D, Broström O, et al：Is colonoscopic surveillance reducing colorectal cancer mortality in ulcerative colitis? A population based case control study. Gut 1998；42：711-714
32) Dekker E, van den Broek FJ, Reitsma JB, et al：Narrow-band imaging compared with conventional colonoscopy for the detection of dysplasia in patients with longstanding ulcerative colitis. Endoscopy 2007；39：216-221

● 第5章

1) Longacre TA, Fenoglio-Preiser CM：Mixed hyperplastic adenomatous polyps/serrated adenomas：A distinct form of colorectal neoplasia. Am J Surg Pathol 1990；14：524-537
2) Jass JR：Serrated route to colorectal cancer：back street or superhighway？J Pathol 2001；193：283-285
3) Jass JR, Whitehall VL, Young J, et al：Emerging concepts in colorectal neoplasia. Gastroenterology 2002；123：862-879
4) Ajioka Y, Watanabe H, Jass JR, et al：Infrequent K-ras codon 12 mutation in serrated adenoma of human colorectum. Gut 1998；42：680-684
5) Warner AS, Glick ME, Fogt F：Multiple large hyperplastic polyps of the colon coincident with adenocarcinoma. Am J Gastroenterol 1994；89：123-125
6) 岩渕正弘, 樋渡信夫, 増田高行：大腸鋸歯状腺腫の診断—特に歴史的流れと現状での特性. 消化器内視鏡 2000；12：1077-1085
7) 田口夕美子, 宮岡正明, 小田智子：大腸Serrated adenomaの臨床病理学的検討. Gastroenterol Endosc 2000；42：1247-1275
8) 斎藤彰一, 池上雅博, 小野雅史：Serrated adenomaとMixed hyper plastic adenomatous polypの臨床病理学的検討. Gastroenterol Endosc 1998；40：12-21
9) 小泉浩一, 山西幹夫, 風見　明：大腸serrated adenomaの内視鏡的検討—臨床診断は可能か？ 胃と腸 1998；33：873-878
10) 味岡洋一, 渡辺英伸, 小林康司：大腸鋸歯状腺腫の病理診断とその意義. 消化器内視鏡 2000；12：1163-1165
11) 大江啓常, 田中信治, 日山　亨：大腸鋸歯状腺腫の特徴—特に隆起型・表面型の相違を中心に. 消化器内視鏡 2000；12：1097-1105

12）斎藤彰一，池上雅博，福田昌義：大腸鋸歯状腺腫の組織診断基準とその位置づけ．消化器内視鏡　2000；12：1169-1171
13）樫田博史，工藤進英，池原伸直：大腸鋸歯状病変の臨床的取扱い．胃と腸　2007；42：326-328
14）斉藤裕輔，岩下明徳，飯田三雄：大腸カルチノイドの全国集計—大腸カルチノイド腫瘍の治療方針．胃と腸　2005；40：200-213
15）Nilson B, Bumming P, Meis-Kindblom JM：Gastrointestinal stromal tumors：the incidence, prevalence, clinical course, and prognostication in the prematinib mesylate era—a population based study in western Sweden. Cancer　2005；103：821-829
16）Changchien CR, Wu MC, Tasi WS：Evaluation of prognosis for malignant rectal gastrointestinal stromal tumor by clinical parameters and immunohistochemical staining. Dis Colon Rectum　2004；47：1922-1929
17）Baik SH, Kim NK, Lee CH：Gastrointestinal stromal tumor of the rectum：an analysis of seven cases. Surg Today　2007；37：455-459
18）Akahoshi K, Sumida Y, Matsui N：Preoperative diagnosis of gastrointestinal tumor by endoscopic ultrasound-guided fine needle aspiration. World J Gastroenterol　2007；13：2077-2082
19）がん診療ガイドライン　http://jsco-cpg.jp/item/03/index.html

第6章

1）工藤進英，曽我　淳，下田　聡：大腸 sm 癌の sm 浸潤の分析と治療方針—sm 浸潤度分類について．胃と腸　1984；19：1349-1356
2）Fujii T, Hasegawa RT, Saitoh Y, et al：Chromoscopy during colonoscopy. Endoscopy　2001；33：1036-1041

第7章

1）大腸 ESD の現況・位置づけと将来展望（座談会）．胃と腸　2007；42：1135-1151
2）岡　志郎，田中信治，金子　巌：早期大腸癌に対する ESD と EMR の最適なすみ分け—ESD と EMR の治療成績から．臨牀消化器内科　2007；23：79-88
3）鮫島伸一，澤田俊夫，長廻　紘：本邦における肛門扁平上皮癌，痔瘻癌の状況．第 59 回大腸癌研究会アンケート調査報告書．日本大腸肛門病学会雑誌　2005；58：415-421
4）五十嵐正広，浦上尚之，岸原輝仁：肛門管癌の内視鏡診断．日本大腸肛門病学会雑誌　2008；61：981-986
5）鮫島伸一：肛門部上皮性悪性腫瘍と悪性黒色腫の診断・治療について．日本大腸肛門病学会雑誌　2008；61：987-993

第8章

1）Riley SA, Mani V, Goodman MJ, et al：Microscopic activity in ulcerative colitis：what does it mean? Gut　1991；32：174-178
2）Binder V：A comparison between clinical state, macroscopic and microscopic appearance of rectal mucosa, and cytologic picture of mucosal exudates in ulcerative colitis. Scand J Gastroenterol　1970；5：627-632
3）Powell-Tuck J, Day DW, Buckell NA, et al：Correlation between defined sigmoidscopy appearances and other measures of disease activity in ulcerative colitis. Dig Dis Sci　1982；27：533-537
4）Games P, Boulay CD, Smith CL, et al：Relationship between disease activity indices and colonoscopic findings in patients with colonic inflammatory bowel disease. Gut　1986；27：92-95
5）Holmquist L, Ahren C, Fallstrom SP：Clinical disease activity and inflammatory activity in

the rectum in relation to mucosal inflammation assessed by colonoscopy. A study of children and adolescents with chronic inflammatory bowel disease. Acta Paediatr Scand 1990 ; 79 : 527-534

6) Alemayehu G, Jarnerot G : Colonoscopy during an attack of severe ulcerative colitis is safe procedure and great value in clinical decision making. Am J Gastroenterol   1991 ; 86 : 187-189

7) Truelove SC, Richards WCD : Biopsy studies in ulcerative colitis. Br Med J   1956 ; 1 : 1315-1380

8) Matts SFG : The value of rectul biopsy in the diagnosis of ulcerative colitis. Quartely J Med 1961 ; 30 : 393-407

9) Matsumoto T, Kuroki F, Mizuno M, et al : Application of magnifying chromoscopy for the assessment of severity in patients with mild to moderate ulcerative colitis. Gastrointest Endosc   1997 ; 46 : 400-405

10) Fujiya M, Saitoh Y, Nomura M, et al : Minute findings by magnifying colonoscopy are useful for the evaluation of ulcerative colitis. Gastrointest Endosc   2002 ; 56 : 535-542

11) Ando T, Takahashi H, Watanabe O, et al : Magnifying chromoscopy, a novel and useful technique for colonoscopy in ulcerative colitis. World J Gastroenterol   2007 14 ; 13 : 2523-2528

12) Nishio Y, Ando T, Maeda O, et al : Pit patterns in rectal mucosa assessed by magnifying colonoscope are predictive of relapse in patients with quiescent ulcerative colitis. Gut 2006 ; 55 : 1768-1773

13) Kunihiro M, Tanaka S, Sumii M, et al : Magnifying colonoscopic features of ulcerative colitis reflect histologic inflammation. Inflamm Bowel Dis   2004 ; 10 : 737-744

14) Ando T, Nishio Y, Watanabe O, et al : Value of colonoscopy for prediction of prognosis in patients with ulcerative colitis. World J Gastroenterol   2008 ; 14 : 2133-2138

15) Hurlstone DP, Sanders DS, McAlindon ME, et al : High-magnification chromoscopic colonoscopy in ulcerative colitis : a valid tool for in vivo optical biopsy and assessment of disease extent. Endoscopy   2006 ; 38 : 1213-1217

16) Saitoh Y : Study on detailed mucosal change of ulcerative colitis comparing pathohistology and mucohistochemistry. Gastroenterol Endosc   1994 ; 36 : 263-273

17) Eaden JA, Abrams KR, Mayberry JF : The risk of colorectal cancer in ulcerative colitis : a meta-analysis. Gut   2001 ; 48 : 526-535

18) Winawer S, Fletcher R, Rex D, et al : Colorectal cancer screening and surveillance : clinical guidelines and rationale-update based on new evidence. Gastroenterology   2003 ; 124 : 544-560

19) Eaden JA, Mayberry JF : Guidelines for screening and surveillance of asymptomatic colorectal cancer in patients with inflammatory bowel disease. Gut   2002 ; 51（Suppl 5）: v10-v12

20) Provenzale D, Onken J : Surveillance issues in inflammatory bowel disease : ulcerative colitis, J Clin Gastroenterol   2001 ; 32 : 99-105

21) Collins RH Jr, Feldman M, Fordtran JS : Colon cancer, dysplasia, and surveillance in patients with ulcerative colitis. A critical review. N Engl J Med   1987 ; 316 : 1654-1658

22) 工藤進英・大腸 pit pattern 診断学. 2005, 医学書院, 東京

23) Kudo S, Rubio CA, Teixeira CR, et al : Pit pattern in colorectal neoplasia : endoscopic magnifying view. Endoscopy   2001 ; 33 : 367-373

24) Kiesslich R, Fritsch J, Holtmann M, et al : Methylene blue-aided chromoendoscopy for the detection of intraepithelial neoplasia and colon cancer in ulcerative colitis. Gastroenterology   2003 ; 124 : 880-888

25) Hata K, Watanabe T, Motoi T, et al : Pitfalls of pit pattern diagnosis in ulcerative colitis-

associated dysplasia. Gastroenterology 2004;126:374-376

26) 味岡洋一,西倉 健,渡辺 玄:Colitic Cancer と Dysplasia の拡大観察と病理形態.消化器内視鏡 2004;16:1189-1196

27) Fujii S, Fujimori T, Chiba T:Usefulness of analysis of p53 alteration and observation of surface microstructure for diagnosis of ulcerative colitis-associated colorectal neoplasia. J Exp Clin Cancer Res 2003;22:107-115

28) 長廻 紘,藤盛孝博,戸田潤子:IBD における発癌―内視鏡診断とサーベイランス.medicina 1996;33:1474-1478

29) 佐野 寧,加藤茂治,吉野孝之,他:潰瘍性大腸炎における Dysplasia 発見のための拡大内視鏡の展望.消化器内視鏡 2001;13:447-454

30) 佐田美和,五十嵐正広,勝又伴栄:Colitic Cancer と Dysplasia の効率的な見つけ方.消化器内視鏡 2004;16:1171-1180

31) 岩男 泰,松岡克善,緒方晴彦,他:colitic cancer の内視鏡診断とターゲットバイオプシーの意義.早期大腸癌 2005;9:49-55

32) 横山 正,伊藤 治,横山泰久,他:潰瘍性大腸炎における癌のサーベイランスの問題点―問題例を通して.胃と腸 2002;37:915-923

33) 味岡洋一,渡辺英伸,須田和敬,他:Dysplaisa,癌の生検診断のプロセス.早期大腸癌 2005;9:63-71

34) 樫田博史,大塚和朗,工藤進英:内視鏡診断(拡大内視鏡を中心に).渡邉聡明,五十嵐正広,田中信治,味岡洋一 編:Clitic Cancer. 2006, 日本メディカルセンター,東京

●第10章

1) Kudo S, Tamura S, Nakajima T, et al:Depressed type of colorectal cancer. Endoscopy 1995;27:54-57

2) Sano Y, Horimatsu T, Fu KI, et al:Magnifying observation of micorvascular architecture of colorectal lesions using a Narrow Band Imaging System. Dig Endosc 2006;18:s44-s51

3) 和田祥城,樫田博史,工藤進英,他:NBI による大腸病変表面微細構造観察.臨牀消化器内科 2008;23:1569-1577

4) Wada Y, Kudo S, Kashida H, et al:The diagnosis of colorectal lesions with magnifying narrow band imaging(NBI)system. Gastrointest Endosc 2009;70:522-531

5) Hamou JE:Microhysteroscopy—A new technique in endoscopy and its applications. Acta Endoscopia 1980;10:415-422

6) Pak MW, To KF, Leung SF, et al:In vivo diagnosis of nasopharyngeal carcinoma using contact rhinoscopy. Laryngoscope 2001;11:1453-1458

7) Tada M, Nishimura S, Watanabe Y, et al:A new method for the ultra-magnifying observation of the colon mucosa. Kyoto Pref Univ Med 1982;91:314-354

8) Andrea M, Dias O, Santos A:Contact endoscopy of the vocal cord:normal and pathological patterns. Acta Otolaryngol 1995;115:314-316

9) 大植雅之,関本貢嗣,冨田尚祐,他:Contact endoscopy を用いた大腸癌の術中リアルタイム診断.第37回日本癌治療学会総会,1999

10) Kumagai Y, Monma K, Kawada K:Magnifying chromoendoscopy of the esophagus:In vivo pathological diagnosis using an Endocytoscopy system. Endoscopy 2004;36:590-594

11) Inoue H, Kazawa T, Satodate H, et al:In vivo observation of living cancer cells in the esophagus, stomach, and colon using catheter-type contact endoscope, "Endo-Cytoscopy system". Gastrointest Endosc Clin N Am 2004;14:589-594

12) 笹島圭太,工藤進英,竹内 司,他:大腸腫瘍性病変に対する,超拡大内視鏡 Endo-Cytoscopy によるリアルタイム診断に関する有用性.早期大腸癌 2005;9:181-187

13) Sasajima K, Kudo S, Inoue H, et al：Real-time in vivo virtual histology of colorectal lesions when using the endocytoscopy system. Gastrointest Endosc　2006；63：1010-1017
14) 佐々木広仁，笹島圭太，樫田博史，他：Endo-Cytoscopy は異型度診断に迫れるか．早期大腸癌　2006；10：243-248
15) 笹島圭太，工藤進英，樫田博史，他：新しい modality による大腸拡大観察の有用性・問題点・将来展望—endo-cytoscopy．胃と腸　2006；41：1801-1810
16) 工藤進英，笹島圭太，井上晴洋，他：拡大内視鏡診断，微細診断の進歩—超拡大内視鏡 EC 分類．日内会誌　2007；96：252-265
17) 工藤進英，池原伸直，若村邦彦，他：大腸腫瘍性病変に対する endocytoscopy．胃と腸　2008；43：969-977
18) 工藤進英，若村邦彦，池原伸直，他：超拡大内視鏡を用いた大腸腫瘍診断．INTESTINE　2009；13：173-180
19) 樫田博史，若村邦彦，工藤進英，他：内視鏡イメージングの進化—Endocytoscopy：大腸．消化器内視鏡　2009；21：266-273
20) 工藤進英，若村邦彦，樫田博史，他：IBD における超拡大内視鏡病理学の可能性．INTESTINE　2009；13：43-52

索　引

数字・欧文

Ⅰ型 pit pattern　**28**, 81, 97, 99
Ⅰp　16, 109, 111, 122, 124, 126
　──の治療方針　83
Ⅰs　16, 55, 114, 116, 118, 120
　──の治療方針　83
Ⅰs＋Ⅱc　16, 46, 152, 154, 156
　──の治療方針　85
Ⅰsp　16
　──の治療方針　83

Ⅱ型 pit pattern　**29**, 34, 69, 71, 72, 101, 103, 105, 107
　──の治療方針　82
　──とⅢL型の鑑別　34

Ⅱa　16, 101, 103, 105, 113
　──の治療方針　84
Ⅱa＋Ⅱc　16, 45, 46, 49, 56, 146, 148, 150
　──の治療方針　85
Ⅱa＋dep　16, 128, 130, 132
Ⅱc　16, 134, 136, 138, 140, 142
　──の治療方針　85
Ⅱc＋Ⅱa　16, 144

ⅢL型 pit pattern　**31**, 34, 53, 54, 69, 115, 117, 119, 123, 127, 131, 161
　──の治療方針　82
　──とⅡ型の鑑別　34
　──とⅣ型とⅥ型の鑑別　36
　──とⅣ型の鑑別　35
ⅢL-1型 pit pattern　33, 35
ⅢL-2型 pit pattern　33, 129, 133, 171
ⅢS型 pit pattern　**30**, 69, 77, 135, 139, 141, 143
　──の治療方針　82

Ⅳ型 pit pattern　**38**
　──とⅢL型の鑑別　35
　──の治療方針　82
　──におけるNPUC　92
ⅣB型 pit pattern　35, **38**, 40, 115, 119, 123, 159, 161, 163, 165, 167
ⅣV型 pit pattern　8, 11, 35, 36, **38**, 40, 53, 69, 127, 169, 173

Ⅴ型 pit pattern　23
　──亜分類　24
ⅤI型 pit pattern　23, 36, **42**, 53, 55, 69, 75, 79, 173
ⅤI型軽度不整 pit pattern　9, 12, 77, 109, 117, 121, 125, 165, 167, 169, 173, 175, 177
　──の治療方針　82
ⅤI型高度不整 pit pattern　24, **43**, 47, 56, 77, 119, 137, 145, 147, 149, 151, 153, 179
　──の治療方針　83
　──の定義　25, 43
ⅤN型 pit pattern　23, 42, **48**, 69, 75, 107, 147, 149, 155, 157, 179
　──の治療方針　83

A

adenoma-carcinoma sequence　15, 21
APC　21
atypical hyperplastic polyp　72, 104, 106

B

BRAF　21
brownish area　2

C

colitic cancer　90
Cronkhite-Canada 症候群の pit pattern　71
crypt 開口部（cryptal opening）　28, 87

D

de novo　15
　──発癌　21
dense pattern　10, **52**, 53, 58, 110, 124, 126, 158, 162, 164, 168
desmoplastic reaction　42, 48, 49, 75
Direct route　17
dysplasia　91

E

EMR　83
　──の適応　79
endocytoscope（EC）　3, 181
　──分類　183
EPMR　80
　──困難　163
ESD　83, 159, 161, 163, 165, 167
　──の適応　79
EXCERA Ⅱ　63

F

faint pattern　13, 29, **52**, 100, 104
focal cancer　177

G

gastrointestinal stromal tumor（GIST）　73, 81

H

hyperplastic polyp　100, 102

I

inflammatory polyp　71
invasive pattern　24, 42, 47

irregular pattern **52**, 53, 54, 55, 58, 116, 118, 166, 168, 178

K

K-*ras* 21

L

large hyperplastic polyp 72, 103
laterally spreading tumor（LST） 16, 18, 27, 33, 53, 77
　――の治療方針 84
LST-G 18, 80
　――（homogeneous type；Homo） 84, 158, 160, 162
　――（nodular mixed type；Mix） 84, 164, 166, 168
LST-NG 18, 54, 79
　――（flat elevated type；F） 84, 170, 172
　――（pseudo-depressed type；PD） 84, 107, 174, 176, 178
LST 亜分類 19
　――別にみた SM 癌率 84
loss of heterozygosity（LOH） 21
LUCERA 63

M

Matts grade 88
MCS grade 88
meshed capillary vessel 53
microsatellite instability（MSI）のメチル化 21
Mountain route 17
M 癌 53, 69, 109, 117, 125, 127, 135, 141, 159, 167

N

Narrow Band Imaging（NBI） 2, 51
　――，炎症性腸疾患の表面構造観察 65
　――，潰瘍性大腸炎関連腫瘍のサーベイランス 67
　――，潰瘍性大腸炎の重症度の評価 65
　――，腫瘍，非腫瘍の鑑別 80
　――，小腸の観察 66
　――，大腸腫瘍の検出 61
　――モード 4
neoplastic pit pattern of ulcerative colitis（NPUC） 91, 92
　――と non NPUC の鑑別点 93
network pattern 7, 13, 30, **52**, 53, 58, 59, 87, 114, 118, 120, 122, 124, 126, 128, 130, 132, 134, 138, 140, 142, 160, 162, 170, 176
non lifting sign positive 79
normal pattern 28, 51, **52**, 128, 132, 150
NPG 149

P

p53 21
Peutz-Jeghers 症候群の pit pattern 71
pit pattern 診断 23
　――からみた治療方針 81
pit pattern 分類 23, 28
pit pattern を加味した発育進展 17

S

scratch sign 24, 25, 42, 45
serrated adenoma 21, 71, 72, 108, 110, 112
serrated adenoma-carcinoma pathway 21
serrated pattern 109, 111, 113
serration 34
sessile serrated adenoma 21
sessile serrated polyp 72
SM 癌 53
SM 軽度浸潤 79
SM 浸潤度分類 76
SM 深部浸潤癌 48, 49, 53, 69, 75, 76, 107, 119, 121, 145, 147, 149, 151, 153, 155, 157, 173, 179
SM 深部の浸潤先進部 153, 155
SM 微小浸潤癌 69, 76, 137, 165, 175
sparse pattern **52**, 53, 54, 56, 58, 59, 120, 144, 146, 150
stromal area（SA） 44
　――pattern 44
　――染色性の低下・消失 25, 43

V

vascular pattern 2, 51
　――診断と pit pattern 診断の比較 57
　――分類 54
virtual chromoendoscopy 68

W

white zone 2

索引

和文

あ
悪性リンパ腫　81

い
インジゴカルミン　3
異常分岐　43

え
炎症性腸疾患関連癌の表面構造　90
炎症性腸疾患の表面構造　87
炎症性ポリープの pit pattern　71

か
カルチノイド　73, 81
潰瘍性大腸炎　65, 87
　　──組織学的活動性の評価　89
　　──の拡大内視鏡所見　88
　　──の腫瘍性 pit pattern　91
拡大倍率の設定　4, 52, 62, 69, 71
過形成性ポリープの pit pattern　71
画像強調観察　2
画像強調の設定　4
陥凹型腫瘍　16, 39, 77
　　──の治療方針　85
　　──の発育進展　18
陥凹内隆起　153, 155, 157
間質反応　18, 42, 48, 75, 157
管状絨毛腺腫　38, 39, 40, 53, 69, 125
管状腺腫　32, 38, 53, 69, 129, 131, 133, 139, 159
癌随伴 dysplasia の pit pattern　91

き
逆噴射所見　45, 46
鋸歯状　34
鋸歯状腺腫　21, 72
2段型──　113

く
クリスタルバイオレット　3
クローン病　65, 67

け
計画的分割切除　173

こ
コントラスト法　3
高異型度腺腫　53
構造強調　4, 63
高度異型腺腫　69
高度不整腺管群　24, 42
肛門管癌　81

し
シダ状　14, 72, 91, 113
ジメチコン　1
シングルバルーン内視鏡　66
色彩強調　4
色素内視鏡　3
若年性ポリープ　96, 98
　　──の pit pattern　71
絨毛状　91
絨毛腺腫　38, 40, 53, 69
樹枝状　91
腫瘍と非腫瘍の鑑別　69

せ
星芒状　14, 34, 72
腺腫　115, 123, 129, 131, 133, 143, 161, 163, 171
腺腫内癌　169
染色法　3

そ
簇出　121, 147

た
大腸腫瘍性病変の治療方針　80
大腸腫瘍の病理組織学的分類　70

ち
超拡大内視鏡　181

　　──分類　183

つ
通常像観察　1

な
内腔狭小　25, 43
内視鏡治療　22

は
箱根合意　23
箱根シンポジウム　42
発育形態分類　15, 79, 83
　　──別の pit pattern 診断　22
発育進展と内視鏡治療　21

ひ
ピオクタニンチューブ　3

ふ
プロナーゼ　1
腹腔鏡補助下手術　27
不整腺管構造　24, 42

へ
平坦型の治療方針　84
平坦型発育進展　18
平坦隆起型　16
壁深達度診断　75
辺縁不整　25, 43

ま・み
松毬状　72, 91, 113
密在　43

む・め
無構造領域　48
　　明らかな──　24, 42
メチレンブルー　3

り
隆起型　16
　　──の治療方針　83
　　──発育進展　18
輪郭不明瞭　25, 43

irregular pattern **52**, 53, 54, 55, 58, 116, 118, 166, 168, 178

K

K-*ras* 21

L

large hyperplastic polyp 72, 103
laterally spreading tumor (LST) 16, 18, 27, 33, 53, 77
　——の治療方針 84
LST-G 18, 80
　——(homogeneous type ; Homo) 84, 158, 160, 162
　——(nodular mixed type ; Mix) 84, 164, 166, 168
LST-NG 18, 54, 79
　——(flat elevated type ; F) 84, 170, 172
　——(pseudo-depressed type ; PD) 84, 107, 174, 176, 178
LST 亜分類 19
　——別にみた SM 癌率 84
loss of heterozygosity (LOH) 21
LUCERA 63

M

Matts grade 88
MCS grade 88
meshed capillary vessel 53
microsatellite instability (MSI) のメチル化 21
Mountain route 17
M 癌 53, 69, 109, 117, 125, 127, 135, 141, 159, 167

N

Narrow Band Imaging (NBI) 2, 51
　——, 炎症性腸疾患の表面構造観察 65
　——, 潰瘍性大腸炎関連腫瘍のサーベイランス 67
　——, 潰瘍性大腸炎の重症度の評価 65
　——, 腫瘍, 非腫瘍の鑑別 80
　——, 小腸の観察 66
　——, 大腸腫瘍の検出 61
　——モード 4
neoplastic pit pattern of ulcerative colitis (NPUC) 91, 92
　——と non NPUC の鑑別点 93
network pattern 7, 13, 30, **52**, 53, 58, 59, 87, 114, 118, 120, 122, 124, 126, 128, 130, 132, 134, 138, 140, 142, 160, 162, 170, 176
non lifting sign positive 79
normal pattern 28, 51, **52**, 128, 132, 150
NPG 149

P

p53 21
Peutz-Jeghers 症候群の pit pattern 71
pit pattern 診断 23
　——からみた治療方針 81
pit pattern 分類 23, 28
pit pattern を加味した発育進展 17

S

scratch sign 24, 25, 42, 45
serrated adenoma 21, 71, 72, 108, 110, 112
serrated adenoma-carcinoma pathway 21
serrated pattern 109, 111, 113
serration 34
sessile serrated adenoma 21
sessile serrated polyp 72
SM 癌 53
SM 軽度浸潤 79
SM 浸潤度分類 76
SM 深部浸潤癌 48, 49, 53, 69, 75, 76, 107, 119, 121, 145, 147, 149, 151, 153, 155, 157, 173, 179
SM 深部の浸潤先進部 153, 155
SM 微小浸潤癌 69, 76, 137, 165, 175
sparse pattern **52**, 53, 54, 56, 58, 59, 120, 144, 146, 150
stromal area (SA) 44
　——pattern 44
　——染色性の低下・消失 25, 43

V

vascular pattern 2, 51
　——診断と pit pattern 診断の比較 57
　——分類 54
virtual chromoendoscopy 68

W

white zone 2

和文

あ
悪性リンパ腫　81

い
インジゴカルミン　3
異常分岐　43

え
炎症性腸疾患関連癌の表面構造　90
炎症性腸疾患の表面構造　87
炎症性ポリープの pit pattern　71

か
カルチノイド　73, 81
潰瘍性大腸炎　65, 87
　　──組織学的活動性の評価　89
　　──の拡大内視鏡所見　88
　　──の腫瘍性 pit pattern　91
拡大倍率の設定　4, 52, 62, 69, 71
過形成性ポリープの pit pattern　71
画像強調観察　2
画像強調の設定　4
陥凹型腫瘍　16, 39, 77
　　──の治療方針　85
　　──の発育進展　18
陥凹内隆起　153, 155, 157
間質反応　18, 42, 48, 75, 157
管状絨毛腺腫　38, 39, 40, 53, 69, 125
管状腺腫　32, 38, 53, 69, 129, 131, 133, 139, 159
癌随伴 dysplasia の pit pattern　91

き
逆噴射所見　45, 46
鋸歯状　34
鋸歯状腺腫　21, 72
　　2段型──　113

く
クリスタルバイオレット　3
クローン病　65, 67

け
計画的分割切除　173

こ
コントラスト法　3
高異型度腺腫　53
構造強調　4, 63
高度異型腺腫　69
高度不整腺管群　24, 42
肛門管癌　81

し
シダ状　14, 72, 91, 113
ジメチコン　1
シングルバルーン内視鏡　66
色彩強調　4
色素内視鏡　3
若年性ポリープ　96, 98
　　──の pit pattern　71
絨毛状　91
絨毛腺腫　38, 40, 53, 69
樹枝状　91
腫瘍と非腫瘍の鑑別　69

せ
星芒状　14, 34, 72
腺腫　115, 123, 129, 131, 133, 143, 161, 163, 171
腺腫内癌　169
染色法　3

そ
簇出　121, 147

た
大腸腫瘍性病変の治療方針　80
大腸腫瘍の病理組織学的分類　70

ち
超拡大内視鏡　181

　　──分類　183

つ
通常像観察　1

な
内腔狭小　25, 43
内視鏡治療　22

は
箱根合意　23
箱根シンポジウム　42
発育形態分類　15, 79, 83
　　──別の pit pattern 診断　22
発育進展と内視鏡治療　21

ひ
ピオクタニンチューブ　3

ふ
プロナーゼ　1
腹腔鏡補助下手術　27
不整腺管構造　24, 42

へ
平坦型の治療方針　84
平坦型発育進展　18
平坦隆起型　16
壁深達度診断　75
辺縁不整　25, 43

ま・み
松毬状　72, 91, 113
密在　43

む・め
無構造領域　48
　　明らかな──　24, 42
メチレンブルー　3

り
隆起型　16
　　──の治療方針　83
　　──発育進展　18
輪郭不明瞭　25, 43

Color Atlas
大腸拡大内視鏡

2009年10月25日　第1版1刷発行
2013年 7 月 1 日　第1版2刷発行

編　著　工藤　進英
発行者　増永　和也
発行所　株式会社 日本メディカルセンター
　　　　東京都千代田区神田神保町 1-64（神保町協和ビル）
　　　　〒101-0051　TEL 03(3291)3901㈹
印刷所　三報社印刷株式会社

ISBN978-4-88875-221-3　￥12000E
Ⓒ 2009　乱丁・落丁は，お取り替えいたします．

・本書の複製権・上映権・譲渡権・公衆送信権（送信可能化権を含む）は㈱日本メディカルセンターが保有します．

JCOPY ＜㈳出版者著作権管理機構　委託出版物＞
本書の無断複写は著作権法上での例外を除き禁じられています．複写される場合は，そのつど事前に，㈳出版者著作権管理機構（電話 03-3513-6969，FAX 03-3513-6979，e-mail：info@jcopy.or.jp）の許諾を得てください．